Das Buch

Monnica Hackl, erfahrene Heilerin mit über 20-jähriger Praxis-
erfahrung, eröffnet mit diesem Buch einen neuen Horizont der
Heilung von Körper, Seele und Geist. Eindrucksvoll führt sie vor
Augen: Mithilfe schamanischer Techniken können selbst langjährige körperliche und seelische Leiden wirkungsvoll behandelt werden. Kompetent und seriös klärt die Autorin über Chancen und
Grenzen schamanischer Heilung auf und beschreibt, wie krank-
machende Blockaden gelöscht, negative Energien aufgelöst und
verlorene Seelenanteile zurückgeholt werden können. Basis hier-
für ist der christlich-abendländische Schamanismus, der gerade für
den modernen westlichen Menschen einen verständlichen Zugang
zu den geheimnisvollen Traditionen uralter Heilkunst bietet.
Eine besondere Rolle spielt das Zusammenwirken von Schulmedizin und schamanischer Heilung: Monnica Hackl wird seit Jahren
von Medizinern und Psychiatern bei schwierigen Fällen zurate
gezogen und hat dabei faszinierende Heilerfolge erzielt, die in diesem Buch dokumentiert werden.

Die Autorin

Monnica Hackl, geboren 1947, studierte Theologie, Germanistik
und Sozialpädagogik bevor sie sich zur Heilpraktikerin ausbilden
ließ. Nach jahrelanger intensiver Beschäftigung mit dem Schamanismus gilt sie heute als eine der bekanntesten schamanischen
Heilerinnen. Die erfolgreiche Autorin bildet Ärzte, Heilpraktiker
und Therapeuten in Naturheilkunde aus und betreibt eine eigene
Praxis in Süddeutschland.

Monnica Hackl

SCHAMANISCHE HEILUNG

Therapie an der Wurzel von
Krankheit und Trauma

Mit einem Vorwort von Dr. Rainer Wander

WILHELM HEYNE VERLAG
MÜNCHEN

Das vorliegende Buch ist sorgfältig erarbeitet worden.
Dennoch erfolgen alle Angaben ohne Gewähr.
Weder Autor noch Verlag können für eventuelle Nachteile oder
Schäden, die aus den im Buch gemachten praktischen Hinweisen
resultieren, eine Haftung übernehmen.

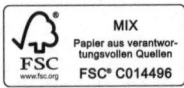

Verlagsgruppe Random House FSC®-N001967
Das für dieses Buch verwendete FSC®-zertifizierte Papier *Holmen Book Cream*
liefert Holmen Paper, Hallstavik, Schweden.

ISBN 978-3-453-70261-5

http://www.heyne.de

Siehe, ich gab dir eine Tür,
die immer offen steht,
und die niemand zu schließen vermag.

Offenbarung des Johannes 3,8

Inhalt

Vorwort

Monnica Hackl hat in diesem Buch in subtiler Präzision eines der ältesten Heilverfahren, den Schamanismus, der immer wieder als okkult eingeschätzt und deswegen abgelehnt wurde, auf eine fundierte, nachvollziehbare Grundlage gestellt, genau untersucht und ausführlich erklärt.

Die heutige Realität ist: Alle Ärzte, Physiotherapeuten, Heilpraktiker und Behandler haben Patienten, denen sie nicht ausreichend helfen können. Wenn alle klinischen und technischen Untersuchungen keine Hinweise geben, wird symptomatisch und psychosomatisch gedeutet. Auch die Psychotherapie, als alleinige Heilmethode angewandt, hat hohe Versagerquoten.

Häufig wird übersehen, dass der ungelöste, seelische Konflikt die höchste Priorität im Auslösen und Unterhalten von Krankheiten hat. Dem Patienten unbewusste, fremde Belastungen oder gar Besetzungen sind dabei nur mit besonderen Techniken oder Ritualen erkennbar und lösbar. Wir wissen heute alle, dass der Geist die Materie verändern kann, wenngleich nur teilweise geklärt ist, wie es funktioniert. Dass es funktioniert, ist belegt, und das schamanische Heilen ist ein wertvolles Beispiel dafür.

Wer sich mit tiefer Hingabe für sein eigenes und/oder das Wohl seiner Patienten einsetzen möchte, wem Geist und Spiritualität nicht fremd erscheinen, der sollte die Inhalte und Strategien dieses Buches in sein Leben und sein Behandlungsprogramm für sich und seine Patienten aufnehmen. Es ist unbedingt lesenswert und für das Verständnis der schamanischen Heilweisen unverzichtbar.

Medizinalrat Dr. med. Rainer Wander,
Präsident der Deutschen Gesellschaft für Akupunktur
und Neuraltherapie

Was dieses Buch will

Mit diesem Buch möchte ich den Menschen zuallererst Mut machen und ihnen zeigen, dass es viele verschiedene Wege der Heilung gibt. Es ist einfach gut, etwas mehr zu wissen und neben der üblichen Medizin und Naturheilkunde weitere und anders geartete Methoden zu kennen, die auch dann noch helfen können, wenn Ärzte oder Therapeuten mit ihrem Latein am Ende sind. Ein Sprichwort sagt: »Wer als einziges Werkzeug einen Hammer hat, dem erscheint jedes Problem als Nagel.«

Eine richtig angewandte schamanische Behandlung kann das Ende eines jahrelangen seelischen Leidens einleiten. Es liegt mir sehr am Herzen zu betonen, dass ich im Interesse des Patienten und aus meiner eigenen Überzeugung heraus nicht gegen, sondern mit der Schulmedizin arbeite. Beide Methoden haben ihre Domäne und auch ihre Grenzen; das anzuerkennen, halte ich für wichtig. Es gibt Erkrankungen, die nur durch die klassische Medizin heilbar sind, und solche, die nur mit schamanischen Techniken geheilt werden können. Beide Methoden können zum Wohle des Patienten Hand in Hand angewandt werden. Davon zeugen auch die Berichte erfahrener Ärzte, die Sie ab Seite 247 in diesem Buch finden. Schulmediziner schreiben dort, was sie von schamanischen Behandlungen halten und welche Erfahrungen

13

sie damit gemacht haben. Jede der beiden Disziplinen hat ihren eigenen Bereich und ihren Platz im weiten Feld der Medizin, und ein konsiliarischer Austausch tut den gemeinsamen Patienten nur gut. Vor allem naturwissenschaftlich orientierten Menschen wird dadurch überdies der Zugang zum Schamanismus und seinen Heilmethoden erleichtert.

Der umfassende Hauptteil dieses Buches befasst sich mit der körperlichen und seelischen Heilung durch schamanische Methoden. Wo setzt die schamanische Behandlung an? Was kann sie bewirken und was nicht? Einem schamanischen Behandler geht es nicht einfach darum, lästige Symptome zu bekämpfen. Er versucht vielmehr, hinter die Dinge zu sehen, um die tatsächliche Ursache von Störungen und Leiden zu finden. Ihm stehen vielfältige Methoden zur Verfügung, wie das Löschen von Blockaden im Zellgedächtnis, die Abwehr von bösartigen Angriffen, das Zurückbringen von Seelenenergie und die Auflösung von erworbenen Belastungen. Ich zeige Ihnen die Grundzüge und Besonderheiten des Schamanismus auf, den Weg eines Schamanen und die verschiedenen Möglichkeiten einer schamanischen Heilung. All das wird an lebendigen Beispielen aus meiner Praxis erläutert, und Sie erfahren dabei viel Spannendes über die Möglichkeiten und Grenzen schamanischer Behandlungen. Wenn Sie lesen, inwiefern diese Art der Heilung den Patienten neue Lebensqualität, die Befreiung von langjährigen Blockaden und einen umfassenden Schutz bietet, sind Sie wahrscheinlich neugierig auf eigene Erfahrungen auf diesem Gebiet. Ich möchte Ihnen daher hier auch einige praktische Übungen mit auf Ihren Weg geben, mit denen Sie Ihre Lebenskraft stärken und sich vor negativen Energien schützen können. Beides wird immer wichtiger in unserer Zeit.

Ein besonderes Anliegen ist mir das Thema des letzten Kapitels. Entgegen der Auffassung vieler ist der Schamanismus keine exotische, kulturfremde Angelegenheit für uns Mitteleuropäer. Er findet sich nämlich seit Langem direkt vor unserer Haustür, und das im Gewand der christlichen Religion. Das Schlusskapitel erklärt daher die zahlreichen schamanischen Elemente, von denen diese Glaubensrichtung und die abendländisch-christliche Kunst durchdrungen sind. Nur wenige kennen sich damit aus, die Teilnehmer meiner Seminare sind immer wieder fasziniert von dem, was an schamanischem Wissen im Christentum zum Tragen kommt. Ist man sich darüber bewusst, kann jeder Besuch einer alten Kirche zu einem Abenteuer schamanischer Entdeckungen und zu einer Quelle der Kraft werden. Denn neben den heilenden Aspekten öffnet der Schamanismus auch die Augen für die anderen Welten: Er bereichert die Seele und treibt die spirituelle Entwicklung voran, wenn wir uns mit seinen Konzepten befassen und mit Respekt und Ehrfurcht durch die immer offen stehende Tür in seine Sphären gehen. Als lebendige Beispiele stelle ich Ihnen »christliche Schamanen« vor, was auch für Sie vielleicht eine echte Überraschung sein dürfte.

1 Wie ich zum Schamanismus kam

Schamanen, das waren bei uns in Deutschland eine Zeitlang jene Leute, die mit großen Lederhüten, Stirnbändern, Türkisketten und zahlreichen Amuletten bestückt schon durch ihr Äußeres kundtaten: »Seht alle mal her, ich bin etwas Besonderes.« Nein, sie interessierten mich wirklich nicht und ich hielt gar nicht viel von dieser Form der Selbstdarstellung. Als ich einmal zu einem Vortrag ging und während der gesamten Zeit eine junge Frau – sie sprach ein breites Niederbayerisch und trug einen Poncho aus den Anden mit dazugehörigem Stirnband – unaufhörlich vor sich hin trommelte und allen den Ratschlag gab, sie doch einmal aufzusuchen, denn sie sei eine Schamanin, war das Maß voll. Das war mehr, als ich ertragen konnte, schließlich war ich gekommen, um den Vortrag zu hören. Während ich ärgerlich vor mich hin brummelte, sprach mich eine andere Frau an: »Bevor Sie über Schamanen schimpfen, sollten Sie einmal einen Lehrgang besuchen, damit Sie wenigstens wissen, worüber Sie schimpfen!« Da musste ich wirklich lachen, denn sie hatte nicht unrecht, so genau wusste ich über den Schamanismus nicht Bescheid. Das wollte ich ändern. Verwandte und Freunde, denen ich von meinem Vorhaben erzählte, warnten mich: »Du kannst das natürlich tun, aber denke daran, dass es dein ganzes Leben verändern kann, und das vielleicht anders, als du denkst!«

Erste Erfahrungen mit schamanischer Therapie

Das war vor beinahe dreißig Jahren. Und sie hatten recht, denn der Schamanismus hat mein Leben wirklich in unglaublicher Weise grundlegend verändert, indem er Fähigkeiten in mir weckte und mir Aufgaben erteilte, mit denen ich nie gerechnet hatte. Er ist seitdem zu einer faszinierenden Bereicherung meiner Welt geworden.

Einige Jahre arbeitete ich damals bereits in meiner Naturheilpraxis und begann bald, zunächst vorsichtig, schamanische Elemente in meine Therapien einzubauen, wenn mir das Krankheitsbild und der Patient selbst dazu geeignet schienen. Als sich gute Erfolge einstellten, wurde ich mutiger. Durch die vielen Behandlungen bekam ich überraschende Einsichten und Erkenntnisse über die Ursachen von Blockaden im Zellsystem und die daraus folgenden seelischen oder körperlichen Leiden. Auf meinen Trancereisen in die Obere Welt zu meinem geistigen Lehrer – wir kommen auf all das noch genauer zu sprechen – wurde mir beispielsweise ein Gebet oder eine Art Zauberspruch geschenkt, mit dem ich solche Blockierungen auflösen konnte, und das deutlich spürbar für den Betroffenen. Das war ein echter Fortschritt in meiner Therapie, denn jetzt konnte ich den Patienten nicht nur neue Erkenntnisse vermitteln, sondern eine echte Befreiung von jahrelangen Blockaden bewirken.

Genau das ist das Besondere meiner speziellen schamanischen Behandlung: das definitive Löschen von Belastungen und das Zurückbringen von verlorenen Seelenteilen. Die vielen Einblicke in die Zellsysteme meiner Patienten zeigten mir auch, dass die Lösung ihrer Beschwerden nicht mit Methoden des Ethnoschamanismus zu erreichen war, denn sie trugen alle die Chiffren des kollektiven Unbewussten des Abendlands in sich. Ich hielt es für unpassend, ihnen auf dem sensiblen Gebiet der Heilung etwas Fremdes aufzupfropfen. Daher richtete ich meine Forschungen genau auf dieses Thema und erkannte die vielen schamanischen Elemente in der christlichen Kultur und Kunst, die uns lehren, wie Menschen unserer Breiten zu heilen und zu schützen sind.

Die Schulmedizin wird aufmerksam

Als zusätzliches und sehr wertvolles Geschenk betrachte ich es, dass nach dem Fall der Mauer renommierte Schulmediziner aus Ostdeutschland, die mich von meinen wissenschaftlichen Veröffentlichungen her kannten, auf mich zukamen. Allen voran Dr. Rainer Wander, der Präsident der Deutschen Gesellschaft für Neuraltherapie und Akupunktur. Unter dem Motto: »Jetzt wollen wir doch mal sehen, ob der Schamanismus wirklich etwas bewirken kann«, luden sie mich zu Seminaren ein, auf denen sie selbst die schamanische Heilarbeit erlernen wollten. Es begann ein spannendes Abenteuer, denn ich wurde geprüft und getestet. Sie öffneten mir daraufhin ihre Praxen beziehungsweise Kliniken und ließen mich Patienten mit problematischen Erkrankungen behandeln. Die Ergebnisse der schamanischen Arbeit kontrollierten sie anschließend mit schulmedizinischen Methoden. Durch diese Zusammenarbeit habe ich viel gelernt und auch viel an Sicherheit gewonnen. Denn schamanisch Reisen ist ein wenig wie Klavierspielen, je öfter man übt, desto besser wird es.

Schamanisches Grundwissen

Wie aber fing es bei mir an? Nach der Begegnung auf dem von der Trommelnden gestörten Vortrag hörte ich bald von einem Seminar, einer Art Einführungskurs in den Schamanismus. Heute weiß ich, dass ich von Glück reden kann, einen seriösen Einstieg in dieses Metier erfahren zu haben. Eine meiner größten Überraschungen auf diesem Kurs war, dass ich schamanisch »sehen« konnte, und zwar sofort. Dabei war ich doch eigentlich gekommen, um den ganzen Unsinn zu widerlegen und nicht, um schließlich als »Bekehrte« dazustehen.

Uns wurde erklärt, dass es drei Welten gibt: die Untere, Mittlere und die Obere Welt. Der Schamane bereist während seiner Trance hauptsächlich die Untere, um mit den Geistern der Tiere und Pflanzen zu kommunizieren. Und in diese sollten wir dann auch reisen. Dafür sollten wir uns einen natürlichen Eingang, vielleicht unter einem Baum oder in einer Höhle vorstellen, uns gedanklich in ihn hineinbegeben, um dann senkrecht hinunter in die Untere Welt zu gelangen. Dort unten würden wir sehr wahrscheinlich unser Krafttier treffen, das für die schamanische Arbeit unerlässlich sei. Wir legten uns also auf unsere Matten und warteten darauf, dass die Leiterin die Trommel schlug, damit wir für unsere Aufgabe die nötige Konzentration halten konnten.

Ich hatte mir schon eine Höhle, die ich tatsächlich einmal besucht hatte, ausgesucht, und auch für mein Krafttier hatte ich mich schon entschieden, denn für mich als Katzenliebhaberin kam nur ein Tier der Katzengattung infrage, vielleicht ein kleiner Panther oder Leopard.

In Gedanken stieg ich in die dunklen Räume der Höhle, und plötzlich endete die Imagination: Ich roch Erde und Stein, fühlte eine kühle Feuchtigkeit und hörte das Tropfen von Wasser, das vom Felsen sickerte. Ich sah Moos, das an einigen Stellen wuchs, und es drängte mich hinabzusteigen, in die untere Welt, immer tiefer hinunter. An einer Biegung versperrte mir ein riesiger Bison den Weg, dessen zottiges Fell bläulich und phosphoreszierend schimmerte. Er schnaubte und schüttelte den mächtigen Schädel. Ich versuchte mich an verschiedenen Seiten um ihn herumzudrücken, aber er presste mich sanft an die feuchten Wände der Höhle. Es gab kein Vorbeikommen.

Das Trommeln ging zu Ende, ich hatte mein erhofftes Katzentier nicht getroffen, sondern war einfach in der Höhle stecken geblieben. Während ich den lebhaften Reiseberichten der anderen Teilnehmer lauschte, musste ich frustriert bekennen, versagt zu haben. Ich hatte in der Höhle festgesessen und war nicht in der unteren Welt angekommen wie alle anderen.

Drei Tage scheiterte ich an diesem Bison, und drei Tage dauerte es, bis ich endlich begriff, dass er mein Krafttier ist und mir aus der unteren Welt ein Stück entgegengekommen war, um mich abzuholen! Welch unglaubliche Freude durchströmte mich bei dieser Erkenntnis. Die Ereignisse in den anderen Welten überschlugen sich: Ich wurde gleichsam in die schamanischen Parallelwelten hineingeschleudert und lernte auf diesen inneren Reisen die wundersamsten Wesen und Orte kennen. Ich kam aus dem Staunen gar nicht mehr heraus. Da ich mich immer für die darstellende Kunst interessiert hatte, erkannte ich auch, dass viele der alten Künstler schon vor mir dort gewesen sein mussten, denn ich entdeckte Orte, Gebäude und Wesenheiten, die sie vor Hunderten von Jahren gesehen und auf Fresken oder in Stein wiedergegeben hatten. Ich war in meiner Welt angekommen!

Verbündete finden

Wir bekamen von unserer Lehrerin nun den Auftrag, schamanisch in der Natur zu arbeiten, um dort unsere Erfahrungen zu machen. Dazu sollten wir in der festen Absicht, einen Verbündeten zu finden, in die Landschaft hinausgehen. Unser erster Verbündeter wäre ein Baum. Wenn wir ihn gefunden hätten, würde er uns mit einem Geschenk zeigen, dass er uns angenommen hätte. So ein Geschenk könnte zum Beispiel ein Blatt sein, das auf uns herabfiel, ein Zweiglein oder ein Tannenzapfen. Es stehe uns völlig frei, in welche Richtung wir draußen gehen würden, wir hätten einige Stunden Zeit für diesen Auftrag. Da das kleine Seminarhaus mitten im einsamen Niederbayern stand, von Wald und Wiesen umgeben, war es kein Problem, in die Natur einzutauchen. Aber wohin sollte ich mich wenden?

Ich trat zum Hoftor hinaus und blieb stehen, ein kühler Windhauch streifte meine Wangen. Ich hatte den Impuls, diesem Wind zu folgen. Mein Blick für die Umgebung wurde plötzlich unscharf und wie getrieben folgte ich dem Sog des mit mir verbündeten Baumes, der mich zu sich zu rufen schien. Ich trabte über winterliche Wege, durch verschneite Felder und schließlich immer weiter in einen dunklen Fichtenwald hinein. Wie von einer unsichtbaren Schnur gezogen bog ich mit untrüglicher Gewissheit nach links ins immer dichter werdende Unterholz ab. Die Bäume wurden höher und das Unterholz immer dichter, aber ich kämpfte mich durch Schnee und Geäst, bis ich endlich auf Händen und Knien kriechend den Baum entdeckte. Tatsächlich, da vorn stand er, wie selbstverständlich erkannte ich ihn sofort: Es war eine kleine, junge Eibe, kaum größer als ich selbst.

An ihren Stamm gelehnt standen mitten in diesem unwegsamen, einsamen Gelände, das man nur kriechend erreichen konnte, zwei strahlende, große Dendritenplatten, wie durch Zauberhand an diesen Ort gebracht. Die Platten maßen etwa vierzig mal vierzig Zentimeter, der frische Kalkstein leuchtete hell im dunklen Dickicht. Atemlos kniete ich im Schnee vor diesem Baum, ging in ein inneres Gespräch mit ihm und übergab ihm meinerseits ein kleines Geschenk. Ein kleines Stückchen seiner roten Rinde hatte sich abgelöst und ich steckte es in meine Tasche. Noch einmal betrachtete ich das irreale Bild: das Dickicht, Reste von gefrorenem Schnee, den weinroten Stamm, die hellen Quadrate der beiden Steine mit dem für sie typischen Muster der Eisenablagerungen. Ich wusste sofort, dass nur die linke Platte für mich bestimmt war, die rechte durfte ich nicht anrühren. Dankend nahm ich die absonderliche Gabe der Eibe an, kroch zurück und machte mich auf den Weg zum Seminarhaus. In meinem Kopf arbeitete es: Die Platten waren von Menschenhand beschlagen, wer hatte sie an diesen Baum gestellt, welcher Mensch war den weiten Weg gegangen und durch das Dickicht gekrochen, um das zu tun – und warum?

Auf dem langen Rückweg durch den kalten Wintertag fühlte ich mich von einer ganz frischen und heiteren Kraft beflügelt. Als ich an einem eisernen Kreuz, das von zwei Thujen umrahmt war, vorbeikam, hielt ich ein paar Minuten inne. Auch hier hinterlegte ich ein kleines Geschenk und nahm mir die Spitze eines winzigen Thujenzweiges mit.

Wieder zurück sollten wir in einer schamanischen Reise das Wesen unseres Baumverbündeten sehen. Zwei grundverschiedene Wesenheiten, eines engelsgleich und das andere mehr tierähnlich, ließen mich an der Korrektheit meiner Reise zweifeln. Ich konnte absolut nicht feststellen, welches nun das Wesen meiner kleine Eibe war. Da sich beide Wahrnehmungen auf meiner Reise stetig abwechselten, konnte ich mich nicht entscheiden. Enttäuscht setzte ich mich auf. Als ich bemerkte, dass ich neben dem Rindenstückchen der Eibe auch die winzige Thujenrispe, die ich ganz vergessen hatte, in meiner Hand hielt, durchlief mich ein ehrfürchtiger Schauer. Die Wesenheiten beider Bäume hatten sich mir gezeigt!

Eine Woche später kehrte ich zu meiner Eibe, an der mein Geschenk gelehnt hatte, zurück. Wieder fand ich wie von selbst den Weg zu ihr. Doch auf dieses Erlebnis war ich nicht vorbereitet: Noch stand die rechte Dendritenplatte an ihrem Fuß, aber sie war zerschlagen, ein tiefer Riss durchtrennte sie und der obere Teil stand nur noch aufrecht, weil zentimeterdickes Moos darauf wuchs. Außerdem war der kurz zuvor noch frische, leuchtende Stein ganz dunkel vor Flechten und Algen. Ein kühler Energiestrom fuhr mir durch den Körper und ließ mich erschauern. Meine Haare stellten sich auf. War ich in eine andere Zeit oder ein Zeitenloch hineingeraten? Unmöglich, dass dieser Prozess der Verwitterung in nur wenigen Tagen vor sich gegangen war!

Das Geschenk der Eibe, meine Dendritenplatte, steht übrigens seit damals im Sprechzimmer meiner Praxis. Jedes Mal, wenn ich sie ansehe, fühle ich ihre ungelösten Rätsel: Wer hat die beiden Steinplatten an den Stamm des Baumes gestellt und warum? Wer kroch auf allen vieren durch das Dickicht, um das zu tun? Und wie konnte die zurückgelassene Platte in kurzer Zeit so stark verfallen und moosüberwuchert zerbrechen?

Rechtes Handeln

Noch eine Erfahrung machte ich an diesem Wochenende. Ich lernte, dass im Schamanismus rechtes Handeln wichtig ist. Das kam so: Unsere Lehrerin erklärte uns das »Körpersehen«. Wir sollten mit unserem Nachbarn, während wir auf einer Decke lagen, längs der Körperseiten Kontakt halten und dann in ihn hineinsehen. Bei diesem Bodycheck könne man erkennen, ob gesundheitliche Störungen vorliegen. Während ich mich auf die Reise in meinen Partner machte, wurde ich von einer Stelle im Inneren seiner Nase angezogen. Deutlich wie auf einem Röntgenbild konnte ich dort zwei Polypen sehen. Nun wird im Schamanismus während solcher Trancereisen meist getrommelt, damit die Reisenden die Aufmerksamkeit besser halten können, so auch hier. Die Lehrerin pflegte etwa eine halbe Stunde pro Reise zu trommeln. Ich hatte meinen »Befund«, die Nasenpolypen, allerdings schnell festgestellt und langweilte mich, denn sonst konnte ich nichts Auffälliges mehr im Körper des jungen Mannes bemerken. Aufstehen war nicht erlaubt, und so kam mir die Idee, mir vorzustellen, wie ich die Polypen entfernen würde. Ich malte mir dabei eine nach allen medizinischen Regeln ausgeführte Operation aus, die Polypen wurden mit einer Drahtschlinge entfernt und die Wunde verätzt. Jede einzelne »Operationsphase« beobachtete ich genau. Nachdem ich mit allem fertig war, begutachtete ich noch einmal die Nase meines Nachbarn: Vor meinem geistigen Auge sah das Naseninnere jetzt gut aus und der Atem ging freier. Als das Trommeln endlich zu Ende war, hatte ich mir wenigstens auf diese Art und Weise die Zeit vertrieben.

Als ich der Gruppe schildern musste, was ich gesehen hatte, war der junge Mann ziemlich erstaunt, denn er hatte tatsächlich Polypen in der Nase, die ihm das Atmen bisweilen schwermachten. Wohlweislich hatte ich verschwiegen, dass ich ihm an seiner Nase herumgedoktert hatte. Ich spürte nämlich, dass es ganz und gar nicht in Ordnung war, ungefragt solche Handlungen vorzunehmen. Doch einige Stunden später bekam er heftiges Nasenbluten, bei dem auch Klümpchen und Gewebeteile ausgeschieden wurden. Da ich während der Mittagspause unterwegs war, bekam ich von all dem nichts mit. Bei meiner Rückkehr hörte ich von dem Vorfall. Die Lehrerin fing mich sofort ab und fragte, ob das irgendetwas mit meiner Reise zu tun haben könnte. Der Junge hätte nämlich den starken Verdacht, das Nasenbluten könne nur daher kommen. Ich muss gestehen, dass ich hier schwindelte und ganz unschuldig tat, so erschrocken war ich. In der Tat konnte ich es nicht glauben, dass meine geheime »Operation« etwas mit der Bluterei zu tun haben könnte. Nachträglich schäme ich mich nicht wenig wegen dieser Geschichte, denn es war zweifellos falsch und voreilig, ohne um Erlaubnis zu bitten und ohne nachzufragen, derart einzugreifen. Ich habe es später auch nie wieder getan und arbeite nur schamanisch, wenn ich einen persönlichen Auftrag dazu habe.

Zwei Tage später rief mich der junge Mann an, um mir mitzuteilen, er atme jetzt wieder ungehindert und frei und sei sicher, dass die Blutklumpen seine Polypen gewesen seien. Und was ich denn gemacht hätte? »Nichts«, sagte ich feige und wusste innerlich, dass ich »es« konnte. Die schamanische Welt hatte mich angenommen. Diese Welt war eine überaus sinnvolle, denn ich konnte Schönheit, Kraft und Heilung für mich und andere darin finden.

Ich rate jedem dringend davon ab, ohne genaue medizinische Kenntnisse und vor allem ohne Erlaubnis des Patienten dergleichen zu tun! Zu diesem Thema möchte ich ein passendes Erlebnis schildern: Jahre später hatte ich ein kleines Lipom, eine harmlose Fettgeschwulst, in meiner Achselhöhle. Es war so groß wie eine Kirsche, völlig ungefährlich und störte mich nicht weiter. Ich überlegte, ob ich es mir nicht, um in Übung zu bleiben, schamanisch verkleinern könnte, und machte mich ans Werk. In verschiedenen Reisen erreichte ich, dass es schließlich nur noch so groß und flach wie eine Linse war. Leichtsinnigerweise erzählte ich einer meiner Schülerinnen davon. Sie war sofort Feuer und Flamme und wollte unbedingt ihre eigenen Heilerfähigkeiten an mir ausprobieren. Wieder war ich unbedacht genug und stimmte zu. Zwei Tage später erwachte ich mit heftigen Schmerzen in der Achselhöhle, sie war gerötet, heiß und so stark angeschwollen, dass ich den Arm nicht in einer natürlichen Stellung halten konnte. Und da rief auch schon meine Schülerin an. In begeisterter Stimmung fragte sie, wie es mir ginge, denn sie hätte den Rest des Lipoms entfernt. Als ich sie fragte, wie sie es denn gemacht habe, wurde mir einiges klar: »Ich habe auf meiner Reise einen Holzpflock genommen und ihn immer wieder in die Achselhöhle gestoßen, so lange, bis alles weg war.«

Mittlerweile war meine Lymphdrüse in der Achselhöhle zur Größe einer Birne angeschwollen, und ich bekam Fieber. Damit war nicht zu spaßen. Ich meldete mich noch am selben Tag bei einem Internisten an, der ebenfalls an meiner schamanischen Ausbildung teilgenommen hatte. Ich verriet ihm nicht, was ich vermutete, sondern zeigte ihm nur den kranken Arm, mit der Frage, woher das denn kommen könnte. Er sah sich den Schaden eine Zeitlang an und sagte: »Wenn ich nicht wüsste, dass das unmöglich ist, würde ich denken, es hätte Ihnen jemand mit einem stumpfen Gegenstand, zum Beispiel einem Stock, in die Lymphdrüsen gestoßen. Nur so kann eine derartig schwere Schwellung zustande kommen. Aber so etwas kann natürlich nicht sein.« Als ich ihm dann die »Heilbehandlung« meiner Schülerin schilderte, war seine Antwort: »Mit einem Messer kann man Brot schneiden – und jemanden umbringen. Warum sollte es nicht möglich sein, einem Menschen auch mit Schamanismus zu schaden, ob nun absichtlich oder unabsichtlich? Sind Sie selbst noch nicht auf diesen Gedanken gekommen?«

Die Schwellung brauchte Monate, um wieder abzuheilen und noch heute ist von diesem Prozess eine drei Zentimeter lange Narbe unter meinem Arm zu sehen. Guter Wille und Begeisterung allein sind eben nicht ausreichend, um zu heilen. Nicht umsonst müssen alle professionellen Therapeuten eine lange Ausbildungszeit auf sich nehmen, in denen sie die Möglichkeiten, Grenzen und Gefahren ihrer Disziplin kennenlernen.

Die dunkle Seite

Nur einige Monate später kam ich dann auch selbst mit der dunklen Seite des Schamanismus in Berührung. Lange wehrte ich mich dagegen, daran zu glauben, und wäre von allein auch nicht auf die Idee gekommen, dass sie überhaupt existieren könnte. Ich hatte bis dahin nur die angenehmsten und wunderbarsten Erfahrungen mit den schamanischen Welten und ihren Wesenheiten gemacht. Die Reisen dorthin waren für mich etwas Heiliges.

Nun aber passierte Folgendes: Eine Kursleiterin hatte uns ermuntert, sie anzurufen, falls wir mit unseren schamanischen Erfahrungen nicht mehr weiterkämen. Tatsächlich wurde sie von einem ziemlich begabten Schüler regelrecht mit Fragen gelöchert. Je länger sie den Schüler kannte, desto spärlicher und unbefriedigender fielen dann aber ihre Kommentare aus. Er erzählte mir als einer Kollegin, dass er sie eines Abends zufällig in einem feinen Restaurant traf, in dem er mit einigen Freunden zum Abendessen war. Sie sei lächelnd an seinen Tisch gekommen, hätte ihn überschwänglich begrüßt und ihm empfohlen, ihr soeben erschienenes Buch zu kaufen, das sie über ihre schamanischen Erfahrungen geschrieben hatte. Obwohl er in angenehmer Gesellschaft gewesen war, fühlte er sich mit einem Mal krank. Das sei so blitzartig geschehen, dass er an einen vorübergehenden Infekt gedacht habe. Morgen würde es ihm schon wieder besser gehen, dachte er. Aber es kam anders. Eine fortschreitende Schwäche ergriff ihn. Er fühlte förmlich, wie mit jeder Minute ein Tropfen seiner Lebenskraft mehr versickerte. Dazu kam eine lähmende Angst über ihn, die nicht mehr von ihm wich und ihn Tag und Nacht belauerte. Eine ganz unheimliche Stimmung.

Er erzählte weiter, dass er sich das Buch besorgt habe. Beim Lesen sei er mit einem Male wie von einem dumpfen Schlag in den Solarplexus getroffen worden, und ihm wurde übel. »Ich wusste plötzlich, dass auf den nächsten Seiten etwas Böses über mich stehen würde, obwohl das völlig absurd war«, berichtete er. Zwei Seiten später traute er seinen Augen nicht, da war tatsächlich von ihm die Rede, durch Beruf und Wohnort war er leicht zu identifizieren. »Da stand ganz detailliert geschildert, was sie von mir hielt: Man müsse mich zerstören, und ich solle nie Erfolg haben«, berichtete er atemlos und voller Empörung. »Sie hat auch noch beschrieben, was sie schamanisch gegen mich unternehmen würde!«

Ich hielt den Atem an und konnte nicht glauben, was ich da hörte. Bis wir die ganze Tragweite des Geschehens begriffen und ein Gegenmittel gefunden hatten, vergingen einige Tage. Danach aber fühlte sich mein Kollege wieder so gesund wie zuvor.

Was war geschehen? Die tödliche Schlange Neid hatte ihren Kopf erhoben: An seinen freimütigen Erzählungen und Fragen hatte diese Frau erkannt, dass dieser Mann in der anderen Realität an Orten war und mit Wesenheiten Kontakt hatte, die sie nicht einmal kannte, obwohl sie selbst schon jahrelang Kurse gab. Leichtsinnigerweise hatte mein Kollege ihr all seine Reisen ausführlich geschildert. Das war zu viel für sie. Was sie nicht hatte, durfte auch kein anderer haben!

In die sonnige schamanische Welt war ein Schatten gefallen. Die bittere Erkenntnis, dass es möglich war, einen Menschen energetisch anzugreifen und zu verletzen, brachte mich letztlich dazu, den Personen zu helfen, denen etwas Ähnliches geschehen war. Das diesbezügliche Wissen und meine Fähigkeiten habe ich mittlerweile dreißig Jahre lang ununterbrochen ausbauen und zum Wohl meiner Patienten anwenden können. Jetzt fragen Sie sich vielleicht, ob derartige Schauergeschichten tatsächlich in eine seriöse Praxis passen. Die Antwort ist: leider ja. Meiner Meinung nach gibt es schon genug Unglück und Leid auf dieser Welt, dem wir schicksalhaft ausgeliefert sind, weil wir in einem bestimmten Land wohnen oder Familienschicksale mittragen müssen. Da ist es wirklich nicht nötig, seinen Mitmenschen eine Extraportion Schwierigkeiten zu bereiten. Doch es passiert. Während meiner langjährigen schamanischen Arbeit in eigener Praxis, in vielen Arztpraxen und auf einigen Intensivstationen, die meine Dienste anforderten, habe ich es erfahren müssen. Es gibt immer wieder Patienten, die durch negative Energien anderer – Neid, Hass oder Missgunst – so sehr belastet sind, dass sie krank werden.

Die Schulmediziner luden mich nicht in ihre Praxen ein, weil sie ihren Patienten etwas Exotisches anbieten wollten, sondern weil sie spürten, dass trotz ihres hervorragenden Wissens auf dem Gebiet der konventionellen Medizin und der Naturheilkunde unsichtbare Blockaden ihre Behandlung behinderten. Mit meinen schamanischen Kenntnissen konnte ich oft die Ursache für ein Therapiehindernis finden und auflösen, sodass die ärztliche Behandlung von da an erfolgreich war. Manchmal sah ich die Patienten nicht persönlich, sondern bekam auf dem Bildschirm ein Röntgenbild gezeigt und wurde gebeten festzustellen, weshalb beispielsweise ein Zahnimplantat nicht hielt.

Schamanisches Sehen

Bei der schamanischen Arbeit ist es wichtig, auf eine bestimmte Weise sehen und unterscheiden zu können. Weshalb ich so gut schamanisch sehen kann, erklärt mein Mann auf folgende Weise: Ich habe es meiner Mutter zu verdanken. Sie war eine erfahrene Radiologin, damals gab es in Deutschland nur drei Frauen in diesem Beruf, die ihr eigenes Röntgeninstitut leiteten. Meine Heimatstadt wurde im Zweiten Weltkrieg schwer zerstört, Wohnraum war knapp, und so lebte unsere Familie in den Nebenräumen ihrer radiologischen Praxis. Das bedeutete, dass ich etwa fünf Jahre meines Lebens im Röntgenzimmer schlief, den Schwestern beim Röntgen »half« – und kurz und gut voller X-Ray bin! Man könnte meinen, dass das tatsächlich zu außergewöhnlichem schamanischem Sehen führt – eben wie auf einem Röntgenbild. Eine nette Bestätigung dieser Theorie fand ich in dem Buch »Der große Entwurf« des berühmten Physikers Stephen Hawking. Dort schreibt er auf Seite 91: »Außerirdische, deren stammesgeschichtliche Entwicklung sich unter dem Einfluss von Röntgenstrahlen vollzog, dürften also gute Berufsaussichten beim Sicherheitsdienst von Flughäfen haben.« So weit wollen wir nicht gehen, aber der große Physiker meint damit, dass Personen, die über einen längeren Zeitraum hinweg einer Röntgenstrahlung ausgesetzt wurden und sich daran anzupassen vermochten, eventuell durch die Gegenstände hindurchsehen könnten.

Das bedeutet keinesfalls, dass Sie jetzt danach trachten sollten, sich exzessiv bestrahlen oder durchleuchten zu lassen, um ein besonders guter Schamane zu werden! Das verträgt sicherlich nicht jeder Organismus. Und es ist zum Glück auch gar nicht nötig, zu so drastischen Mitteln zu greifen, denn es gibt verschiedene ungefährlichere Methoden, um diese innere Sehkraft zu entwickeln. Beispielsweise mithilfe von Trommeln oder Rasseln lässt es sich üben und erreichen. Wie die Praxis aussehen kann, erfahren Sie in den weiteren Kapiteln. Letztlich ist es immer gut, sich bewusst zu sein, dass jeder von uns auch ein visuelles Gedächtnis hat und sich an Erlebnisse oder beeindruckende Szenen in seinem Leben mühelos in Form von Bildern erinnern kann.

2 Was ist Schamanismus?

Ich habe Ihnen nun meinen ganz persönlichen und überraschenden Einstieg in die schamanischen Welten geschildert. Heute glauben erstaunlich viele Menschen, über Schamanismus Bescheid zu wissen und selbst Schamanen zu sein. Das kommt vor allem daher, dass der Schamanismus keine Schriftkultur hat. Es gibt keinerlei schriftliche Zeugnisse über die Kosmologie und die Methodik. Der einzige Nachweis der schamanischen Riten und der besonderen Sicht auf das Universum sind die künstlerischen Darstellungen, die uns die frühen Schamanen hinterlassen haben. Die Schriftlosigkeit bietet natürlicherweise ein weites Feld, in das alle möglichen Interpretationen hineingepackt werden können. So sind beispielsweise viele Menschen der Meinung, dass alle Schamanen Indianer seien. Jede Woche höre ich mindestens einmal den Satz: »Ich komme zur schamanischen Behandlung, weil ich mich für die Indianer interessiere.«

Unsere Kenntnisse beziehen wir heute aus den Medien, vor allem aus dem Fernsehen, das immer wieder Dokumentationen schamanischer Rituale aus exotischen (und nicht nur indianisch geprägten) Ländern zeigt: Da werden zum Beispiel lebendige Meerschweinchen über einen kranken Körperteil gerieben, dann werden die Tiere aufgebrochen, und aus ihren Eingeweiden erkennt der Schamane die Krankheit und liest den Weg der Heilung. Schamanen fallen nach ekstatischen Tänzen und aufrüttelnder Trommelmusik, oft auch nach der Einnahme berauschender Substanzen in Trance. Dann sprechen die Geister durch sie hindurch und überbringen Botschaften an die Umstehenden.

Diese sehr beeindruckenden Rituale finden meist nachts statt, der Heiler weilt währenddessen in tiefer Trance, um mit den Geistern zu kommunizieren. Geheim gehaltene Zubereitungen von psychoaktiven Pflanzenstoffen, deren Rezeptur nur einige wenige Eingeweihte kennen, versetzen nicht selten den Schamanen in die Lage, in andere Welten zu reisen. Auch Alkohol kann dabei eine Rolle spielen. Als akustische Tranceinduktion dienen rhythmische, mantraähnliche Gesänge, und vor allem treibt der stetige Schlag der Trommel die Anwesenden immer weiter und tiefer in die Trance hinein. Alle Teilnehmer, vor allem die Kranken, sind nicht mehr bei sich selbst, sondern ganz und gar gefangen von dem magischen Geschehen um sie herum. Schon das allein ist ein mächtiges Instrument zur Selbstheilung. Kaum einer, der je einer solchen Sitzung beigewohnt hat oder sie auch nur auf dem Bildschirm oder der Leinwand sieht, bleibt davon unberührt. In welcher Weise auch immer: Die einen sind fasziniert und hingerissen von diesen geheimnisvollen Methoden, andere wieder fühlen sich abgestoßen von so viel archaischer Fremdheit. Letztere fragen sich, was es mit unserer modernen Welt zu tun hat, längst vergangene und überholte Riten zu praktizieren, die in keiner Weise mehr zeitgemäß sind.

Tatsächlich ist der Schamanismus eine der ältesten

Methoden der Menschheit mit Gott, dem Jenseits, der Welt der Verstorbenen und Geister in Berührung zu kommen. Schamanische Erfahrung ist die Grundlage aller Religion, die von der Vorgeschichte bis weit in unsere Kultur hineinreicht, wie wir in der abendländischen Kunst, auch der christlichen, noch heute sehen können. Vor allem ist der Schamanismus aber ein langer und mühsamer geistiger Einweihungsweg, den jeder Praktizierende wohl oder übel gehen muss – oder müsste, denn die Realität sieht heute oft anders aus. Dieser Punkt wird nur ungern beachtet, weil die Entwicklung zum Schamanen immer auch Anstrengung und Verzicht bedeutet. Ohne sie ist das Scheitern am eigenen Ego schon vorprogrammiert. Während früher die Schamanen nur einen oder wenige Schüler hatten, deren Eignung und Fähigkeiten sie sorgfältig prüften, so zeigt sich heute ein ganz anderes Bild: vielfältigste Seminare und Ausbildungsgruppen, dazu allerlei Autodidakten.

Wie erkennt man einen echten Schamanen?

Schamanismus ist eine hochinteressante Angelegenheit für eine stattliche Anzahl von Menschen geworden. Dementsprechend viele Schamanen bieten ihre Dienste an, was teilweise groteske Züge annimmt. Als ich kürzlich in einer Therme herumplanschte, wurde über Lautsprecher den Badenden angeboten, sie schamanisch von ihrer größten Angst zu befreien. Nichts wie hin, dachte ich, immer bedacht, auf den neuesten Stand zu kommen. Da lagen wir nun, elf Personen in nasser Badekleidung, und wurden von einem »Schamanen« aufgefordert, uns in unsere größte Angst hineinzubegeben und dem Kosmos zu befehlen, sie von uns zu nehmen. Dazu rasselte und pfiff er vergnügt. Ich war baff, wie jemand so selbstsicher wagte, einen solchen Unsinn anzubieten. Und genau das ist es, was den Bedenken oder der Ablehnung von kritischen Menschen recht gibt. Deren berechtigte Fragen sind: Wie soll man sich im Dschungel schamanischer Anbieter von Heilung zurechtfinden? Wie kann man erkennen, welcher Heiler wirklich seriös ist? Mein erster Gedanke dazu ist: Ein echter Heiler macht mit Sicherheit keine Reklame, er mietet mit Sicherheit keine Zelte oder andere Lokalitäten, um Hunderte von Menschen quasi in einem Rutsch zu heilen. Und er gibt mit Sicherheit keine Statements von sich, dass alles nur psychisch sei und nur durch eine Heilung der Gefühle Krankheiten verschwinden würden. Auch Heiler, die versichern, noch nie einen Misserfolg gehabt zu haben, sind meines Erachtens zu meiden. Eine hypertrophe Selbsteinschätzung macht noch keinen Heiler. Dass eine Ausbildung dringend notwendig ist, möchte ich hier nicht unbedingt behaupten, denn es gibt immer wieder Naturtalente, die eine besondere Gabe haben, aber keine Ausbildung vorweisen können. Soweit sie ihr Talent verantwortungsvoll nutzen, ist nichts dagegen einzuwenden. Ich denke aber, dass jemand, der den Anspruch hat zu heilen, wenigstens gewisse anatomische und medizinische Kenntnisse haben sollte.

Es gibt Kriterien

Die Frage nach der Echtheit betrifft nicht nur den Schamanismus, sie zieht sich durch unser ganzes gesellschaftliches Leben hindurch. Ich frage an dieser Stelle mal etwas provokant, weshalb so wenige Menschen Pianisten werden möchten, aber eine ungeheure Zahl von Personen Schamanen oder Heiler werden will. Die Antwort darauf fällt nicht schwer: Ein Pianist muss täglich einige Stunden üben. Bevor er überhaupt konzertreif ist, wird er über Jahre langweilige Fingerübungen klimpern müssen. Und: Man hört jeden falschen Ton! Von dem berühmten ukrainischen Pianisten Vladimir Horowitz ist der Ausspruch überliefert: »Wenn ich einen Tag nicht übe, merke ich es. Übe ich zwei Tage nicht, merkt es meine Frau Wanda. Und wenn ich drei Tage nicht übe, merkt es die ganze Welt.« Im Schamanismus scheint das viel einfacher zu sein, man beruft sich auf die Eingebungen höherer Mächte, schildert seine visuellen Erfahrungen – und der nicht »sehende« Klient ist dem widerspruchslos ausgeliefert. Falls die Behandlung nicht wirkt, wird die Ursache vom Behandler weggeschoben, entweder auf das Karma oder darauf, dass der Klient eben noch nicht so weit ist, seine Heilung zuzulassen. Mich beschleicht immer wieder der Eindruck, dass eine große Zahl der New-Age-Schamanen als einzige Qualifikation ein paar Kurse und den Besitz einer Trommel oder eines Paares Greifvogelfedern vorweisen kann. Aber nicht nur das, in etlichen Büchern und Kursen über schamanisches Heilen wird Laien eine falsche Selbstsicherheit nach dem Motto »Do it yourself« vorgegaukelt, was zu fatalen Fehleinschätzungen der eigenen Fähigkeiten führt. Fatal deshalb, weil dadurch Patienten in Gefahr gebracht werden können. Das macht die echten Praktiker in den schamanischen Welten traurig, denn ihr Können wird dadurch angezweifelt und infrage gestellt. Sie fühlen sich in eine Ecke gedrängt, die ihre anstrengende und wertvolle Arbeit in eine undurchschaubare Grauzone abschiebt.

Hier zähle ich noch einmal Kriterien auf, an denen der Hilfesuchende einen »echten« und seriös arbeitenden Schamanen erkennt. Sicher ist das eine Person,

die keine unrealistischen Heilsversprechungen macht, die keine Reklame für sich macht,

die weder Macht noch Missbrauch am Klienten ausübt und ihn nicht an sich bindet,

die eine realistische, medizinische Einstellung zu ihrer schamanischen Arbeit hat,

die dem Patienten keine Schuld zuweist, wenn es mal nicht so klappt wie gewünscht,

die kritischen Fragen nicht ausweicht,

die logisch und realitätsbezogen arbeitet.

Nebenbei bemerkt, ein hundertprozentiger Anspruch auf Heilung besteht leider nie. Das ist ja in der Schulmedizin nicht anders. Es gibt so viele Genvarianten, daher wirkt dasselbe Medikament bei einer Person und bei einer anderen nicht. Und es gibt Prozesse, die ab einem bestimmten Zeitpunkt nicht mehr aufzuhalten sind. Bei jeder Operation kann zudem trotz des Könnens der Ärzte etwas schiefgehen. Die Menschen und ihre Körpersysteme funktionieren alle gleich und sind doch sehr verschieden. Die dabei waltenden Energien sind unberechenbar. Und das in beide Richtungen: Ein paar Mal sind Patienten von

mir, trotz sehr ungünstiger Diagnose, wieder völlig gesund geworden. Anderen, mit leichteren Erkrankungen,
war nicht zu helfen. So ist das Leben.

Der einsame Vogel

Als Kriterium für einen echten schamanischen Heiler
schätze ich das berühmte Gedicht über die Eigenschaften eines Vogels sehr. Es wurde von dem spanischen Mystiker Johannes vom Kreuz geschrieben. Juan de la Cruz,
so lautet sein spanischer Name, notierte es, wie viele seiner Gedichte, in den Kerkern von Toledo. Er war dort ins
Gefängnis geworfen worden, weil er missgünstigen Or-
densbrüdern ein Dorn im Auge war. Dieses Gedicht zieht
den Leser sofort in seinen Bann, zum einen, weil es sehr
rätselhaft und dann doch irgendwie verständlich erscheint, zum anderen, weil eine spürbar große Erfahrung
darin verborgen ist, ein anziehendes und faszinierendes
Geheimnis, das ergründet werden will.

Die Bedingungen eines einsamen Vogels sind fünf:
Die erste, dass er zum höchsten Punkt fliegt.
Die zweite, dass er sich nicht nach Gesellen sehnt,
nicht einmal seiner eigenen Art.
Die dritte, dass sein Schnabel gen Himmel zielt.
Die vierte, dass er keine besondere Farbe hat.
Die fünfte, dass er sehr leise singt.

Juan de la Cruz (1542–1591)

Dieses Gedicht lässt sich selbstverständlich in vielfältiger
Weise interpretieren, denn der Autor will darin wohl die
Erfahrung seiner mystischen Gottesbegegnung beschrei-

ben. Für das Bild des Schamanen greifen wir heraus, dass er zwar die höchsten Ziele haben, aber zugleich völlig unauffällig leben sollte. Wenn man das Gedicht unter diesem Aspekt genauer betrachtet, bedeutet es nämlich, dass der Schamane ein ziemlich einsames und unspektakuläres Leben mit spirituell hohen Ansprüchen an sich selbst führen sollte. Das ist nun sicher keine interessante Sache und entspricht garantiert nicht den Gewohnheiten des 21. Jahrhunderts. Nur wenige Menschen sind bereit, so zu leben.

Für die Hilfesuchenden bedeutet das letztlich aber auch, dass es nicht einfach ist, einen echten Schamanen zu erkennen. Denn Juan de la Cruz stellt ganz deutlich zwei Bedingungen der Unauffälligkeit: keine besondere Farbe und ein leiser Gesang. Wenn wir diese Voraussetzungen in unsere moderne Zeit hineinkatapultieren, wirken sie störend wie erratische Blöcke. Die heutigen Bedingungen für jemanden, der gehört und gesehen werden will, lauten ganz anders: möglichst bunt, auch gern schrill zu sein und laut die Trommel, seine eigene Werbetrommel, zu schlagen.

Ignatius von Loyola (1491–1556), ein spanischer Ordensmeister, spricht von der »Scham der Erfahrung«, die für ihn ein Echtheitskriterium für wahre spirituelle Erlebnisse darstellt. Auch dieses Kriterium trifft auf einen Schamanen zu: Wir »schämen« uns, von unserer Initiation zu erzählen und diese tiefen Erlebnisse öffentlich zu machen. Sie verlieren dadurch an Wert und Glaubwürdigkeit. Es ist wie mit einem kostbaren Schatz, den man auch nicht auf dem Marktplatz herumzeigt.

Die älteste »Religion« der Welt

Ich hatte davon gesprochen, dass der Schamanismus die älteste Vorstufe zur Religion ist. Schauen wir uns das genauer an: Nach vorsichtigen Schätzungen der Anthropologen wird Schamanismus seit etwa 70 000 Jahren praktiziert. Diese Angaben beruhen auf den großartigen Zeugnissen der prähistorischen Höhlenmalerei und anderen erstaunlichen Funden aus der Vorgeschichte. Schamanismus an sich stellt keine Religion mit starren Glaubensansichten dar, sondern bietet einen unmittelbaren Zugang zur Transzendenz, zum Göttlichen. Er ist damit die Basis der Religionen. Er galt und gilt als eine Möglichkeit, Gott näherzukommen und ihn zu *erfahren*. In den alten Stammeskulturen, die in der ganzen Welt, auch hier in Europa, existierten, war es die Aufgabe des Schamanen, zwischen der diesseitigen und der jenseitigen Welt zu vermitteln. Seine Pflichten bestanden darin, für das Wohlergehen des Stammes zu sorgen, Kranke zu heilen, die Familien zu schützen, jagdbares Wild zu sichten und erzürnte Naturwesenheiten zu beschwichtigen.

Damals gab es kein künstliches Licht, keinen elektrischen Strom, keine allabendliche Wettervorhersage und keine Antibiotika, keinen Supermarkt, in dem man noch schnell Lebensmittel einkaufen konnte. Kurz: Es war ein Leben, wie wir es uns kaum mehr vorstellen können – und wenn, dann nur als vorübergehendes Abenteuer und nicht als Dauerzustand. Diese Menschen mussten sich jahrtausendelang auf andere Methoden verlassen, um am Leben zu bleiben, etwas zu essen zu haben oder im Krankheitsfall wieder gesund zu werden, und nicht zuletzt, um mit ihren Göttern in Kontakt zu treten.

Wenn ich auf meinen Seminaren die Teilnehmer frage, wie sie daraufkamen, sich schamanisch weiterzubilden, geben 97 Prozent von ihnen wie gesagt Antworten wie: »Ich mag die Indianer«, »Winnetou war schon immer mein Held«, »Die Indianer leben im Einklang mit der Natur, das ist Schamanismus.« Das ist natürlich eine sehr begrenzte Sicht der Dinge. Aber woher kommt der Schamanismus tatsächlich, wo hat er seinen Ursprung? Nicht bei den mittelamerikanischen Indianern, wie die meisten Menschen glauben, er kam vielmehr aus der oberen rechten Ecke der Weltkarte: aus dem äußersten Sibirien, aus Zentralasien und der Gegend um die Pole, von den Tungusen, den Evenken und den mandschurischen Völkern. Es sind Völker, deren Namen wir zuvor noch nie gehört haben. Obwohl es darüber natürlich verschiedene und differierende etymologische Meinungen gibt, erklärt sich sogar die Bezeichnung »Schamane« aus den Sprachen dieser Volksstämme: Die Silbe *Sha* bedeutet im Tungusischen »der Wissende« und in einer anderen dieser sibirischen Sprachen »der sich Erhitzende«. Beides trifft zu, denn ein Schamane weiß tatsächlich mehr als gewöhnliche Menschen, weil er hinter die alltägliche Wirklichkeit sehen und damit zum Beispiel Ursachen für eine Erkrankung erkennen kann. Gleichzeitig wird ihm auch warm, denn ohne Kraft, ohne innere Hitze und Energie, ist schamanische Arbeit undenkbar.

Die westlichen Forscher kamen zunächst am Nord- und Südpol oder in den sibirischen Ländern mit dem Phänomen Schamanismus in Berührung. Sie gingen sofort davon aus, dass es sich hier nur um psychisch gestörte oder gar geisteskranke Menschen handeln konnte. Mit großem Befremden betrachteten sie diese »Primitiven«, die zum Schlag der Trommel tanzten, dann um sich schlugen, wirre, unverständliche Laute ausstießen und schließlich wie betäubt zu Boden fielen. Daher bezeichneten die frühen Forscher, die über diese Phänomene berichteten, den Schamanismus auch zunächst als »zirkumpolare Hysterie«. Diese Ansicht hielt sich lange in der Wissenschaft, manche gingen sogar einen Schritt weiter und vertraten die Theorie, dass Schamanen nicht nur psychisch labil, sondern sogar psychotisch und mehrheitlich schizophren seien.

Erst in den letzten dreißig Jahren änderte sich das Bild, insbesondere durch die amerikanischen Forschungen der Psychologie über drogeninduzierte Grenzerfahrungen, zum Beispiel durch LSD. Besonders die populären Bücher des heute umstrittenen Autors Carlos Castaneda, die seine mehr oder weniger fiktiven Tranceerfahrungen mithilfe der psychedelischen Substanz des Peyotekaktus oder Psilocybin schildern, fanden eine breite Leserschaft. Sie machten den Schamanismus in gewissen intellektuellen Kreisen salonfähig und zu einer Sache, die alle haben wollten, die etwas auf ihre geistigen Fähigkeiten hielten. Der Schamanismus war im 20. Jahrhundert angelangt und für den modernen Menschen interessant geworden. Seine tatsächliche Verheißung, die Verbindung mit den anderen Welten, war allerdings gründlich missverstanden worden, denn die westlichen Menschen waren vor allem von der Idee fasziniert, mithilfe von psychoaktiven Pflanzen oder ähnlichen halluzinogenen Drogen ganz mühelos hinter bis dahin verschlossene Türen zu gelangen. Plötzlich entstand eine Fülle mehr oder weniger spannender und mehr oder weniger fiktiver Literatur, die sich mit angeblich authentischen Erlebnissen einiger New-Age-Persönlichkeiten befasste.

Zugegeben, auch ich habe damals diese spannenden Bücher mit Begeisterung verschlungen, die aber insbesondere Männer mit sich rissen. So wie sich in den 1960er-Jahren die intellektuelle Männerwelt als »Steppenwolf« empfand, der zur Isolation und zum unaufhörlichen Traben verurteilt war, fühlten sich jetzt die jungen Männer als zweite Castanedas, die mühelos von Wirklichkeit zu Wirklichkeit sprangen. Was auf der Strecke blieb, waren die warmen und tragenden menschlichen Beziehungen, für die in dieser Welt, die sich mit der Aura des Besonderen umgab, nun wirklich kein Platz war. Einige Jahre später wurde an diesem Gebäude gerüttelt: Der amerikanische Professor Richard de Mille wies nach, dass Castanedas »wissenschaftliche« Arbeiten und Feldforschungen reine Erfindung waren. Ähnlich erging es auch manch anderen Autoren, die sich in ihren Büchern als geprüfte und bewährte Schüler von authentischen, indigenen Schamanen ausgaben.

Alle ihre Berichte folgten ein und demselben Schema: Ein unbedarfter moderner Mensch trifft ganz überraschend auf einen wunderlichen alten Mann oder eine alte Frau, die ihn mit übernatürlichen Fähigkeiten verwirrt. Die erste Reaktion ist Unglauben, die zweite Neugier – und schon ist man der einzige und engste Schüler eines Schamanen. Ein italienisches Sprichwort sagt »Si no e vero, e bene trovato«, »Wenn es schon nicht wahr ist, so doch gut erfunden.« In diesem Licht darf man seine Freude beim Lesen dieser New-Age-Literatur haben.

Ein Pionier, der Schamanismus auf seriöse Weise im Westen erst populär und salonfähig machte, ist der amerikanische Anthropologe Michael Harner. Mit seinem 1982 erstmalig auf Deutsch erschienenen Buch »Der Weg des Schamanen« setzte er den Grundstein für die praktische Anwendung schamanischer Techniken. Das Erscheinen dieses Buches löste auch in Europa ein starkes Interesse an schamanischen Praktiken aus, das Buch gilt bis heute – zu Recht – als Standardwerk.

3 Schamanische Trance

Um schamanisch zu sehen, ist es nötig, die Fähigkeit zur Trance zu entwickeln. Dieses besondere Sehen ohne den *Nervus opticus* ist ein rein zerebraler Vorgang und geschieht daher ausschließlich im Gehirn. Nur wenn dort ein bestimmter Takt der Wellen vorhanden ist, stellen sich visuelle Eindrücke ein. Ohne Trance lässt sich nicht schamanisch arbeiten, der Schamane braucht die Trance, denn er muss erkennen können, was das alltägliche Auge nicht sieht, muss mit fremden Wesenheiten sprechen und verhandeln können. Schaden abzuwenden, positive Magie auszuüben, Krankheiten zu lindern und bösartige Angriffe aufzulösen, all diese Arbeiten sind nur in Trance möglich, deshalb wird ein veränderter Bewusstseinszustand angestrebt.

Um diesen zu erreichen, bedient man sich verschiedener Hilfsmittel wie Entzug von Licht oder Nahrung, akustische Reize und natürlich auch psychoaktive Pflanzen, die die Trance erleichtern. Dabei ist wichtig: Schamanische Reisen sind sehr wohl möglich, ohne irgendwelche Drogen einzunehmen! Das entspricht ohnehin eher unserer abendländischen Kultur, obwohl es auch hier alte Rezepte aus Hyoscyamus, Belladonna oder Datura gibt, die vor allem zur Herstellung von sogenannten Flugsalben dienten, mit denen sich im Mittelalter die

Magier und weisen Frauen einrieben, um Flughalluzinationen zu bekommen. Aber diese Zeiten sind lange vorbei, und schließlich hat die Verwendung dieser Mittel kein Glück gebracht, sondern des Öfteren schwerste psychotische Störungen und andere Erkrankungen hervorgerufen. Letzteres gilt auch für die exotischeren Drogen, bei denen sogar Todesfälle beobachtet wurden. Nicht umsonst darf beispielsweise nur ein ganz besonders erfahrener Schamane den psychedelisch wirkenden Ayahuasca-Trank herstellen. Zu gravierend sind die Folgen einer falschen Zubereitung. Nicht ohne Grund wird diese Pflanze auch die »Todesliane« genannt.

Ayahuasca, Peyote und Psilocybin, um nur einige Beispiele zu nennen, sind eher im südamerikanischen Raum beheimatet und werden dort von Schamanen unter strengen rituellen Auflagen und nur mit ausgewählten Personen zu ganz besonderen Gelegenheiten verwendet. Um in einen Trancezustand zu gelangen, gibt es schonendere Methoden: Sehr viel sicherer, und unserer Kultur entsprechend, dienen vor allem akustische Reize wie eintöniges Trommeln oder Rasseln dazu, das Gehirn in den erstrebten Bewusstseinszustand zu bringen, in dem uns auch noch Handlungsfreiheit und Unabhängigkeit möglich sind.

Eine bekannte feministische Autorin meinte in einem Interview, einen echten Schamanen erkenne man nur daran, dass er absolut nichts bewirke, denn das sei ein Zeichen seiner Echtheit. Ich bin allerdings ganz gegenteiliger Meinung: Ein echter Schamane muss etwas bewirken! Eine Handlung, die er zum Beispiel in der nicht alltäglichen Wirklichkeit vornimmt, *muss* im Hier und Jetzt Wirkung zeigen. Sonst wäre ja alles vergebens. Ich selbst hätte die schamanische Arbeit schon längst aufgegeben, wenn sie nicht ganz Erstaunliches bewirken würde.

Bemerkenswert sind anfangs die sogenannten Synchronizitäten, was ich mit einigen Beispielen erklären möchte. Besonders häufig ereignen sie sich beim Einhauchen des Krafttiers. Wir werden noch genauer dazu kommen. Hier zunächst so viel: Jeder Mensch hat tiergestaltige Verbündete in der »anderen Welt«, die ein Schamane auf einer tranceinduzierten Reise treffen und dem Klienten mitbringen kann. Er haucht sie ihm dann ein, sodass der Klient fortan von deren Unerstützung profitieren kann. Synchronizitäten geschehen ebenso beim Soulretrieval, dem Zurückbringen von Seelenteilen. Beides setzt einen engen persönlichen Kontakt von Heiler und Patienten voraus. Beim Einblasen dieser Energien arbeitet der Schamane schweigend, sein Klient erfährt erst, nachdem diese Handlung vollendet ist, welches Tier oder welchen Seelenteil er wiederbekommen hat. Doch ich erlebte, dass ein Klient, noch bevor ich etwas sagen konnte, beispielsweise ausrief: »Ich habe einen Kolibri gesehen, der über meinem Kopf schwebte! Er schwirrte nur so mit seinen Flügeln.« Seine Wahrnehmung stimmte genau mit der meinen überein, ich hatte ihm tatsächlich einen Kolibri in das Scheitelchakra eingehaucht. Einer älteren Dame brachte ich einen Teil ihrer Seele zurück. Sie hatte, wie ich sah, einen Abtreibungsversuch ihrer Mutter überstanden. »Jetzt spüre ich, wie mein Bauch ganz warm wird und ich fühle mich wie ein glückliches strahlendes Baby«, waren ihre Worte, noch bevor ich ihr erzählen konnte, was ich getan hatte. Solche Erlebnisse haben einen ermutigenden Charakter und helfen einem Schamanen, sich vertrauensvoll den Erfahrungen in der nicht alltäglichen Wirklichkeit hinzugeben. Je stärker synchron seine Arbeit ist, desto wirksamer ist sie und desto leichter kann ein Klient sie annehmen. Auch wenn diese überzeugenden Synchronizitäten meist nicht so deutlich ausgesprochen werden wie in diesen beiden Beispielen, spürt der Klient das Ergebnis einer solchen Behandlung beinahe sofort.

Die schamanische Reise

Verschiedene Fertigkeiten sind für die schamanische Arbeit vonnöten: Als Erstes muss jeder Schamane in der Lage sein, in Trance zu gehen, um dort die das Problem auslösenden Ursachen zu erkennen. Doch das allein reicht nicht aus, schließlich ist es auch nötig, schamanisch handeln zu können, um eine Krankheit zu heilen oder anderes Ungemach zu vertreiben. Vor allem aber das Sehen in den Anderswelten ist ein Wunsch vieler moderner Menschen, die sich mit Schamanismus befassen. Oft habe ich den sehnsüchtigen Seufzer gehört: »Wenn ich doch nur etwas sehen könnte!« Dabei ist die visuelle Wahrnehmung in Trance ein ganz natürlicher Vorgang, bei dem die Fähigkeit gebraucht wird, ohne Hilfe des Sehnervs zu sehen. Das scheint zunächst unmöglich, ist es aber nicht. Haben Sie nicht schon einmal geträumt und in Ihrem Traum mehr oder weniger erfreuliche Bilder gesehen, und das alles bei geschlossenen Augen? Wenn dieser Vorgang bewusst ist, wird er eidetisches Sehen genannt. Mit längerer Übung ist er auch im Wachzustand willentlich erreichbar. Wenn ich im Folgenden von »Sehen« spreche, so meine ich das in einem vereinfachenden Sinn, denn es gibt neben der größeren Mehrheit von optisch Orientierten auch Personen, die eher mit dem schamanischen Fühlen, und einige wenige, die mit dem schamanischen Hören begabt sind.

Um das Sehen und Handeln während der schamanischen Trancereisen zu unterstützen, wird im Verlauf der gesamten Reise getrommelt – zumindest wenn die Induktion über das Akustische erfolgt. Das monotone Trommeln bewirkt einen der Wellenrhythmen des Gehirns, die man mithilfe der Elektroenzephalographie (EEG) nachweisen kann. Gemeint ist vor allem der Thetarhythmus, der mit einer langsamen Frequenz von 4 bis 7 Hertz schwingt. Im Thetazustand hat das Sehen eine ganz besondere Aussagekraft. Anders als im entspannten Alphazustand, der sich zwischen 8 und 13 Hertz bewegt und oft lebhafte, farbige Bilder hervorbringt, wird der Schamane im Thetazustand in eine stille, geheimnisvolle weißgraue Welt versetzt, die aus Hell-Dunkel-Kontrasten besteht und von einem diffusen Licht beleuchtet wird. Der Trommelschlag zur Tranceinduktion sollte nicht zu langsam sein und vor allem nicht den Rhythmus wechseln. Etwa vier Schläge pro Sekunde sind geeignet, um die Trance zu fördern.

Phosphene, der Eintritt in die Trance

Diese diffusen Wahrnehmungen sind ungünstig für schamanisches Arbeiten, könnte man meinen. Aber das trifft nicht zu, denn gerade im Thetawellenzustand des Gehirns empfängt der Schamane telepathisch exakte Informationen über die Ursachen von Problemen oder Krankheiten und Wege zu deren Lösung. Diese heute durch moderne technische Geräte verifizierbare Gehirnwellentätigkeit war den vorzeitlichen Menschen schon vor Tausenden von Jahren bekannt, wie wir aus den Höhlenzeichnungen wissen. Dort sind auch genaue Aufzeichnungen über den Eintritt in diesen besonderen Bewusstseinszustand dokumentiert. Sie befinden sich in den Eingangszonen der mit teilweise lebhaften Fresken bemalten Höhlen. Besonders großartig sind die Höhlensysteme in Spanien und in Frankreich, da sind zum Beispiel Altamira, El Castillo, Lascaux, Les Trois Frères, Pech-Merle und Niaux als die bekanntesten zu nennen. Sie alle enthalten die prachtvollen und auch rätselhaften Bilder, die urzeitliche Menschen vor vielen Tausend Jahren an den Höhlenwänden anbrachten.

Gerade im Eingangsbereich befinden sich gehäuft geometrische Muster wie Spiralen, Zackenblitze, Kreise, Kurven, Schlangenlinie oder Mäander. Diese Darstellungen nennt man Phosphene. Das Wort ist dem Griechischen entnommen und bedeutet »Lichterscheinungen«. Genau diese geometrischen Erscheinungen zeigen sich auch beim Eintritt in die Trance. Eine besonders interessante Darstellung von 30 Basisphosphenen befindet sich in dem Buch »Feier des Lebens« (Seite 68). Der moderne Reisende in Sachen Schamanismus erlebt, vor allem bei seinen ersten Versuchen, in den schamanischen Bewusstseinszustand zu kommen, dass sich anfangs vor seinen Augen Blitze, schwirrende Spiralen oder andere Lichtzeichen zeigen. Meist sind die Menschen dann entmutigt, weil sie »nichts sehen«. Ich erkläre dann stets, dass sie sich in einer sehr wichtigen Phase, nämlich der der Phosphene, befinden. Wenn sie geduldig diese Zeitspanne aushalten, werden sie bald zu den echten Bildern gelangen. Wie lange eine solche Phase dauert, ist ganz unterschiedlich: Ob sie nur ein paar Tage oder einige Wochen des regelmäßigen Übens anhält, hängt ganz von der persönlichen Kondition der einzelnen Reisenden ab.

Die Frage, von welchen Kriterien die Art des Sehens und der Wahrnehmung abhängt, ist nicht leicht zu beantworten. Einerseits ist es von Bedeutung, dass der Thetawellenrhythmus von 4 bis 7 Hertz während der Reise erreicht und gehalten wird. Andererseits haben die Welten auch ihre eigenen Wirklichkeiten: So besteht die Untere Welt aus den verschiedenartigsten Landschaften, genauso wie die Welt, in der wir leben – und die wir in einem gewissen Farbspektrum wahrnehmen. Die Obere Welt ist deutlich davon unterschieden: Sie wirkt viel heller und ist von einem diffusen Licht durchzogen. Darüber hinaus spielt bei der Wahrnehmung natürlich die kulturelle Prägung des Reisenden – ob bewusst oder unbewusst – eine wichtige Rolle. Und nicht zuletzt: Bei manchen Menschen geht auch einfach die Fantasie oder das Wunschdenken mit auf Reisen – und so wird das, was gesehen werden möchte, auf entsprechende Weise zurechtgebogen.

Der Sog der Tiefe

Als zweite Sequenz schließt sich an die Erscheinung der Phosphene die Erfahrung eines riesigen Tunnels oder Trichters an, der den Übenden dann förmlich verschlingt und mit einem Sog in die Untere Welt hineinzieht. Wie auch in den Graffiti der Höhlen weisen die Phosphene beim schamanischen Reisen auf den Eintritt in eine wunderbare Welt hin. Hat man den Eingang in die Höhle passiert, ist durch den Bereich der geometrischen Muster gegangen und hat sich schließlich von dem tunnelartigen Sog nach unten saugen lassen, dann öffnet sich in der Tiefe eine fantastische Welt: Ganz frisch tauchen die Antlitze und Figuren von Tieren, Menschen und Schamanen aus dem Dunkel auf. Es gibt kaum jemanden, der sich nicht vom Anblick dieser so lebendigen Gestalten in seiner Seele berühren lässt.

In diesen Höhlen ist der Ablauf der Trance gestalterisch und bildhaft erklärt: Durch einen engen Eingang gelangt man zunächst in den Gang der Phosphene, dann erst in die Tiefe der oft weitverzweigten Höhlensysteme, und nur dort offenbart sich der Einblick in schamanische Welten. Für einen Anfänger im Trancegeschehen bedeuten diese Zeichen, dass er auf dem richtigen Weg ist. Jetzt ist Geduld gefragt und das Warten auf die Eintrittskarte in die anderen Welten. Neben dem bloßen Sehen sind auch die anderen sensorischen Wahrnehmungswege wie das Gehör und das Fühlen wach und können je nach der besonderen Begabung und natürlichen Veranlagung des Reisenden genutzt werden.

Bedingungen der Trance

Um eine Tranceerfahrung machen zu können, ist ein ungestörter Rahmen eine wichtige Bedingung. Es ist nicht möglich, schamanische Aktionen schnell zwischen Tür und Angel zu erledigen. Das funktioniert höchstens ausnahmsweise in Notfällen bei einem sehr erfahrenen Schamanen, der eine jahrelange Praxis hat. Ein Beispiel illustriert die Notwendigkeit der Ruhe: Ein Medizinprofessor hatte mich eingeladen, einmal im Monat in seiner Praxis seine schwerkranken Patienten schamanisch zu behandeln. Die Erkenntnisse und Ergebnisse beeindruckten ihn so stark, dass auch er auf diese Art und Weise arbeiten wollte und sich schulen ließ. Doch nach einiger Zeit rief er mich bedrückt an, weil er nichts sehen könne, wenn er den Patienten vor sich habe. Da ich seinen Praxisbetrieb kannte, ahnte ich, was die Ursache dafür sein konnte: Er behandelte gleichzeitig mehrere Patienten mit Injektionen und anderen herkömmlichen Methoden, alle Nase lang wurde er zum Telefon gerufen. Zudem waren die Türen nicht so gut isoliert, teilweise lebhafte Gespräche und Scherze der Sprechstundenhilfen drangen in den Raum, in dem er arbeitete. All diese Umstände verhinderten, dass er sich auf eine Trance einlassen konnte, in der auch unauffällige Geräusche, die sonst gar nicht wahrgenommen werden, als unangenehm laute Störung erscheinen. Kurz, es war wirklich unmöglich für ihn, sich in Ruhe zu konzentrieren.

Abgesehen davon ist es in einer medizinischen Praxis nicht unbedingt vorteilhaft, mit den üblichen Tranceinduktionen wie Trommeln oder Rasseln zu arbeiten. Zu sehr fühlen sich die meisten Patienten davon abgeschreckt. Und es ist auch gar nicht vonnöten, denn je geübter ein Schamane ist, desto weniger braucht er diese akustischen Hilfsmittel. Aus diesem Grund habe ich diese Praktiken schon lange abgelegt, sorge aber dafür, dass ich die nötige Ruhe und einen großzügigen Zeitpuffer habe, damit vor allem ich selbst nicht unter Druck komme. Denn von Stress getrieben oder unter Zeitdruck ist das schamanische Sehen äußerst anstrengend bis gar unmöglich.

Um zuverlässig sehen zu können, brauche ich eine gewisse Zeitspanne der Ruhe und Ungestörtheit, damit sich die Trance aufbauen kann. Bei meinem Studium der medizinischen Hypnose habe ich zu meinem Erstaunen lernen dürfen, dass es die Trance vertieft, wenn sie des Öfteren unterbrochen wird. Denn je häufiger man sich hinein- und wieder hinausbegibt, desto tiefer gleitet man bei jedem neuen Mal in den Trancezustand. Ein erstaunliches Ergebnis der Forschungen auf dem Gebiet der Hypnose!

Was die Geräusche betrifft: Eine meiner Schülerinnen erzählte, dass sie in ihrem Zimmer eine Reise machen wollte, während ihr Mann in der Küche einen Becher Joghurt aß. Sie hatte vergessen, die Tür zu schließen, und nun das Gefühl, der Becher sei so groß wie ein Eimer, weil der Löffel in ihren Ohren einen solchen Lärm machte, dass sie glaubte, er würde auf Metall stoßen. Auch dauerte es in ihrer Wahrnehmung unendlich lange, bis der kleine Becher leer war. Bevor sie den Thetawellenzustand erreicht hatte, hatte sie dieses Geräusch überhaupt nicht gehört. Das Beispiel zeigt sehr gut, wie viel intensiver die Wahrnehmung der Sinne in diesem Zustand ist. Geräusche erscheinen viel lauter und das Zeitempfinden verändert sich, wenn in der Trance die Ebene des Raumes betreten wird. Eine Erfahrung, die ich bestätigen kann: Während ich für einen Patienten eine Heilungsreise unternahm, hatte ich nicht selten das Gefühl, über eine Stunde »unterwegs« gewesen zu sein. Als ich auf meine Uhr blickte, war ich irritiert, es waren gerade mal zehn Minuten vergangen, in denen sich aber sehr viel ereignet hatte.

Die Kraft der Unterscheidung

Ebenso wichtig wie das schamanische Sehen ist allerdings die Gabe der Unterscheidung. Das zielt auf die wesentliche Frage: Wie wird das Gesehene bewertet? Denken Sie einmal daran, wie viel Sie in Ihrem Leben schon gesehen haben. Über die Jahre hinweg häufen sich Millionen von optischen Eindrücken in der Gehirnregion, die für das Sehen zuständig ist. Nicht nur die Bilder des ganz normalen Lebens sind dort gespeichert, sondern auch Szenen aus Filmen und Fernsehsendungen. Im Thetawellenzustand des Gehirns entspannt sich die Gehirnrinde und aus den optischen Arealen werden alle möglichen Speicherungen entlassen. Diese als aussagekräftig für eine bestimmte Lebensfrage oder zur Heilung einer Erkrankung zu bewerten, wäre ein schwerer Fehler. Denn diese Bilder haben nichts mit der aktuellen Realität oder gar mit höheren Eingebungen zu tun und sind ein rein körperliches Phänomen, das allein auf das Konto des Sehers geht. Sie haben keinerlei weitere Bedeutung. Es ist etwa so, wie wenn sich nach einem spannenden Film Teile der Handlung in Träumen niederschlagen. Umso wichtiger ist es natürlich, unterscheiden zu können, welcher Anteil der Bilder vom Sehhirn gerade zufällig entlassen wird und welcher den Charakter einer echten eidetischen Wahrnehmung hat. Das wiederum ist nicht einfach, und es bedarf viel Erfahrung und stetig wacher Überprüfung, um darin eine gewisse Sicherheit zu gewinnen.

Allzu schnell neigen manche dazu, den gesehenen Bildern ihre eigene Interpretation aufzudrücken oder sie mit psychologisierenden Deutungen zu versehen. Für mich gilt bei Szenen, deren Sinn nicht sofort augenfällig ist, dass ich nach einer Erklärung suche, die eine gewisse Logik und Realität enthält. Ich scheue mich auch nicht, meine Patienten zu fragen »Gab es dieses Ereignis in Ihrem Leben?« oder »Hat irgendjemand in Ihrer Familie etwas Ähnliches erlebt?«. Je mehr Synchronizität zwischen den Aussagen des Klienten und des Schamanen hergestellt wird, desto verständlicher erlebt der Patient seine Behandlung und desto schneller erfährt er eine Besserung seiner Beschwerden. Manchmal erinnert er sich sofort und manchmal dauerte es ein paar Tage. Schließlich hat man nicht immer sein ganzes Leben in allen Einzelheiten parat, denn das wäre ja krankhaft. Sehr oft habe ich es schon erlebt, dass ich nach einer Woche ans Telefon gerufen wurde, weil dem Betreffenden wieder eingefallen war, was sich damals ereignet hatte.

Vor einiger Zeit sollte ich beispielsweise herausfinden, weshalb ein Mann sehr plötzlich schwer erkrankt und schnell verstorben war. Er hatte seine Frau vor neun Monaten beerdigen müssen und die durchgängige Aussage der von der Familie befragten Heiler war: »Er will seiner Frau nachfolgen.« Das geschieht ja tatsächlich nicht selten, wenn ein Paar nach langer Ehe durch den Tod getrennt wird. Dieser Mann nun hatte seinen Kindern aufgetragen, unbedingt mit mir Kontakt aufzunehmen, um nach seinem Tod für ihn schamanisch zu arbeiten, denn er wollte sicher sein, wirklich in der Oberen Welt anzukommen. Meine Reise allerdings ergab etwas ganz anderes als die der Kollegen: Der Körper des alten Herrn war voller Metastasen. Er trug schon jahrelang eine Krebserkrankung in sich, was er auch wusste. Er war sehr am Leben und an seinen verschiedensten Hobbys, auch am schamanischen Reisen, interessiert und ließ sich zwar ärztlich kontrollieren, lebte aber recht unbehelligt von eventuellen Beschwerden. Leider war zu diesem Zeitpunkt seine Erkrankung, von der er wenig spürte, schon so weit fortgeschritten, dass sein Körper mit einem Mal streikte. Auf meiner Reise sah ich ihn in der untersten Ebene der Oberen Welt umherirren, er konnte gar nicht fassen, dass er mitten in seiner neuen Lebensplanung verstorben war. Um es ihm zu erleichtern, sich in seinem neuen Seinszustand zurechtzufinden, besorgte ich einen dicken Strauß weißer Rosen, um sie in meiner Praxis am Fenster aufzustellen. Die weißen Rosen erleichtern nämlich einer Seele den Weg zum Himmelstor, das sie anders nicht finden würde – so erzählt eine schamanische Tradition. Dabei dachte ich wehmütig an den alten Herrn, den ich sehr gemocht hatte. Er war mein ältester Schamanenschüler gewesen und konnte sehr gut schamanisch reisen. Während ich die Blumen zurechtschnitt, ertönte ganz von selbst eine Spieluhr. Diese Melodie rührte mich sehr, denn es war das Lied »Happy Birthday to you«. Als ich mir die Tränen abwischte, ertönte die Melodie ein zweites Mal, da wusste ich, dass er jetzt gut angekommen und gewissermaßen »neu geboren« war.

Eine andere Geschichte, die das Unterscheiden betrifft, habe ich sogar schon mehrmals erlebt. Sie betrifft Frauen oder Mädchen, denen während einer Therapie oder auf Familienaufstellungen gesagt wird, dass sie von ihrem Vater missbraucht worden sind. Großes persönliches Unglück habe ich schon infolge davon gesehen, manche Töchter haben sich daraufhin von ihren Familien getrennt und dem Opa den Kontakt mit den Enkelkindern verboten. So häufig das Verbrechen des Missbrauchs leider vorkommt, bei einigen dieser Frauen war diese Vermutung völlig falsch. Ich konnte mehrmals erkennen, dass der Vater seine heranwachsende Tochter bewunderte und sie als weibliches Wesen schön fand, aber jedem Missbrauch aus dem Weg ging. Für die betroffenen Frauen selbst war es eine große Erleichterung, das zu erfahren. Damit will ich das Verbrechen Missbrauch nicht verharmlosen. Doch ich möchte darauf hinweisen, dass beides, die Tat selbst und die unbegründete Schuldzuweisung, leider öfter geschehen, als man denkt. Das sind keine Beispiele, in denen es um Leben und Tod geht. Trotzdem brachten die neuen Erkenntnisse allen Beteiligten einen inneren Frieden, jetzt konnten sie die quälenden Fragen nach dem Warum und Wieso einstellen und mental zur Ruhe kommen.

In der Ikonografie der verschiedenen Religionen wird die Geisteskraft der Unterscheidung auch als wesenhafte Gestalt dargestellt: im Christentum als der Erzengel Michael, der am Ende aller Zeiten unterscheiden muss, ob ein Herz gut oder böse ist. Seine Attribute sind eine Waage, mit der er die Seelen wiegt, um zu einer gerechten Entscheidung zu kommen, und das Schwert der unterscheidenden Weisheit. Im Buddhismus zeigt sich diese Kraft als der Bodhisattva Manjushri, der in seinen Händen ebenfalls das scharfe, strahlende Schwert der unterscheidenden Weisheit trägt. Zwei Porträts aus völlig verschiedenen Kulturen, die man miteinander verwechseln könnte.

Die Kraft des Handelns

Aber auch ein authentisches Sehen und Unterscheiden ist letztlich zu wenig, um wirklich befriedigend schamanisch arbeiten zu können. Auch Menschen mit rein visionären Fähigkeiten wie zum Beispiel ein Hellseher, der Informationen über die vergangenen Ereignisse geben kann, hat diese Eigenschaften. Seine Informationen können zwar sehr wichtig sein, verändern jedoch nur selten etwas an der Wirklichkeit. Jeder Therapeut weiß um Personen, die ganz genau erkannt haben, weshalb sie diese oder jene Schwierigkeit haben, aber an ihrem Problem selbst ändert sich dadurch gar nichts. Einen Schamanen zeichnet neben der visionären Kraft und der Gabe der Unterscheidung vor allem die Fähigkeit des Handelns aus. Was bedeutet das nun? Eine Störung der Gesundheit oder Belastungen anderer Art werden in der Trance wahrgenommen. Wenn aber nichts daran verändert wird, bleibt alles beim Alten. Das ist genau so wie in der Medizin, es reicht eben nicht zu sagen: »Sie leiden an dieser oder jener Erkrankung.« Die Erkrankung muss auch behandelt werden, damit es dem Patienten wieder besser geht. Und genau das geschieht auch im Schamanismus. Denn ein Schamane, der nicht handeln kann, bewirkt auch wenig.

Gehandelt wird ebenfalls während einer Trancereise, also im schamanischen Bewusstseinszustand. Der Schamane sucht dabei in der Unteren oder Oberen Welt seine Verbündeten und Berater auf und bittet sie um Anweisung und Hilfe. Dann macht er sich an die Arbeit. Er handelt voll konzentriert, ohne diesen besonderen Thetawellenzustand des Gehirns zu verlassen. Handeln heißt hier, dass er die Störung aus dem Körper herausholt, schädliche Eindringlinge und Wesenheiten vertreibt und andere Schäden neutralisiert. Während es in der modernen Welt nicht mehr angesagt ist, zwischen Gut und Böse zu unterscheiden, kennt der Schamanismus hier eine deutliche

Abgrenzung. Ein Schamane sollte erkennen, welche Kräfte seinem Patienten schaden, und dementsprechend entschieden handeln. Auch dazu gehört Mut.

Handeln bedeutet für einen Schamanen auch, dass er eventuell verlorene Seelenanteile eines Menschen zurückbringt, damit dieser wieder vollständig ist und eine nachhaltige Heilung geschehen kann. Er kann aber auch den Patienten anweisen, selbst etwas zu unternehmen, um wieder gesund zu werden: Vielleicht soll er ein bestimmtes Ritual durchführen, eine Opfergabe in der Natur niederlegen oder irgendetwas anderes in die Tat umsetzen.

Die Gabe der schamanischen Fähigkeiten und besonders die des Handelns sind ein Geschenk der Oberen Welt. Man kann sie nicht erzwingen, so sehr sich das manche auch wünschen. Wer dieses Geschenk erhalten hat, ist aber damit auch verpflichtet, es zu verwenden, was nicht immer ein Vergnügen ist. Der damit nicht Begabte bleibt auf das reine Sehen und Erkennen beschränkt. Aber auch diese Visionsschamanen haben eine reizvolle Aufgabe und können ihre Klienten mit wertvollen Informationen bereichern.

Der gesunde Ausgleich

Wer viel in den anderen Welten arbeitet, benötigt einen gesunden Ausgleich. Überraschenderweise ist nämlich das Gehirn das System im Körper, das am meisten Energie verbraucht. Deshalb macht intensives schamanisches Arbeiten auch ziemlich hungrig. Da besonders die Vitamine der B-Gruppe dabei aufgebraucht werden, hilft kräftiges Essen und in Zeiten besonderer Anstrengung auch die gelegentliche Substitution mit B12 oder B-Komplex-Präparaten. Auf einem Vortrag hatte ich diesen Aspekt erwähnt und scherzhaft gesagt, dass nach einer besonders anstrengenden schamanischen Arbeit die beste Medizin in Bayern eine Leberkässemmel sei. Als ich daraufhin in einer Berliner Arztpraxis schamanisch behandelte, staunte ich nicht schlecht, als auf meinem Tisch eine Platte stand, auf der sich tatsächlich ein Berg solcher Semmeln befand – für jeden Patienten, den ich zu behandeln hatte, eine.

Mehr als die doppelte Zeit, die ich schamanisch arbeite, verbringe ich mit ausgleichenden Tätigkeiten, um mich von den aufgenommenen Energien zu entlasten. Dazu gehören Bewegung in der Natur und an der frischen Luft, körperliche Arbeiten und auch ganz Banales wie Schuheputzen oder Kochen. Durch diese gewöhnlichen Tätigkeiten entspannt sich der Geist, und das eigene Energiefeld kann sich regenerieren. Geschieht das nicht, werden die negativen, sensorischen Energien, mit denen man bei der Heilung von Störungen zu tun hat, vom eigenen Körper aufgenommen und dort abgespeichert. Das ist auf die Dauer natürlich nicht gesund, denn früher oder später werden die Krankheiten anderer dann am eigenen Leib ausgetragen. Menschen, die sich nach einer solchen Arbeit tagelang mit den Gefühlen und Leiden ihrer Patienten beschäftigt sehen oder sich danach müde, elend und krank fühlen, haben entweder den falschen Beruf oder bringen nicht die unbedingt nötige Psychohygiene auf. Dieser Punkt sollte immer präsent sein: Jeder heilend Tätige muss an sich selbst und die eigene Gesundheit denken. Schamanische Arbeit ist ein über die übliche Anteilnahme am Leid hinausgehender, sehr intensiver und kräftezehrender Dienst am Patienten.

Nicht zuletzt – und das verwundert manche – wird auch viel gelacht unter Schamanen: Witze über sich selbst und Gott und die Welt, alberne Filme und das Zeitverplempern mit ganz alltäglichen Sachen sorgen für die seelische und körperliche Gesundheit dieser Heiler. Ein echter Seher und Heiler genießt es, zwischendurch ein ganz normaler Mensch zu sein und nichts »sehen« zu müssen.

Viele Menschen meinen allerdings, ein Schamane könne immer und überall sehen. Nicht selten wird auch an mich während einer Gesellschaft die Frage gestellt: »Sagen Sie mir bitte, was Sie jetzt in mir sehen.« »Gar nichts«, ist dann meine Antwort, »denn ich bin nicht eingeschaltet.« Auch eine andere Frage wird häufig gehört: »Wie können Sie nur U-Bahn fahren oder auf ein Volksfest gehen, wenn Sie in alle Menschen hineinsehen? Das ist doch alles sehr belastend!« Ja, in der Tat, das wäre es wohl, wenn ein Schamane seine Fähigkeiten nicht ein- und auch wieder ausschalten könnte. Genau das unterscheidet uns aber von den geistig Erkrankten wie zum Beispiel Schizophrenen und anderen Psychotikern, die eben nicht mehr wählen können, wann und wo sie etwas hören oder sehen möchten. Carlos Castaneda nennt dieses Vermögen »kontrollierte Trance« und meint damit, dass ein Schamane selbst bestimmt, wann und für wen und unter welchen Umständen er eine schamanische Reise auf sich nimmt. Und nicht zuletzt, wann er das »Sehen« beginnt und vor allem, wann er es beendet.

Schamanismus zu betreiben ist nicht immer ein Vergnügen. Jede Reise sollte auch ein Ziel und einen Zweck haben, einfach nur so herumzugucken und zu warten, was da kommt, bringt uns eher in die Nähe von Tagträumereien. Nicht nur schöne Welten offenbaren sich unseren Augen, wenn wir für andere Menschen oder uns selbst auf die Reise gehen. Wer sich einige Zeit ernsthaft mit Schamanismus beschäftigt hat, weiß auch um die tiefen Abgründe, an die er uns während der Arbeit führen kann. Wir sehen leider viele Dinge in den Menschen, die wir gar nicht sehen oder wissen möchten. Dann steigen Traurigkeit und Kummer in uns hoch. Ist es wirklich notwendig, andere und sich selbst so zu verletzen? Viele andere schwere Fragen stellen sich, die alle eines gemeinsam haben: Es gibt keine definitive Antwort auf sie. Die Welt und ihre Bewohner, sie sind so, wie sie eben sind. Ein Mensch ändert sich auch nicht, außer er will es wirklich selbst. Auch das müssen wir akzeptieren.

4 Die Geheimnisse der Unteren Welt

Die Art, in der Schamanen die Welt sehen, unterscheidet sich sehr von der der »gewöhnlichen« Menschen. Das beginnt schon damit, dass Schamanen nicht eine, sondern viele Welten sehen. Denn nach schamanischer Auffassung gibt es drei Welten. Wir Menschen leben hier in der sogenannten Mittleren Welt, die Untere Welt befindet sich – wie der Name schon sagt – direkt unter der unseren, und die Obere Welt, gewissermaßen der Himmel, liegt über uns. Am besten stellt man es sich so vor, als ob drei Sphären mit der gleichen Mittelachse aufeinanderstehen würden, etwa so, wie man zum Beispiel drei Orangen auf einen senkrecht stehenden Holzspieß aufstecken könnte.

All diese Welten haben ihren eigenen Charakter, sie sind von jeweils anderen Lebewesen bewohnt, die nur dort anzutreffen sind. In der Unteren Welt sind zum Beispiel unsere Krafttiere zu Hause. Sie ist ein Ort des Wissens und der Kraft, auch die Kenntnisse über die Gesundheit oder heilende Pflanzen sind dort gespeichert. Im Deutschen ist es nur ein einzelner kleiner Buchstabe, der prägnant darüber Auskunft gibt, wie diese Untere Welt betrachtet wird: Beim einen wird sie zur dunklen, gefürchteten Hölle, für uns Schamanen aber ist sie die Höhle des Wissens.

Die Reise in die Untere Welt

So wie kein Mensch von sich sagen könnte, dass er unsere Mittlere Welt voll und ganz kennt, so gilt das erst recht für die nicht alltägliche Wirklichkeit, das, was im Trancezustand und auf der Reise in die anderen Welten wahrnehmbar wird. In der Unteren Welt entdecken wir herrliche Landschaften, Wiesen und Wüsten, Seen und Meere, Gebirge und Täler – und alle von einer Frische wie unmittelbar nach den ersten Schöpfungstagen. Diese Welt ist voller Überraschungen, fremdartige Wesen bevölkern sie und solche, die wir aus Märchen und Sagen kennen. Daher beginnt jeder, der sich für Schamanismus interessiert, zuerst damit, in diese Welt zu reisen. Wenn Sie sich von meinen Anregungen in den folgenden Kapiteln dazu angeregt fühlen, rate ich Ihnen ebenfalls, damit zu beginnen. Am ehesten bewährt hat es sich, sich zu einem eintönigen Trommelschlag flach hinzulegen, die Augen werden mit einem Tuch verdunkelt. Ein wichtiger Punkt ist die feste Absicht, die Intention, die der Reisende immer haben und halten sollte. Da die drei Welten senkrecht übereinanderliegen, ist in diesem Fall der feste Wille darauf gerichtet, nach unten zu kommen, durch den Parkettboden der Wohnung, durch Gras und Gestein, die Erdkruste, so lange, bis man in der Unteren Welt angekommen ist. Am besten funktioniert das, wenn ein tatsächlicher Einstieg in der Natur gewählt wird, beispielsweise eine Höhle, die einmal während eines Ausflugs oder einer Urlaubsreise besucht wurde, ein Fuchsbau oder ein hohler Baum.

Jetzt kommen uns Geschichten in den Sinn: Wie war das doch gleich bei Hans Christian Andersen? Ein Soldat ließ sich an einem Seil in einen hohlen Baum hinabgleiten und kam in der Unteren Welt wieder heraus. Da saß ein Hund mit Augen so groß wie zwei Teetassen … Oder der blinde Mann, der ein einziges Mal im Jahr sehen durfte, wie die Feen und Elfen auf einer Zauberwiese tanzten …

Nach unten, nur nach unten soll der Weg gehen. Natürlich weiß jeder, dass eine tatsächliche Höhle parallel zur Erdoberfläche verläuft und auch ein Maar einen Grund hat. Hier kommt neben der festen Absicht die Vorstellungskraft hinzu: Man stellt sich einen Eingang in die Unterwelt vor, den man tatsächlich in der Mittelwelt kennt. Wir treten mit der starken Intention, nach unten zu gelangen, hinein. Noch scheinen die Wände der Höhle bekannt, und wir selbst sind die Schöpfer dieser Vorstellung. Doch plötzlich übernimmt eine andere Macht die Regie. Ein Sog zieht uns im Tunnel nach unten, Tiere können uns entgegenkommen, allerlei Windungen macht der Gang in die Tiefe … und dann, ganz unvermutet nach einer mehr oder weniger langen Reise werden wir ausgespuckt – in einer wunderbaren, strahlenden Welt. Wir sind angekommen. So muss die Welt gewesen sein, bevor Milliarden von Menschen sie überschwemmten, so war sie vom Göttlichen gemeint. Ein unvergesslicher Augenblick. Wir sind tatsächlich angekommen.

So könnte eine erste schamanische Reise aussehen, zu der Sie im Folgenden noch konkrete praktische Anleitungen finden. Aber es geht nicht immer so schnell wie beschrieben, und eine so mühelose Fahrt stellt auch kein Kriterium für die besondere Qualität oder Glaubwürdigkeit eines Schamanen dar. Bei den indigenen Völkern waren die Gebräuche ohnehin strenger: Einer, der Schamane werden sollte, nahm lange Fastenzeiten auf sich, er wurde zum Beispiel tagelang bei Hunger und Kälte in einem Erdloch ausgesetzt und musste sich harten und oft grausamen Schulungen unterziehen. Das war auch der Grund, weshalb bei diesen Völkern kein vernünftiger Mensch Schamane werden wollte, was heute bei uns ganz anders ist.

Das Krafttier finden

Auf der ersten Reise wird traditionell die Aufgabe gestellt, sein persönliches Krafttier oder Power Animal zu entdecken. Manchen kommt es schon im Tunnel entgegen, wie ich es zuvor bei meiner ersten Reise geschildert habe. Dieses Tierwesen verkörpert die physische und psychische Gesundheit und Kraft einer Person. Es wird, der Tradition nach, im selben Moment wie sein Mensch in der Unteren Welt geboren und begleitet ihn das ganze Leben lang.

Dieses Power Animal ist nicht irgendein Tier, das sich in der Unteren Welt aufhält, nein, die Suche unterliegt gewissermaßen einigen Auswahlkriterien. Die einfachsten davon sind:

Das Krafttier muss sich seinem Menschen in vier Aspekten zeigen. Falls das nicht geschieht, ist es eben nur ein Tier wie jedes andere, aber nicht mit einer besonderen Kraft versehen. Das bedeutet für den Reisenden: Es zeigt sich einmal frontal, das zweite Mal vielleicht von unten, dann können einzelne Aspekte wie ein Schnabel, eine Schnauze oder Pfote gesehen werden. Nur durch die

Präsentation der vier Sichtweisen ist man auch sicher, *seinem* Tier begegnet zu sein.

Das zweite Kriterium ist: Dieses Tier darf kein Haustier sein. Immer wieder begegne ich Teilnehmern während meiner Kurse, die sich heftig dagegen wehren, denn sie möchten unbedingt ihren Hund, ihre Katze oder ihr Pferd als Krafttier haben. Domestizierte Tiere sind allein durch die Zucht schon des größten Teils ihrer Kraft beraubt, das gilt ganz besonders für Hunde und Pferde, deren Rassen durch Jahrhunderte gekreuzt und gezüchtet wurden. Jedes Tier, das auf einen Befehl wie »Sitz!«, »Fass!« oder »Galopp!« reagiert, kann kein Krafttier sein.

Das dritte und vielleicht am stärksten ernst zu nehmende Kriterium ist: Insekten oder Kriechtiere sind keine Krafttiere. Das hat seine Gründe, und jeder Reisende, der das nicht beachtet, kann sich sogar schaden. Denn im Schamanismus werden Insekten als eindringende Energien betrachtet, die den Körper des Menschen befallen und ihm schaden können. Und das ist ganz und gar sinnvoll. Jeder, der einmal unter dem Mikroskop Krankheitserreger, Parasiten oder Keime betrachtet hat, weiß, was ich meine. Diese winzigen, für das bloße Auge unsichtbaren Lebensformen sehen in der Tat aus wie kleine Insekten.

Ich bewundere die alten Schamanen, die vor der Entdeckung der modernen diagnostischen Methoden und Hilfsmittel auf ihren Reisen gesehen haben, dass unsichtbare Lebewesen in den Körper eindringen und ihn krank machen können. Da sie ihnen wie Insekten erschienen, warnten sie davor, zum Beispiel einen Käfer, eine Spinne oder einen Wurm mit einem Krafttier zu verwechseln. Da liegt es für Naturfreunde nahe einzuwenden, dass diese Insekten doch alles sehr nützliche Tiere seien, die im Zusammenspiel der Natur eine wichtige Aufgabe zu erfüllen hätten. Das ist vollkommen richtig, aber, wenn diese Formen zum Beispiel in oder an einem menschlichen Körper gesehen werden, bedeutet das, diese Person ist entweder schon krank oder wird bald erkranken, wenn keine Hilfe kommt. Eine Ausnahme in diesem System ist die Schlange, sie kann sehr wohl ein Krafttier sein und verkörpert dann insbesondere Schläue und Weisheit.

Auch Tiere, die es in der Mittleren Welt gar nicht gibt, wie zum Beispiel Drachen, Einhörner, geflügelte Pferde und so weiter gehören zu den Krafttieren. Die ungewohnten Attribute, wie etwa die Flügel, sind Zeichen ihrer ganz besonderen Kraft und bedeuten nicht, dass der Reisende etwas falsch gesehen hat. Ich erinnere mich an eine Seminarteilnehmerin, die ganz ergriffen von ihrem Tier, einem »wunderschönen Pythagoras«, erzählte. Etwas perplex bat ich sie, dieses Tier doch einmal zu beschreiben, was sie auch tat: »So ein herrliches, weißes Pferd mit Flügeln …« Sie hatte einen Pegasus gemeint! Sehr nett war auch ein Seminar, bei dem ein Biologe und Zoologe anwesend war, er kommentierte jede Schilderung eines Krafttiers mit der genauen zoologischen Definition: »Ah, da haben Sie ein australisches Erdmännchen gesehen …«

Ist das Krafttier in der Unteren Welt einmal gefunden, dann bleibt es der ständige Begleiter auf allen schamanischen Reisen. Eine helfende Instanz, die immer bei uns ist. Das bedeutet auch, dass man nicht jedes Mal in die Untere Welt hinabsteigen muss, um es dort abzuholen, wenn man zum Beispiel eine Reise in die Obere Welt machen möchte. Reisen in die Anderswelt beginnen immer in der Mittleren Welt, das Krafttier ist dabei schon an unserer Seite.

Viele möchten wissen, wie viele Power Animals ein Mensch haben kann. Die fortgeschritteneren Schamanen werden irgendwann auf einer ihrer vielen Reisen in die Anderswelten erkennen, dass in jeder der drei Welten ein Krafttier für sie wohnt, das bei Erledigung spezieller Aufgaben in der jeweiligen Welt hilfreich ist. Das heißt, es warten im Laufe der Zeit drei Geisttiere auf uns, eines in der Unteren, eines in der Mittleren und eines in der Oberen Welt.

Das Krafttier als Spiegel des Menschen

Die Krafttiere haben im Schamanismus eine ganz besondere und fundamentale Position. So geben sie eine ziemlich genaue Auskunft über den Zustand »Ihres Menschen«. Anhand des Krafttieres können wir erkennen, ob derjenige gesund oder müde ist, ob er schwächelt und so weiter. Auch das soziale Umfeld, in dem der Mensch lebt, ist zu erkennen. Auf meinen Seminaren lasse ich die Teilnehmer gern paarweise arbeiten und im Wechsel das Krafttier des jeweils anderen suchen. Zwei Beispiele zeigen, wie sehr dieses Tier die seelische und körperliche Verfassung des Menschen spiegelt. Ein Internist suchte für seinen Nachbarn das Power Animal. Als er seine Reise erzählte, schilderte er das Bild eines riesigen Walfischs, der in einer viel zu kleinen Pfütze lag. Er wusste allerdings nicht, wie treffend seine Wahrnehmung war: Sein Übungspartner war ein Schweizer Millionär, der stets zu klagen hatte. Als er mich das erste Mal aufsuchte, kämpfte ich mit dem Drang, ihm aus lauter Mitleid das Honorar zu erlassen. Sein altmodischer Anzug glänzte an den abgewetzten Stellen, und er klagte darüber, dass alles so teuer sei und er zu wenig Geld hätte, um einmal in den Urlaub zu fahren. Glücklicherweise konnte ich mich bremsen, denn im Laufe des Gesprächs berichtete er von Straßenzügen am Zürichsee, die ihm gehörten, und noch von vielem anderen mehr. Das Bild des großen Wals in einer kleinen Wasserlache zeigte ganz treffend etwas vom Charakter seiner Person.

Ein anderes, starkes Beispiel für die Aussagekraft schamanischer Bilder erlebte ein Teilnehmer, der sein eigenes Krafttier suchte. Er sah eine Sandwüste, eine Echse saß bewegungslos in einem riesigen Sandtrichter, der allmählich nach innen abbröckelte und kurz vor dem Einfallen stand. Auch wieder ein starkes und eindringliches Bild, denn dieser Mann war ein gestaltender Künstler, der zu Eigenbrötelei und Isolation neigte. Er versuchte, andere Menschen von Verschwörungstheorien und den Angriffen Außerirdischer zu überzeugen, und war letztlich ein sehr einsamer Mensch. Wie treffend hatte ihm diese Reise gezeigt, wo er steht. Wo waren die Menschen, die sein Leben bereicherten? War er glücklich in seiner tiefen Isolation, gewissermaßen ohne Vegetation und ohne andere Lebensformen, ohne Wasser? Über solche intensiven Bilder könnte man lange Zeit nachsinnen.

Das Krafttier tanzen

Im Schamanismus gibt es die Tradition, sein Krafttier zu tanzen. Eine Vorstellung, die uns befremdlich erscheinen mag. Daher möchte ich näher auf den tieferen Sinn dieses

Brauchs eingehen. Zum Trommelschlag bewegen sich die Teilnehmer zunächst langsamen Schritts ganz in Gedanken und mit voller Konzentration auf ihr Krafttier, bis sie spüren, dass eine starke Energie in sie einströmt. Dann beginnen sie damit, ihr Tier zu tanzen: Sie imitieren seine Bewegungen, geben bisweilen auch die Laute wie Brummen, Heulen oder Winseln von sich, ganz so, wie sie es verspüren. Sie haben sich jetzt von der Taille bis zum Kopf in ihr Krafttier verwandelt.

Ich selbst durfte mehrmals eine solche Erfahrung der Verwandlung machen. Als ich das erste Mal mein hauptsächliches Krafttier, den Bison, tanzte, kam mir das absolut lächerlich vor. Ich trottete verlegen grinsend zur Trommelmusik herum, bis plötzlich eine kräftige Energie von der Taille nach oben in mich hineinfuhr. Mein Brustkorb schien sich spürbar zu vergrößern, und meine Nasenlöcher blähten sich zu Nüstern auf und atmeten heiße Luft aus – ein geradezu unglaubliches Gefühl! Meine Füße bewegten sich ganz ungewohnt, stampfend und kraftvoll. Eine ganz gegensätzliche Erfahrung hatte ich mit einem stilleren Tier, das mir während einer anstrengenden Lebensphase half und gerade durch seine Ruhe Stärke gab. Während die anderen Teilnehmer um mich herumsprangen und die sonderlichsten Laute von sich gaben, kauerte ich mich in einer stilleren Ecke des Saals zusammen. Die einzige Aktivität war, mit allen Sinnen aufzunehmen, was um mich herum geschah. Obwohl man mir äußerlich nichts anmerken konnte, da ich mich ganz ruhig verhielt, erlebte ich viel: Stimmungen, Geräusche, Unsicherheiten, all diese feinen Strömungen registrierte ich oder vielmehr das Tier, dessen Energie ich gerade durchlebte.

Die schamanische Tradition berichtet, dass ein Mensch, der einmal in der Woche sein Krafttier tanzt, nicht krank werden kann. Ein Teil der Energie des Tieres dringt in die Person ein und schützt sie von innen, ein anderer Teil legt sich von außen wie ein schützender Mantel um sie. Dadurch ist sie gegen alle Angriffe gefeit, ob es sich nun um Keime, Viren, Bakterien oder zu große Hitze, heftigen Wind oder Kälte handelt. Der Schutzmantel des Tierwesens hält all das von »seinem« Menschen fern.

Wer sich vor dem Tanzen scheut, eine gewisse Überwindung gehört nämlich schon dazu, kann mit seinem Tier als unsichtbarem Begleiter spazieren gehen. Dabei geht man in eine innere Verbindung mit ihm, am besten in freier Natur, und versucht, seine Bewegungen und Stimmungen aufzunehmen und selbst auszuleben. Auch das verhilft dazu, gesund zu bleiben oder zu werden.

Heilen mit der Energie des Krafttiers

Neben diesen interessanten und fast spielerischen Erlebnissen bieten uns die Power Animals eine darüber hinausgehende starke heilende und auch diagnostische Kraft. Schamanen können wie bereits angedeutet das Krafttier für einen anderen Menschen suchen und ihm dann seine Energie einhauchen. Der Schamane muss den Menschen, für den er aktiv wird, dazu berühren; am einfachsten geschieht das über einen Kontakt an den Oberarmen. Von der Rassel oder vom Trommelrhythmus begleitet reist er mit diesem Körperkontakt in die Untere Welt und begibt sich dort auf die Suche nach dem Krafttier des anderen. Er wird es in einer ganz anderen Landschaft finden als in der gewohnten Umgebung seines eigenen. Das Krafttier wird auf diese Weise nie ohne Grund gesucht; nur wenn eine Person krank oder schwach ist, macht sich der Schamane auf diese Reise. Am Tier kann er erkennen, wie es seinem Menschen geht, wir hatten das bereits angesprochen. Ist es müde, krank oder verletzt? Genau so fühlt sich auch sein Mensch.

Wer gut schamanisch reisen kann, macht sich nun daran, ihm zu helfen. Das kann bedeuten, es aus einem Stacheldraht zu befreien, in dem es sich verfangen hat, ihm zu trinken zu geben, seine Wunden zu pflegen oder einen schädlichen Pfeil aus seinem Fell zu ziehen. Je besser es dem Tier geht, desto besser geht es seinem Menschen.

Wenn das alles getan ist, streckt schließlich der Schamane, tief in Trance, seine Arme aus, ergreift das Tier und haucht es dem Klienten mit einer tiefen Ausatmung ein. Es sind drei Stellen, in die diese Energie hineingeatmet wird: die Mitte des Brustbeins, der Scheitel und der Übergang vom siebten Halswirbel zum ersten Brustwirbel. Wenn er an der letzten Stelle am Nacken angelangt ist, bittet er den Klienten, sich aufrecht hinzusetzen. Denn jetzt streicht er mit der Hand auf der Wirbelsäule den ganzen Rücken hinunter. So kann er genau kontrollieren, ob die Energie des Krafttiers das Rückenmark hinuntergerutscht und in der Tiefe angelangt ist. An einer Stelle an der Wirbelsäule verändern sich erfahrungsgemäß Temperatur und Hautfeuchtigkeit, wenn diese Kraft angekommen ist. Es fühlt sich an wie ein warmer Dampfstrahl. Falls der nicht spürbar wird, greift der Schamane verschiedene andere Methoden der Übertragung auf. Er wird nicht eher aufhören, bis er diese besondere Wärme unter seiner Hand spürt. Doch auch der Klient fühlt deutlich, wenn das Krafttier bei ihm angekommen ist.

Wenn all dies zufriedenstellend verlaufen ist, nimmt der Schamane seine Rassel zur Hand und umrasselt damit den ganzen Körper des Klienten; so kann die Energie nicht mehr entfliehen. Der Klangkörper, den die Rassel erzeugt, fixiert gleichsam die neue Kraft, sodass sie sich um und in der Person ungestört ausbreiten kann. Jeder, der das einmal am eigenen Leib erlebt hat, weiß, was für ein wunderbares, warmes Gefühl von Wohlbefinden, Glück und innerer Stärke ihm sein ganz persönliches Krafttier schenkt.

Diese Art von Energieübertragung hat einen tieferen Sinn: Sie dient dazu, kranken oder schwachen Menschen zu helfen, wieder genug Kraft für ihre Gesundung zu bekommen. Unter günstigen Bedingungen, wenn der Schamane intensiv arbeitet und der Körper des Patienten eine gute Reaktionsfähigkeit zeigt, wirkt diese Kraftübertragung direkt heilend. Ein ausgezeichneter Schamane hat die Fähigkeit, diese Energie auch über die Ferne zu einem Patienten zu senden. Er verhält sich dann genau so wie beschrieben, nur haucht der das Krafttier in die Himmelsrichtung, in der sich der Kranke befindet. Dieser Vorgang muss natürlich öfters wiederholt werden, so lange, bis sich der Gesundheitszustand des Patienten verbessert hat.

Ich erinnere mich an einen jungen Mann aus Kiel, dessen Frau bei einem Verkehrsunfall sehr schwer verletzt wurde und dort im Krankenhaus lag. Er wollte die medizinischen Behandlungen unterstützen und bat um schamanische Heilung. Ich konnte das Krafttier der Frau, einen kleinen Vogel, deutlich sehen – er lag zerschmettert auf einer Felsplatte. Obwohl seine Lage ziemlich schlimm war, kam ich der Bitte des Mannes nach und ging mehrmals täglich in Trance, um aus der Ferne heraus dem

Krafttier seiner Frau zu helfen. Es ging ihr auch von Mal zu Mal besser, sie erholte sich langsam. Ihr Mann wollte gerade ein paar Tage verreisen, als ich auf einer Trancereise sah, dass sie ganz plötzlich von aller Kraft verlassen wurde. Ich rief ihn an und bat ihn, bei seiner Frau zu bleiben, da ich vermutete, dass sie innerhalb der nächsten zwei Tage sterben würde. So war es dann leider auch. Der Ehemann war trotz der sehr traurigen Angelegenheit dankbar, dass er die letzten Tage bei ihr verbringen durfte. Auch das ist Schamanismus, wir können nicht alles und jeden heilen.

Die Wesenheiten der Unteren Welt

Ich habe erwähnt, dass für Schamanen die Untere Welt die Höhle des Wissens darstellt. In der Tat ist dort unter anderem das Wissen über Pflanzen und Mineralien gespeichert. Die Wesenheiten der Pflanzen wohnen dort unten, und wir können sie darum bitten, uns ihr geheimes Wissen mitzuteilen. Das Erstaunliche daran ist, dass uns die Pflanzengeister bereitwillig und freundlich die wunderbarsten Rezepte schenken, wenn wir sie mit Respekt darum bitten.

Nach schamanischer Tradition gibt es vier Arten von Wesenheiten, die mit uns leben: Rock People, Plant People, Animal People und zuletzt auch wir Menschen als Human People. Da sind also die Steine, Pflanzen und Tiere, die wir auf unserem Planeten kennen. Aber kennen wir auch die entsprechenden Wesenheiten, die in der Unteren Welt wohnen und mit uns kommunizieren möchten, würden wir uns nur auf die Reise nach unten begeben? Auch jeder Stein und jede Pflanze hat in der Unteren Welt eine Entsprechung in einer Wesenheit. Sie alle möchten uns ihre Weisheit mitteilen. Es ist eine überwältigende Erfahrung, dort einem Vertreter des Rock People zu begegnen und seine Ratschläge zu hören.

Diese überlieferte Reihenfolge der Wesenheiten ist vollkommen logisch. Zuerst kommen die Steine, sie sind die Ältesten auf unserer Welt, die auch schöpfungsgeschichtlich als Erste geschaffen wurden. Sie haben am meisten von allen Lebensformen erlebt, am meisten gesehen. Daher besitzen sie auch das älteste Wissen der Welt. Eine Eigenschaft, die sich Schamanen zum Beispiel in der Technik des Steinlesens noch heute zunutze machen. Wer einmal diese Geschöpfe auf einer Trancereise erlebt und erfahren hat, wird nie mehr aus Langeweile mit dem Fuß Steine auf einem Feldweg umherkicken. Zu groß sind der Respekt und die Achtung für diese Wesen geworden. Nicht umsonst hat sich aus den jahrtausendealten Erfahrungen der Schamanen eine universelle Erkenntnis herausgebildet: »Alles, was ist, lebt.« Auch, wenn es sich einfach um einen Stein oder um Grashalme am Wegrand handelt.

Dazu möchte ich gleich noch eine Selbstverständlichkeit ansprechen, die aber oft vergessen wird: In der Unteren Welt gelten dieselben Höflichkeitsregeln, die auch in unserer Mittleren Welt beachtet werden sollten. Man bedankt sich, wenn man etwas bekommt, und man nimmt sich nichts, ohne darum zu bitten. Die schamanischen Welten sind kein Selbstbedienungsladen. Auch in einem Supermarkt kann man die Regale nicht ausräumen, ohne dafür zu bezahlen. Es gibt eine damit verwandte wichtige Regel auch in der Unteren Welt: Wenn uns ein Wesen der Unteren Welt etwas anbietet, sollten wir immer fragen, was es dafür verlangt. Ist es ein Geschenk? Oder kostet es etwas, und wenn ja, ist man gewillt, den Preis zu zahlen?

Freiwilliges Leiden – der Felsenkeller

Ich unternahm einmal eine schamanische Reise für eine Patientin, die mich bat, ihre äußerst verworrenen Lebensumstände ins Lot zu bringen. Dabei wurde ich zu einem sehr seltsamen Ort in der Unteren Welt gebracht. Ich fand mich am Eingang einer Felsengrotte wieder und stieg, von meinem Krafttier begleitet, die vielen Stufen zu einem Kellergewölbe hinab. Schon auf dem letzten Absatz der langen Treppe hörte ich leise Klagelaute, die aus der Tiefe zu mir heraufdrangen. Das Kellergewölbe war aus einem natürlichen, dem Tuffstein ähnlichen Felsen gleichsam in den Berg hineingeschnitten. Schön geformte Bögen und Säulen wechselten sich mit Kammern ab, die aus kaum bearbeitetem Stein bestanden. Ein schwaches orangefarbenes Licht war stark genug, eine unheimliche Szenerie zu beleuchten. Von den Wänden und Decken hingen schmiedeeiserne Ketten mit Hand- und Fußfesseln herab. In einigen Räumen waren Löcher in die Felsendecke gerissen, durch die etwas Tageslicht hineinfiel. Aber woher kamen die menschlichen Stimmen? Als ich weiter in das Gewölbe eindrang, sah ich, dass Gefangene in den Ketten hingen. Hände und Füße waren von schweren, angeketteten Eisenringen umschlossen. Einige der menschlichen Wesen hielten den Kopf gesenkt und wirkten apathisch. Andere wiederum blickten mich an und baten darum, befreit zu werden. Aus allen Ecken flüsterte es eindringlich: »Hol mich hier raus, bitte.«

Ich riss mich zusammen und suchte nach meiner Patientin. Als ich sie endlich fand, bot sich ein unheimlicher Anblick. Ihre beiden Arme waren nach oben ausgestreckt, sie war mit zu kurzen Ketten an die Decke gefesselt, sodass sie ihre Arme nicht sinken lassen konnte. Sie bot ein Bild des Jammers. Ich machte mich daran, die schweren Fesseln zu lösen, was einige Zeit in Anspruch nahm. Dann brachte ich sie nach oben, aus diesem riesigen Felsenkeller heraus und wieder ans Tageslicht.

Am nächsten Morgen rief sie mich an, um mir zu sagen, dass sie sich so wohl fühlte wie schon lange nicht mehr. Sie sei so glücklich und hätte jetzt genug Elan, um wichtige Angelegenheiten zu ordnen, die sie immer vor sich hergeschoben hatte. Der zweite Anruf kam eine Woche später. Es war alles wieder beim Alten, dieselben Probleme, dieselben Klagen, dieselbe Unmöglichkeit, etwas zu tun. Sie bat nochmals um eine Reise, denn sicher hätte ich etwas übersehen. Auch bei der zweiten schamanischen Reise führte mich mein Krafttier zu dem schon bekannten Ort, dem Felsenkeller. Da ich nun wusste, in welchem Raum sie gefangen war, ging alles viel schneller. Sie hing in der gleichen armseligen Position von der Decke und bat flüsternd um Hilfe. Ich trat hinter sie, um die Fesseln zu lösen, als ich starr vor Staunen etwas sah: Die Eisenringe, die ihre Handgelenke umschlossen, waren offen. Sie hatte die Hände nur hineingesteckt und hätte jederzeit diesen Ort verlassen können. Jetzt wandte sie mir den Kopf zu und sagte: »Leiden ist leichter als lösen, das müssen Sie doch verstehen.«

Verärgert ließ ich sie in ihrer selbst gewählten Lage zurück, denn mir war blitzartig die Erkenntnis gekommen, dass ich selbst in diesem Keller gefangen sein könnte. Und ich war es auch tatsächlich gewesen. Bald fand ich auch meinem Platz in diesem Gefängnis, die leeren Fesseln hingen von der Decke hinab. Eine tiefe Dankbarkeit erfüllte mich, denn anscheinend hatte ich es – wie viele andere auch – geschafft, mich aus den Fesseln zu befreien. Fesseln, die durch freiwilliges Leiden, durch die Liebe zu einer Opferrolle und dem Bedürfnis nach Mitleid Menschen daran hindern, ihr Leben selbst in die Hand zu nehmen. Noch öfter wurde ich zu diesem Keller geführt. Die schamanische Arbeit war gelegentlich erfolgreich und half einigen Patienten, sich wieder zu einem gewissen Grad für Aspekte ihres Schicksals verantwortlich zu fühlen und aus der Passivität heraus zur eigenen aktiven Lebensgestaltung zu kommen.

Eine weitere Erfahrung möchte ich hier anfügen:
das geheime Treffen

Während einer Trancereise geschah etwas Unerwartetes: Mein Lehrer brachte mich zu einem geheimen Ort. Es war Nacht, Mond und Sterne leuchteten am indigoblauen Himmel. Auf einem Hochplateau im Gebirge hatten die Tannen eine runde Lichtung freigelassen. Eine Gruppe von Menschen bewegte sich dort im Kreis und sang eine dunkle, eintönige Melodie. Ich beobachtete die Szene, und bald erfüllte mich eine leichte Melancholie. Etwas sehr Wichtiges war hier im Gange, ernste Themen, schwer lösbare Angelegenheiten. Während ich dort am Rand des Platzes zwischen den Tannen stand, löste sich jemand aus dem Kreis und kam auf mich zu. Ich konnte nicht erkennen, ob es ein Mann oder eine Frau war, denn die Gestalt trug eine lange schwarze Kutte und über ihren Kopf war eine weite Kapuze gezogen, die das Gesicht mit ihrem Schatten verdeckte. In den ausgestreckten Händen hielt sie mir einen dunklen zusammengefalteten Stoff hin. Als ich ihn nahm und ausschüttelte, erkannte ich eine capeartige Kutte aus dünnem schwarzem Gewebe, so wie sie alle Teilnehmer trugen. Die Gestalt bedeutete mir, sie überzuwerfen und in den Kreis einzutreten. Also tat ich das, zog mir die Kapuze ins Gesicht und folgte meinem Begleiter.

Die Melodie, die sie alle sangen, bestand nur aus acht Noten und war einfach mitzusummen. Aber Schwierigkeiten hatte ich mit der Schrittfolge, in der sich die Personen im Kreis bewegten. Die Gewänder waren so lang, dass ich die Füße nicht sehen konnte. So rempelte ich eine Zeit lang immer wieder an meinen Vordermann, bis ich mich an den Rhythmus aller angleichen konnte. Der Tanzschritt, der dunkle Gesang, die Stimmung, alles war so eintönig und hüllte mich bald wie in einen Kokon ein, sodass ich all meine Fragen vergaß: Wo war ich hineingeraten, wer waren die Leute, wozu waren sie hier und warum? Schließlich: Was hatte ich hier zu suchen?

Mein Zeitgefühl war verschwunden, als die Gesellschaft plötzlich anhielt, die Kapuzen wurden herabgezogen, und ich konnte die Gesichter sehen. Männer und Frauen, alle gekleidet und frisiert, wie es der aktuellen Mode entsprach, hatten sich unter der Verhüllung verborgen. Die meisten kannte ich nicht, aber einige gehörten zu den prominenten Zeitgenossen, die sich für die Umwelt, mehr Menschlichkeit und Mitgefühl und für religiöse Belange und Spiritualität einsetzten. Auch ein mir bekannter Schamane war darunter. Eine ältere Frau mit widerspenstigem grauem Haar trat auf mich zu, sie hatte ihre Kutte über den Arm geworfen und trug ein elegantes Strickkostüm. »Einmal in der Woche kommen wir hier in der Nacht zusammen. Unser Reigen und Gesang ist ein Gebet, das helfen soll, die Schöpfung zusammenzuhalten, die wir Menschen zerstören. Du kommst jetzt auch, nimm dein Gewand und bring es zum nächsten Treffen wieder mit.« Ich war völlig überrascht und wusste nicht, welche der vielen Fragen, die ich auf der Zunge hatte, ich zuerst stellen sollte. Da drehte sie sich zu mir um und sagte: »Es gibt auch noch einen anderen Kreis, sie beten dort für den Frieden, für die unter dem Krieg Leidenden, für wahre Menschlichkeit. Sie treffen sich jede Nacht.«

Ich hatte eine Erklärung bekommen und mich in einer Woche wieder an diesem Ort einzufinden. Das war alles, weitere Fragen waren nicht nötig. Denn ich hatte plötzlich begriffen, dass der Rhythmus der Schritte, des Gesangs und das Aufgehen darin eine Ordnung im Chaos der Zeit schufen.

Der Abstieg in die Untere Welt: praktische Übungen

Dieses Buch, das haben Sie sicher schon bemerkt, möchte Sie auch praktisch an den Schamanismus heranführen. Es wird dabei nicht erwartet, dass Sie sich kasteien, wochenlang streng fasten oder sich in eine Einöde zurückziehen. Trotzdem gibt es einige Umstände, die berücksichtigt werden müssen, wenn Sie erfolgreich in die schamanischen Welten gelangen wollen. Damit Sie abschalten und sich wirklich eine Weile konzentrieren können, ist es zunächst einmal absolut nötig, dafür zu sorgen, dass Sie für das Reisen eine halbe Stunde lang ungestört sind: vom Telefon ebenso wie von wohlmeinenden Familienmitgliedern, die wissen möchten, was Sie da gerade machen. Um die Konzentration, die für eine Trancereise wichtig ist, zu halten, sollten Sie, wie die Schamanen es seit Urzeiten tun, einen gleichförmigen Trommelrhythmus verwenden. Da es nicht so gut möglich ist, gleichzeitig zu trommeln und zu reisen, empfehle ich eine CD zu verwenden, auf der sogenannte Reiserhythmen aufgezeichnet sind. Solche CDs sind im Buchhandel oder in einschlägigen Online-Shops erhältlich.

Am besten legen Sie sich auf eine Decke, die Sie auf dem Boden ausgelegt haben. Es ist sehr hilfreich, sich die Augen abzudunkeln, zum Beispiel mit einer Schlafmaske, einem Tuch oder, wenn Sie nichts greifbar haben, mit dem Unterarm, den Sie quer über die Augen legen. Nach Felicitas Goodman und ihrem Buch *Wenn die Geister auf den Winden reiten* ist Letzteres sogar eine alte überlieferte Trancehaltung, die das schamanische Sehen fördert.

Bevor Sie Ihre erste Reise beginnen, vergegenwärtigen Sie sich bitte genau, was Sie erreichen wollen, denn das ist die Intention, die feste Absicht, mit der Sie sich auf den Weg machen. Solche Intentionen könnten sein: das eigene Krafttier finden, eine Antwort auf eine Frage zur Gesundheit oder einer bevorstehenden Entscheidung erhalten, ein Pflanzenwesen kennenlernen und so weiter. Ohne eine solche Absicht wüssten Sie letztlich nicht, wohin Sie sich bewegen wollen und was das, was Sie erleben, bedeuten kann. Denken Sie auch daran, dass die Reise in die Untere Welt tatsächlich senkrecht nach unten geht. Ich kenne Menschen, die nie unten angekommen

sind, sondern sich wie die Maulwürfe parallel zur Erdoberfläche bewegten, weil sie ihr eigentliches Ziel vergessen hatten und sich in Träumereien verloren.

Die Reise nach unten

Am ehesten gelingt der Abstieg nach unten, wenn Sie um
einen Ort in unserer Mittelwelt wissen, der als Eingang
zur Unterwelt dienen könnte: ein Fuchsbau, eine Höhle,
ein Wasserfall. Natürlich ist Ihnen klar, dass all diese Gegebenheiten irgendwo begrenzt sind und nicht endlos in
die Tiefe reichen. Hier übernimmt dann für kurze Zeit die
Imagination die Führung. »Immer tiefer und tiefer« lautet die Aufforderung, die Sie sich selbst geben. Von einem
bestimmten Punkt an werden Absicht und Vorstellung
verschwinden und für etwas ganz Neues Platz machen.
Hier beginnt die eigentliche Reise.

Traditionell gilt die erste Reise der Suche nach dem eigenen Krafttier, das Sie dann auf allen weiteren Reisen
begleiten wird – zu Ihrem Schutz und für die Unterstützung Ihrer Vorhaben in den anderen Welten. Erinnern
Sie sich bitte daran, dass Sie Ihr Tier in vier Aspekten sehen müssen und Insekten und Kriechtiere nicht zu den
Power Animals zählen. Wenn sich das Tier zeigt, lassen
Sie es in seiner Gesamtheit auf sich wirken: Wie fühlt sich
sein Fell an, in welcher Umgebung lebt es, wirkt es gesund oder vielleicht traurig? Blicken Sie in seine Augen,
und nehmen Sie wahr, was es Ihnen mitteilen möchte.
Tauschen Sie sich aus und bedanken Sie sich am Ende.
Beim Abschied fühlen Sie sich sicherlich wie die meisten
Reisenden bereichert und um eine Erfahrung in ganz
neuen Dimensionen beschenkt.

Reise zu den Pflanzenwesen der Unteren Welt

Eine andere schöne Übung, die viele Überraschungen in sich birgt, ist der Kontakt mit den Pflanzenwesen, die sich ebenfalls in der Unteren Welt befinden. Wie stets sind Konzentration und Hingabe der Schlüssel zu erfolgreichen Trancereisen. Die Übung beginnt in der Mittleren Welt: Begeben Sie sich mit der festen Absicht in die Natur, dort zum ersten Mal mit einem Pflanzenwesen in Kontakt zu treten. Markieren Sie mit zwei Steinen, zwei trockenen Ästchen oder Stöckchen eine magische Pforte. Sobald Sie durch sie hindurchgeschritten sind, treten Sie ein in die Welt des magischen Bewusstseins: Wiederholen Sie innerlich noch einmal Ihren Wunsch, einem Pflanzengeist zu begegnen. Während Sie jetzt im Wald oder auf einer Wiese umhergehen, beginnt eine Pflanze Ihre Bitte aufzunehmen und eine geheimnisvolle Strahlung auszusenden. Zunächst ist sie kaum zu spüren, doch allmählich wird sie stärker. Sie wird zu einem sanften Sog, der Sie anzieht. Plötzlich verlangsamen sich Ihre Schritte, Sie bleiben stehen und wissen, welche Pflanze Sie gerufen hat. Es kann ein Baum sein, eine Wildblume, ein Strauch, ein ganz unbedeutend erscheinendes Gewächs. Es ist die Pflanze, auf die Ihr Blick jetzt fällt.

Lassen Sie sich neben der Pflanze nieder, berühren Sie sie mit Vorsicht, betrachten Sie Blätter, Blüten, Äste oder Stamm. Immer unwiderstehlicher wird der Sog herauszufinden, was hinter dieser Anziehung stecken könnte. Um eine Reise zu machen, brauchen Sie einen Teil der Pflanze, wohlgemerkt nur einen kleinen! Ich habe Menschen gesehen, die auf solchen Exkursionen riesige Äste hinter sich herschleppten, oder da sie sich anscheinend nicht entscheiden konnten, eine ganze Auswahl an Pflanzen, teilweise mit den Wurzeln ausgerissen hatten. Bitte nicht! Nehmen Sie nur einen Teil, nämlich den, den die Pflanze Ihnen bereitwillig schenkt: ein Stückchen Rinde, das abgeblättert herabhängt, ein trockenes Zweiglein, ein Blatt, eine herabgefallene Frucht. Aus Dankbarkeit hinterlassen auch Sie eine Gabe. Da ich nicht zu den Menschen gehöre, die allzeit ein Päckchen Tabak oder Maismehl mit sich herumtragen, reiße ich mir bei einer solchen Gelegenheit beispielsweise drei Haare aus, binde sie an die Pflanze oder klemme sie, mit einem Dankeschön auf den Lippen, in die borkige Rinde. Auch ein Lied oder gar ein Tänzchen erfreut diese Wesen.

Wieder zu Hause angekommen bereiten Sie die Reise vor, wie es bereits beschrieben wurde. Ihre Absicht ist es, das Pflanzenwesen zu treffen und zu befragen. Nehmen Sie das Geschenk der Pflanze in die Hand, es soll als Anker für Ihre Aufmerksamkeit dienen, und steigen Sie damit in die Untere Welt hinab. Der Geist der Pflanze wird sich zeigen und bereit sein, Ihre Fragen zu beantworten. »Was kannst du am besten? Was ist deine besondere Aufgabe? Kannst du bei einem Gesundheitsproblem helfen?« All das sind Fragen, auf die Sie eine Antwort erwarten können. Die Gestalt Ihres Pflanzengeistes überrascht Sie vielleicht, denn die Pflanzenwesen wirken menschenähnlich, wie Männer oder Frauen. Meist tragen sie ein Attribut ihrer Pflanze bei sich, an dem sie leicht zu erkennen sind. Ihre Rezepte sind ganz einmalig, aber nicht immer einfach umzusetzen.

Die »Rezepte« der Pflanzenwesen

Früher unternahm ich häufiger solche Reisen in die Unterwelt, um Patienten mit in Abständen immer wiederkehrenden Beschwerden etwas anzubieten, womit sie sich selbst helfen und meine Behandlung unterstützen könnten. Die Anweisungen, die ich bekam und genau aufzeichnete, waren teils so komplex, dass es einigen Menschen zu mühsam war, sie zu befolgen. Bei einem Rheumatiker bekam ich die Empfehlung, er solle sich Tannenzapfen im Wald aufsammeln, sie auskochen und in dem abgekühlten Sud ein Fußbad nehmen. Er hatte mir den Auftrag für eine solche Reise gegeben und las begeistert das »Rezept« aus der Unteren Welt, das ganz allein für ihn bestimmt war. Nach einigen Wochen fragte ich nach, wie es ihm mit seinem Fußbad ginge. In der Zwischenzeit hatte er seine Meinung geändert, er fand es nun langweilig, im Wald herumzuhuschen, um Zapfen zu sammeln. Das wäre doch nur Zeitverschwendung, wo es doch fertige Bäder mit Fichtennadelextrakt gäbe. Dass der Aufenthalt in der Natur, das Suchen und Bücken, auch ein Teil seines Rezepts war, hatte er nicht beachtet.

Mit der Zeit wurde es auch mir zu langweilig, Rezepte zu erreisen, die dann nicht befolgt wurden. Aber es wäre vielleicht eine Aufgabe für einen anderen Schamanen, der sich der Phytotherapie und den Heilpflanzen besonders verbunden fühlt. Die Ratschläge, die Pflanzenwesen uns geben, sind ganz einmalig und meist nirgendwo in der Literatur zu finden. So wurde von den heilkundigen sibirischen Schamanen jahrhundertelang eine Essenz aus Heckenrosen gebraut und zur Verbesserung der Herztätigkeit verwendet. Ein Tee aus dieser Pflanze war sehr beliebt, da er die Menschen in »fröhliche Laune« brachte, wie es bei Lukina heißt. Diese Anwendung war in der Phytotherapie unbekannt. Erst in den 1930er-Jahren gelang es dem walisischen Arzt Dr. Edward Bach, sich in einer Art der Trance in Pflanzen hineinzufühlen. Er entdeckte auf diese Weise, dass die Heckenrose eine Kraft besitzt, die Melancholie und Resignation zu heilen vermag. So zählt die Heckenrose als »Wild Rose« zu den 38 nach ihm benannten Blütenessenzen, den sogenannten Bachblüten, und wurde ein beliebtes Heilmittel.

Reise zum Gesundheitsberater

Für tiefer am Schamanismus Interessierte habe ich hier einen besonders schönen Reisevorschlag. In der Unteren Welt leben auch unsere ganz persönlichen »Gesundheitsberater«. Wir können sie während einer Reise aufsuchen und wegen Problemen bezüglich unserer Gesundheit befragen.

Die allgemeinen Voraussetzungen für eine erfolgreiche Trancereise kennen Sie jetzt bereits. Sie lassen sich von Ihrem Krafttier in die Untere Welt begleiten und zu Ihrem Gesundheitsberater bringen. Diese Reise sorgt meist für einige Überraschungen, da diese Wesen ziemlich kurz angebunden und oft auch mürrisch sind. Sie geben uns meist nur barsche und knappe Antworten auf unsere Fragen. Man könnte beinahe annehmen, dass sie über unsere moderne Lebensweise und deren Folgen für die Gesundheit verärgert sind. Vielleicht spüren sie aber auch, dass die wenigsten Menschen gewillt sind, ihre so dringend erfragten Ratschläge dann wirklich in die Tat umzusetzen. Ihre Rezepte sind sehr komplex, sie können darin bestehen, sich zum Beispiel bei Bauchschmerzen ein Seidentuch in einer besonderen Farbe auf den Bauch zu legen, dann einen speziellen Tee zu trinken und während dieser Prozedur eine ganz besondere Musik zu hören. Diese Empfehlungen wirken zunächst oft seltsam, scheinen mir in vielen Fällen jedoch nur logisch zu sein, denn für manche Menschen ist es beispielsweise sehr hilfreich, einmal eine gewisse Zeit innezuhalten, durchzuatmen und sich darauf zu besinnen, was sie eigentlich wollen – statt der Schmerzen, der Müdigkeit und der Verspannungen. In diese Rezepte, so könnte man meinen, ist immer auch eine »langweilige« Zeitspanne einkalkuliert, in der wir die Möglichkeit haben, darüber nachzudenken, was wir selbst beitragen oder verändern können, damit es uns wieder besser geht.

Eine meiner Seminarteilnehmerinnen hatte sich darauf spezialisiert, die jeweiligen Gesundheitsberater für ihre Patienten aufzusuchen. Ich erinnere mich daran, wie sie einem unter Blähungen leidenden Mann empfahl, sich ein Kohlrabigemüse auf eine ganz spezielle Art zuzubereiten. Jeder weiß, dass Kohlrabis blähen können und nichts für Leute mit einem empfindlichen Darm sind. Der betreffende Gesundheitsberater hatte aber gezeigt, wie die Knolle vorzubereiten sei: Zuerst wurde sie geschält und dann in dünne Scheiben geteilt. Diese sollten vor dem Kochen in drei verschiedene Muster geschnitten werden, in Rauten, Würfel und Streifen. Obwohl ich bei ihrem Bericht so meine Zweifel daran hatte, erzählte der Patient, dass diese Art, das Gemüse zu essen, seine Beschwerden sehr gebessert habe …

Machen Sie sich also einmal auf die Reise zu Ihrem persönlichen Gesundheitsberater in der Unteren Welt.

Neben interessanten Informationen, die Sie dabei bekommen werden, erleben Sie sicher auch einiges, das Sie belustigt schmunzeln lässt. Diese Wesen wohnen nämlich in ganz eigenartigen Hütten, unter alten Baumwurzeln oder in einem Pilzhaus. Darüber hinaus tragen sie die absonderlichsten Hüte, die man sich nur vorstellen kann.

5 Die Geheimnisse der Mittleren Welt

Die Mittlere Welt ist die Welt, in der wir leben. Wir meinen sie daher zu kennen. Sie ist die Ausgangsbasis für alle Erfahrungen, die wir – auch im Schamanismus – machen. Sie bringt Pflanzen, Steine und Tiere hervor, deren Rat wir in unserer Zeit immer dringender brauchen. Zauberhafte, für den normalen Menschen unsichtbare Wesen bewohnen sie, Nymphen, Elfen, Feen, Wasser- und Landschaftsgeister. Sehen können wir sie nur, wenn wir besonders begabt oder schamanisch geschult sind. Wer einmal entdeckt hat, welche Vielfalt an Geschöpfen sich im Reich der Natur bewegt, der wird sich nie mehr allein fühlen, sondern sich stets umgeben von hilfreichen Wesenheiten empfinden, die noch dazu Interessantes zu erzählen haben.

Nach schamanischer Tradition ist diese Mittlere Welt, die wir bewohnen, die einzige Welt, die keine »Gegen-Orte« als Kontrast hat. Sie ist nicht dunkel oder hell, gut oder böse, vielmehr treffen alle Welten in dieser aufeinander. Ich denke, das hat jeder von uns bereits mehr oder weniger schmerzlich erfahren können; hier ist alles gleichzeitig: das winzige positive Flämmchen im Bösen und die unvermeidlichen Schattenseiten im Guten.

Im Folgenden werde ich Ihnen mehrere Techniken aus der schamanischen Tradition vorstellen, die in der Mittleren Welt ihren Platz haben und von allen Menschen genutzt werden können, auch wenn sie keine schamanische Schulung durchlaufen haben und vielleicht nicht gleich mit den für die Untere und die Obere Welt beschriebenen Reisen beginnen wollen.

Steinelesen

Das Steinelesen hatte ich bereits als eine schamanische Technik erwähnt, die Fragen beantwortet, auf die wir hier bislang keine Antwort finden konnten. Sie erinnern sich, dass Steine das älteste Wissen der Welt haben, da sie als Erste geschaffen wurden. Sie warten nur darauf, von uns Menschen um Rat gefragt zu werden, denn sie haben schon vieles gesehen und in vielen Jahrtausenden Erkenntnisse angesammelt, die sie gern an uns weitergeben. Begeben Sie sich also mit Ihrer Frage in die Natur und wiederholen Sie innerlich die Fragestellung. Kennzeichnen Sie Ihre magische Pforte, wie bei den Pflanzenwesen beschrieben, treten Sie ein und warten Sie darauf, dass der Sog eines Steines Sie zunächst sanft, dann spürbar stärker anzieht. Bald haben Sie ihn gefunden. Jetzt ist es wichtig, dass Sie sich die Lage des Steines, seinen Ort und auch die Art, wie er eventuell noch im Erdreich steckt, merken. Am besten markieren Sie diese Stelle mit einem Stöckchen, sodass Sie sie wiederfinden.

Wie nun beginnen? Legen Sie den Stein flach auf Ihre Handfläche. Entscheidend ist bei dieser Technik, auf welcher Seite Sie als Erstes zu lesen beginnen: Sie können sicher sein, es ist die Richtige, so, wie Sie ihn hingelegt haben. Das Lesen selbst folgt einer bestimmten Reihenfolge. »Lesen« Sie zuerst die Seite des Steines, die nach oben zeigt. Danach kippen Sie ihn auf der Handfläche in Richtung Fingerspitzen von sich weg, sodass Sie die nächste Seite erfassen können. Jede der sichtbaren Flächen des Steines muss gelesen werden, auch die seitlichen. Bei flachen Steinen allerdings sind sie so schmal, das das Lesen nicht funktionieren würde und sich damit erübrigt.

Die Interpretation der Zeichen

Betrachten Sie jede Seite einzeln und genau: Sind Bilder oder Zeichen darauf zu erkennen, ist sie verfärbt oder angeschmutzt? Denn auch die Färbung oder Maserung des Steines kann eine divinatorische Bedeutung haben. Lesen Sie schnell und zügig, was der Stein zu sagen hat. Jedes Zögern verfälscht seine Botschaft. Die Steine geben uns keine Ja-Nein-Antworten. Sie erklären vielmehr, was geschieht, wenn wir uns für eine bestimmte Richtung entscheiden.

Ich erinnere mich an eine Bekannte, deren Mann eine hoch dotierte und auch anderweitig sehr attraktive neue Stelle in Frankfurt angeboten bekommen hatte. Nun war ihre Frage, ob er die Stelle annehmen und mit der Familie nach Frankfurt ziehen sollte. Ich machte mich noch am selben Abend auf die Suche nach einem Stein. Seine Antwort war, die Familie könne nach Frankfurt ziehen, allerdings könne sie dort sehr krank werden. So war es leider auch, sie rief zwei Jahre später an und fragte, ob ich mich noch an die Botschaft des Steines erinnern würde. Sie seien damals umgezogen, ihr Bauchgefühl hätte ihr schon damals signalisiert, dass das nicht zu ihrem Besten sein würde. Und jetzt sei sie tatsächlich ernster erkrankt.

So etwas gibt es auf einem Stein zu lesen? Mit Sicherheit nicht in Form eines geschriebenen Textes. Der Schamane erkennt die Botschaft des Steines in Unebenheiten, Schatten oder einer natürlichen Zeichnung, die er dann deutet und in einen sinnhaften Zusammenhang bringt. Dabei kommt es darauf an, in den natürlichen Gegebenheiten eines bestimmten Steines aufsteigende, intuitive Bilder zu erkennen und zu deuten. Die meisten Menschen wissen, was geschieht, wenn sie eine Raufasertapete oder eine andere marmorierte Oberfläche länger betrachten: Plötzlich erkennen sie Gestalten, Schiffe oder Landschaftsformen, die sich wie von selbst aus den leichten Unebenheiten und Farbschatten herausbilden. Dieser Vorgang ähnelt in gewisser Weise dem divinatorischen Lesen der Steine. Durch die vollkommene Hinwendung auf die Frage werden solche Bilder erkannt und gedeutet.

Insofern hängt die Aussage von der Fähigkeit der lesenden Person ab. Ein wirklich erfahrener Schamane, der sich hervorragend konzentrieren kann, wird die besten Ergebnisse haben. Man darf darüber natürlich denken, wie man will. Als Beweise werde ich solche Geschichten nicht werten, aber ich kenne zu viele Beispiele und mir fällt eine gewisse Wahrscheinlichkeit in dieser Orakeltechnik auf.

Entscheiden und erkennen

Steinelesen ist ein sehr unbeliebter Sport auf meinen Seminaren. Das liegt aber daran, dass sich die meisten nicht konzentrieren und entscheiden können. Wenn ich lange überlege, ob das Zeichen auf dem Stein eher ein Halbmond, eine Banane oder vielleicht doch ein Schiff ist, werde ich nie zu einem einleuchtenden Ergebnis kommen. Aus diesem Grund erscheint es manchen leichter, einen Stein für eine andere Person zu befragen als für sich selbst. Wie so oft sind wir in den Problemen und Fragen, die uns selbst betreffen, zu nah am Geschehen dran und so im Wunschdenken befangen, dass wir keine vernünftige Entscheidung treffen können. Das gilt übrigens für alle Trancereisen. Ich habe erlebt, dass Teilnehmer meiner Kurse ihr Krafttier nicht gefunden haben, weil sie sich nicht zu einem entschließen konnten. Das heißt, sie hatten es zwar gefunden, aber nicht als ihr Krafttier erkannt. Denn sie konnten sich nicht entscheiden, war es nun das Reh oder vielmehr der Tiger oder vielleicht der Raubvogel … Das sind die Personen, die sich auch im alltäglichen Leben in einem Entscheidungsdilemma befinden, denn es könnte ja immer noch etwas Besseres geben als das, was gerade ist.

Nehmen wir an, dass Sie die Botschaft des Steines gelesen haben; dann gilt es, ihn nicht einfach irgendwohin wegzuwerfen. Gehen Sie zu seinem Fundort, dem Platz, den Sie zuvor mit einem Stöckchen markiert haben, und legen Sie ihn genau so wieder auf oder in die Erde, wie Sie ihn vorgefunden haben. Und das nicht ohne sich innerlich bei ihm zu bedanken. Steine sind nämlich sehr standorttreu und lieben es nicht, versetzt zu werden. Aus diesem Grund graust es mir auch immer, wenn ich in Steinhandlungen sehe, wie schlecht sie behandelt werden. Da liegen teilweise brutal eingefärbte und mit Hitze behandelte Mineralien, die noch dazu in Formen geschnitten wurden, die ihrer Natürlichkeit widersprechen.

Ihre qualvolle Ausstrahlung kann jeder, der ein wenig Einfühlungsvermögen hat, erahnen.

Baumgespräche

Das Baumgespräch ist eine sehr beliebte Technik, um eine Antwort auf drängende Fragen oder Probleme zu erhalten. Dabei wird in kleinen Gruppen gearbeitet: Drei oder vier Personen begeben sich in ein Waldstück. Bevor die eigentliche Übung beginnt, wird festgelegt, wer eine Frage stellt. Alle Beteiligten lehnen sich mit dem Rücken an einen Baum, fühlen den Stamm und die Rinde. Nach drei ruhigen, langen und konzentrierten Atemzügen, durch die sie sich mit der Energie des Baumes verbinden, ist es so weit: Die erste Person stellt mit lauter Stimme ihre Frage. Das ist wichtig, weil alle Bäume hören sollen, was diesen Menschen bewegt. Durch den Kontakt der Blätter oder Nadeln und das leise Rauschen verständigen sich die Baumwesen untereinander und tauschen ihr Wissen miteinander aus. Alle Teilnehmer bleiben mit dem Rücken am Baumstamm stehen, nehmen innerlich Kontakt mit ihm auf und lauschen gleichsam auf das, was der Baum zu diesem Thema zu sagen hat. Sie werden dann nach einiger Zeit einen oder zwei Sätze hören, die ihnen telepathisch von den Baumwesen übermittelt werden. Jeder der Teilnehmer spricht nun aus, was er gehört hat, und die Beteiligten tauschen sich darüber aus. Dann könnte der Nächste seine Frage auf die gleiche Weise stellen.

Bei dieser Art der Divination gibt es Regeln, die befolgt werden sollten, damit kein Unsinn dabei herauskommt. Die Erste ist, dass jeder nur eine einzige Frage stellen darf und nicht ein ganzes Bündel von Fragen. Die zweite Regel: Die Antwort des Baumes muss akzeptiert werden. Es dürfen auch keine Folgefragen gestellt werden, wenn jemand mit der Antwort unzufrieden ist. Dieses Nachbohren ist ein häufiger Fehler und letztlich der Versuch zu manipulieren, damit die Auskunft so ausfällt, wie man es am liebsten hätte. Das geschieht dann nach dem Muster: »Wäre es nicht doch besser, wenn ich dies oder das doch tun würde …?« »Ich möchte noch mal nachfragen, ob mein Chef nicht doch dazu bereit wäre, mir …« Oder: »Was geschieht, wenn ich es anders mache, wenn ich …?« Dabei bedenkt der Fragende nicht, dass eine solche Drängelei gar nichts nützt.

Wenn diese zwei einfachen Regeln befolgt werden, dann ist das Baumgespräch eine willkommene Gelegenheit, ein Problem einmal aus anderen Blickwinkeln heraus anzusehen. Das ist auch der Grund dafür, weshalb das Baumgespräch eine sehr beliebte Technik ist, die meine Seminarteilnehmer immer wieder einfordern. Oft bekomme ich nach einigen Wochen als Feedback mitgeteilt, dass der Baum schließlich Recht gehabt hätte.

Vielleicht erscheint es uns altmodisch oder befremdlich, mit einem Baum Kontakt aufzunehmen. Doch der heilige Baum, der als Achse alle Welten miteinander verbindet, ist eine uralte kosmologische Vorstellung, die früher bei vielen Völkern lebendig war. Und auch heute finden sich in einigen Ländern noch Beispiele für die Baumverehrung. So habe ich in Südostasien und Indien heilige Bäume gesehen, die mit roten Bändern und Schleifen, Buddhastatuen und Figuren von Bodhisattvas, mit Räucherwerk und Blumengirlanden geschmückt waren.

Was aber haben Bäume mit guten Ratschlägen und dem Beantworten unserer Fragen zu tun? Auch das hat Tradition, denn beispielsweise im germanischen Weltbild entspringen unter den Wurzeln der Weltenesche Yggdrasil drei Quellen, von denen eine die Gabe der Weissagung gibt, wenn man von ihrem Wasser trinkt. Auch in unserem Kulturraum haben die Germanen und Kelten Bäume verehrt, die als Wohnsitz der Götter und als besagte Weltenachse angesehen wurden. Umso überzeugender war es im Jahr 723 für diejenigen, die noch in ihren vorchristlichen Traditionen verwurzelt waren, als Bonifatius die Donareiche (bei Fritzlar in Hessen) mit der Axt fällte. In diesem uralten Baum wohnte nach germanischem Glauben der Gott Donar oder Thor, der nun besiegt worden war. Immerhin verwendete Bonifatius das Holz des heiligen Baumes wiederum für einen Sakralbau. Heute finden sich beispielsweise im Süden Thüringens noch Reste der Baumverehrung. An der Straße von Rodach nach Sonneberg säumen Tanzlinden den Weg, das sind Linden, um die eine hölzerne Galerie gebaut ist. So kann man heute noch an Festen im Frühling oder Sommer unter dem Schutz des Baumes, der wegen seiner herzförmigen Blätter als Baum der Liebe angesehen wurde, tanzen und fröhlich sein.

Überblenden

Das Überblenden ist ebenfalls eine schamanische Praxis, die nur in der Mittleren Welt ausgeführt werden kann. Sie stellt einen großen Schutz vor einer besonderen Art von Unglück dar und hilft vor allem Menschen, die in

Träumen, Ahnungen oder inneren Bildern unheilvolle Ereignisse wie zum Beispiel einen Autounfall wahrnehmen. (Ich spreche hier wohlgemerkt nicht von Trancereisen, die eine Art von bewussten Träumen sind, sondern vielmehr von den ganz gewöhnlichen Träumen während des Schlafes, denen in vielen antiken Kulturen, z. B. bei den Griechen und Römern, eine divinatorische oder prophetische Bedeutung beigemessen wurde.)

Dieses Phänomen ist nicht so selten, wie man gemeinhin denkt. Über die Jahre hinweg habe ich von einigen Patienten erfahren, die solche Ereignisse vorausahnten und sich damit quälten, dass sie nichts dagegen tun konnten. Einige hatten sich daraufhin das Träumen ganz verboten und es eingestellt, vor lauter Angst, wieder ein Unglück zu sehen, das dann später auch eintreffen würde. Das waren keineswegs überempfindliche Leute oder solche, die zu Spinnereien oder abstrusen Theorien neigten, sondern ganz normale Menschen, die mitten im Beruf und im Leben standen.

Nach schamanischer Tradition ist ein Teil unseres Lebensweges je nach unseren Fähigkeiten und den spezifischen Charaktermerkmalen vorgegeben. Aber an den Weichenstellungen und in den Lebensabschnitten, in denen wir uns für die eine oder andere Richtung entscheiden müssen, haben wir die vollkommene Freiheit und bestimmen selbst, wie es in unserem Leben weitergeht. Über das Vorgegebene hinaus gibt es immer auch Ereignisse, die abgewendet werden können. Genau das ist die Domäne des Überblendens.

Wenn ein Unglück oder ein Unfall vorausgesehen wird, ist uns tatsächlich eine Möglichkeit gegeben, das Geschehen abzumildern. Nehmen wir an, eine Mutter träumt, dass ihr Sohn einen Unfall mit seinem Motorrad hat, bei dem er sehr schwer verletzt wird. Um dieses Unglück zu überblenden, braucht sie einen Zeitraum von zwanzig Minuten, in dem sie völlig für sich ist und auf gar keinen Fall gestört werden darf. In einer Familie ist es daher am besten, diese Ruhezeit vorher anzukündigen und sich dann in einem Zimmer einzuschließen. Die Frau entzündet eine weiße Kerze, kniet sich in die Mitte des Raumes und nimmt innerlich Verbindung mit dem Universum auf. Dabei bittet sie die Mächte der Oberen Welt ihre nun folgende Handlung gnädig anzunehmen. Diese Besinnung und die Bitte sind wichtig, denn ohne die Hilfe der unsichtbaren Welten wird diese Handlung nicht gelingen. Dann steht sie auf und spielt – voll konzentriert – den Unfall nach. Dabei verkörpert sie alles gleichzeitig: den Sohn, das Motorrad, den entgegenkommenden Autofahrer, kurz, sie spielt all das nach, was sie im Traum oder in der Meditation an inneren Bildern gesehen hat. Sie nimmt ganz realistisch die Haltung eines Motorradfahrers ein, »fährt« ein paar Kurven, wird durch den Aufprall des entgegenkommenden Autos zu Boden geschleudert. Wenn sie dann mit geschlossenen Augen auf dem Boden liegt, bleibt sie so lange in dieser Position liegen, bis sie ein Gefühl der Befreiung empfindet. In dieser Phase wird sie von einem Glücksgefühl überwältigt, nicht selten fließen auch Tränen der Erleichterung. Jetzt ist es an der Zeit, sich aufzusetzen und den Himmelsmächten für die gelungene Überblendung zu danken.

Die Praxis der Überblendung ist damit abgeschlossen. Zweifeln Sie nicht an den hilfreichen Mächten der Oberen Welt, die Sie im nächsten Kapitel noch genauer kennenlernen werden. Am besten ist es, Sie vergessen das

Geschehen und überlassen das Ganze vertrauensvoll den Asomate Dynameis, den körperlosen Mächten, wie die Engel in der Ostkirche genannt werden. Das bedeutet vor allem: Bitte versuchen Sie nicht, Ihre eigene Überblendarbeit zu verbessern, wiederholen Sie das Getane nicht! Wer weiß, was Sie sonst im Kosmos damit auslösen, womöglich verderben Sie damit, was Sie zuvor angestoßen haben.

Abstrakt ausgedrückt handelt es sich beim Überblenden um die Projektion von Abbildern auf eine andere Ebene, wodurch das ursprüngliche Abbild ausgelöscht wird. Auch eine andere Erklärung ist möglich: Ein Vorgang wird auf einer nicht materiellen Ebene, zum Beispiel im Traum wahrgenommen, dann wird die immaterielle Szene durch das Nachspielen schon in die materielle Ebene hineingezogen, sodass sie sich dort kein zweites Mal zu ereignen braucht.

Nicht, dass Sie mich falsch verstehen: Ich halte nichts von Versuchen, sein Leben zu manipulieren oder sich um schwierige Lebensphasen herumzumogeln. Die Technik des Überblendens ist ein unschätzbares Geschenk der Oberen Welt an uns. Jeder, dem sie erklärt wird, kann sie auch ohne schamanische Kenntnisse durchführen. Vorausgesetzt, er hat das Geschehen auch tatsächlich geträumt oder in innerer Schau gesehen. Den Patienten, die mir erzählten, Angst vor ihren Träumen oder bildhaften Szenen zu haben, hat sie jedenfalls immer geholfen, ein Unglück abzumildern. Und ihre abschließenden Berichte glichen sich: Es war nicht so, dass überhaupt nichts geschah. Jedes Mal ereignete sich etwas, dass der vorausgesehenen Situation ähnlich war. Aber es ging gut aus und der Betreffende war noch einmal davongekommen.

Nach einem solchen Traum bleiben übrigens drei bis sechs Wochen Zeit, die Technik des Überblendens anzuwenden. Es bedeutet also nicht, dass man im ersten Schrecken aus dem Bett aufspringen sollte, um diese Handlung durchzuführen. Bleiben Sie ruhig liegen und überlegen Sie, in welcher Weise und wann Sie sich in den nächsten Wochen die Zeit nehmen, das Gesehene zu überblenden.

Die Frau eines Arztes träumte kleinere Autounfälle voraus, die zu ihrem Kummer dann auch immer eintraten. Irgendwann aber war sie sehr beunruhigt, da sie im Traum einen Zusammenstoß bei einem Überholmanöver gesehen hatte. Sie und ihr Mann lagen danach tot in ihren Sitzen. Da sie tatsächlich in einem Monat eine längere Reise unternehmen wollten, war sie mehr als verängstigt und erschrocken. Als ich ihr das Überblenden erklärte, war sie nicht überzeugt, versprach aber, es in den nächsten Tagen durchzuführen. Einige Wochen später traf ich das Ehepaar zufällig, beide berichteten von einem riskanten Überholmanöver auf der Gegenfahrbahn. Sie seien starr vor Entsetzen gewesen, als ein Wagen auf sie zukam, der aber in letzter Sekunde auswich. »Das war's«, hatten sie erleichtert gerufen.

6 Die Geheimnisse der Oberen Welt

Während die Untere Welt sich dem Reisenden farbig und kraftvoll präsentiert, erleben wir die Himmelswelt als etwas ganz anderes. Schon allein das Sehen dort ist sehr diffus, wie durch Nebelschleier erscheinen die Landschaften und Wesenheiten. Eine große Stille liegt über dieser Welt, und ganz leise Geräusche durchbrechen nur gelegentlich die große Ruhe in den hellen Gefilden. Es ist eine ganz spezielle und auch anspruchsvolle Aufgabe für einen Schamanen, sich dort zurechtzufinden. Denn es ist nicht einfach und erfordert bestimmte Eigenschaften, wie zum Beispiel eine besondere Art der Unterscheidung, um sich dort unbeschadet aufzuhalten.

Eine Himmelsreise anzutreten erfordert dieselbe Konzentration und Sammlung wie alle anderen Trancereisen auch. Die feste Intention, nach oben zu gelangen, ist unabdingbar, die Wege nach oben dagegen sind vielfältig. Als Erstes konzentriert sich der Schamane darauf, senkrecht nach oben aufzusteigen oder zu fliegen. Wenn ihm sein Flug gelingt, gelangt er nach einer Weile an eine Stelle der Atmosphäre, an der es aussieht, als ob sich eine zarte Membran über dem Himmel spannen würde. Manchen erscheint sie wie eine Oblate, anderen wie ein straff gespannter heller Seidenstoff, anderen wieder wie eine Wolkenschicht. Solange der Reisende diese Schicht nicht überwunden oder durchdrungen hat, hat er sein Ziel noch nicht erreicht, er ist noch nicht angekommen. Denn gerade die Himmelswelt hat mehrere übereinanderliegende Schichten; diese erste Schicht muss unbedingt durchbrochen werden, sonst dümpelt man im Reich der Fantasie herum. Das ist natürlich auch schön und entspannend, hat aber nur eine sehr begrenzte Wirkung und Aussagekraft.

Erfahrene Schamanen wissen um die Weltenzeder, den magischen Baum, der die Mittelachse bildet, an der alle drei Welten wie übereinanderliegende Sphären aufeinandergesetzt sind. Jurten und Tipis der indigenen Schamanen haben aus praktischen Erwägungen in der Mitte der Decke eine runde Öffnung, durch die der Rauch abziehen kann. Aber das ist nicht der alleinige Grund für diese Öffnung. Sie dient auch dazu, den Schamanen mit dem aufsteigenden Rauch eine Reise nach oben in die Himmelswelt zu ermöglichen. Mit dieser Vorstellung als Hilfe gelingt es ihnen leicht, senkrecht hinaufzugehen. Ich selbst bevorzuge auch den Rauch, um in die Obere Welt zu gelangen. Es ist ein angenehmes Gefühl, wenn er mich in spiralförmigen Windungen immer weiter hinaufträgt. Obwohl es noch verschiedene andere Variationen der Himmelsreise gibt, entspricht diese Art auch den uralten schamanischen Traditionen. So ist im äthiopischen Buch Henoch nachzulesen, wie der Prophet in einem Wirbelsturm und auf einer Wolke in die Obere Welt gelangte.

Vor Jahren entdeckte ich im Mickey-Mouse-Buch Nummer 38 die köstliche Beschreibung einer Himmelsreise. Mickey und Goofy fanden eine Zauberbohne, die sie einpflanzten. Als sie exzessiv zu wachsen begann, kletterten die beiden neugierig an ihrem Schaft immer weiter nach oben, sie durchbrachen eine Wolkendecke und sahen mit Entsetzen, dass sich ihnen dort ein Säbelzahntiger näherte, der sich offensichtlich darauf freute, die beiden aufzufressen. Nach schamanischer Vorstellung eine beinahe korrekte Schilderung des Weges nach oben. Nur eines entspricht nicht den »Tatsachen«: Säbelzahntiger befinden sich nicht in der Oberen Welt, sondern gehören nach unten. Denn der Tradition nach bildet sich in der Oberen unter anderem die Zukunft ab, in der Unteren Welt dagegen die Vergangenheit. Deshalb fällt dem schamanisch Reisenden auf, dass die Untere Welt auch mit Tieren bevölkert ist, die schon lange ausgestorben sind. Auch die Garderobe und die Wohnstätten der Wesenheiten wirken immer etwas altmodisch, so wie wir es von Märchen und Sagen her kennen.

Die Obere Welt erscheint buchstäblich in einem ganz anderen Licht, die Atmosphäre ist erfüllt von einer eher diffusen Helligkeit, die Konturen der Bauten und Landschaften sind verschwommen. Wie auch in der Unteren Welt sind die Orte der Himmelswelt und ihre Wesenheiten so zahlreich, dass ich nur einige Aspekte davon beschreiben kann. Sie alle scheinen keinen greifbaren Fokus zu haben und sind kaum zu erfassen. Wer sind die Bewohner dieser eigenartigen Welt? Es sind vor allem unsere Ahnen, die Menschen, die uns vorausgegangen sind – und damit sind nicht nur verstorbene Verwandte gemeint, sondern insbesondere auch die Träger unserer abendländischen Kultur. Eine sehr beruhigende Vorstellung der Schamanen, wie ich meine. Denn sie zeigt uns: Nichts geht verloren, in dieser Welt lebt ein tiefes Wissen weiter, das hier auf unserer Erde nur noch in Spuren vorhanden ist, die nur sehr wenige Menschen verstehen können. Zu diesem Thema schenkte mir ein Seminarteilnehmer eine kleine russische Ikone. Auf ihr war eine farbenfrohe Szene dargestellt: Im unteren Bildabschnitt feierten einige Menschen ein fröhliches, religiöses Fest, und auf den Wolken über ihnen konnte man eine ganze Versammlung von Heiligen und Seligen sehen, die sehr interessiert und vergnügt betrachteten, was sich da unten abspielte.

Die Suche nach dem geistigen Lehrer

Eine der wichtigsten Reisen, die ein Schamane in die Obere Welt unternehmen kann, gilt der Suche nach seinem geistigen Lehrer. Jeder Mensch wünscht sich manchmal im Leben eine Instanz, der er voll vertrauen und auf deren Rat er sich hundertprozentig verlassen kann. Eine solche Instanz ist der persönliche spirituelle Lehrer in der Oberen Welt. Er hilft uns nicht nur, schwierige Lebensprobleme zu lösen und Klarheit in problematische Beziehungen zu bringen, sondern auch spirituell voranzuschreiten und uns im geistigen Bereich zu entwickeln. Ihn zu finden ist nicht einfach. Menschen, die sich für schamanische Reisen und andere esoterische Disziplinen interessieren, haben meistens auch eine gewisse Vorstellung davon, wie ihr geistiger Lehrer auszusehen habe.

So ging es auch mir: Ich war der festen Überzeugung, dass ich eine bestimmte Person als meinen Lehrer antreffen würde. Doch weit gefehlt, ich traf zwar diese Person in der Oberen Welt, aber sie schickte mich ungerührt weg und zeigte mir, dass ich noch eine längere Reise vor mir hatte. Und so flog und flog ich nach oben, bis sich plötzlich die Atmosphäre veränderte und ich vor zwei nackten strahlenden Füßen innehielt. Die Aufladung war so stark, dass ich sie kaum ertragen konnte. Ich verweilte eine Zeit lang vor diesen Füßen, war aber nicht in der Lage, die Person, zu der sie gehörten, anzusehen, denn sie war von blendender Helligkeit umgeben. Obwohl ich später immer wieder in die Obere Welt reiste, war nicht mehr zu erreichen. Und das ging etwa eineinhalb Jahre so – so lange Zeit sah ich nur die Füße meines Lehrers. Und ich war zufrieden damit, weil ich erkannte, dass ich einfach noch nicht reif genug war, seine Macht und Kraft zu ertragen.

Bis ich eines Nachts in einem luziden Traum – ein Traum, in dem man voll bewusst handeln kann – erneut diese strahlenden Füße vor mir sah. Jetzt oder nie, dachte ich mir, jetzt sehe ich diesem Wesen ins Gesicht, jetzt will ich endlich wissen, wer mein Lehrer ist! Mit unendlicher Mühe versuchte ich, nach oben zu blicken. Es fiel mir schwer, den Kopf hochzuheben, der sich wie gelähmt anfühlte. Sehr langsam glitt mein Blick an der Gestalt hinauf, bis ich ihr Gesicht deutlich sehen konnte. Ah, er war es! Das hätte ich nie zu vermuten gewagt! Ziemlich forsch, und nicht wenig erschrocken über mich selbst, fragte ich ihn sogleich, was denn meine Aufgabe in diesem Leben sei. Er ergriff meine Hand, zog mich am Arm kräftig nach oben und zeigte mir, was ich zu tun hatte.

Da ich nicht glauben konnte, was ich sah, wiederholte ich meine Frage. Wiederum zog er mich mit einem Ruck fest nach oben und zeigte mir dasselbe Bild. Seitdem ist er immer für mich erreichbar, wenn ich seinen weisen Rat brauche oder einfach nur seine Nähe spüren möchte.

Fehleinschätzungen der Oberen Welt

Besonders die esoterisch belesene Klientel meint sich in der Oberen Welt bestens auszukennen. Die Untere Welt wird dagegen als minderwertig oder gar überflüssig betrachtet, als eine Ebene, in der sich nur Personen herumtreiben, die spirituell noch nicht weit genug entwickelt sind, um die Himmelswelt zu erreichen. Dort oben ist eben alles wunderbar, schön und friedlich, putzige Engel schweben herum, und natürlich befinden sich alle Seelen der Verstorbenen da oben. Und alle wollen sie nur das eine, nämlich uns Menschen da unten in unseren alltäglichen Bedürfnissen helfen und unsere Forderungen bezüglich Beruf, Liebesangelegenheiten, Gesundheit, Finanzen und – sehr beliebt – Parkplatzwünschen erfüllen. Von vielen Menschen wird die Obere Welt als eine Art Versandhaus für persönliche Bestellungen betrachtet, nach dem Motto: heute bestellt, morgen geliefert. Was für ein netter Gedanke, aber er entspricht weder der Realität noch der schamanischen Tradition. Erstens vermisst man dort die bereitwilligen Engel, auch sind nicht alle Verstorbenen dort anzutreffen, und nicht zuletzt treiben sich dort täuschende Wesenheiten herum, die den Reisenden gleichsam testen, wie es denn mit seiner Gabe der Unterscheidung steht.

Täuscher

Einigen Schamanenschülern kann es passieren, dass sie ihr begegnen, der täuschenden Lichtgestalt, die vorgibt, ein erleuchteter Meister zu sein. Er stellt einen Meilenstein in der schamanischen Schulung dar und ist zugleich eine Prüfung der erworbenen Fähigkeiten. Der Gestalt des Täuschers in der Oberen Welt zu begegnen ist kein Nachteil, sondern bedeutet vielmehr eine gewisse Auszeichnung. Es zeigt, dass die Geisterwesen dem Schüler eine erste Prüfungsaufgabe stellen und ihm zutrauen, zwischen echt und falsch trennen zu können. Diese Fähigkeit der Unterscheidung ist eine Grundbedingung für die schamanische Arbeit des Heilens, denn es ist kaum möglich, einem Menschen zu helfen, wenn man nicht in der Lage ist, die Masken des Bösen zu durchschauen. Der Täuscher erscheint nämlich als strahlende Lichtgestalt, oft wird er mit einem hohen Geistwesen oder mit einem spirituellen Lehrer verwechselt. Wäre da nicht der helle, aber kalte Glanz, den er aussendet und den der aufmerksame Reisende als falsch und unheimlich empfindet.

Mehr will ich über diese rätselhafte Erscheinung nicht berichten, nur so viel, dass sie auch den alten Eingeweihten sehr wohl bekannt ist. In ihren Schriften erzählen sie davon. Ein beeindruckendes Zeugnis dieser Erfahrung in den anderen Welten befindet sich in der Kathedrale Santa Maria Assunta auf der Insel Torcello, die in der Lagune in Venedig liegt. Torcello war der am frühesten besiedelte Platz in der Lagune, bauliche Reste reichen bis in die Römerzeit zurück. Sie war einst mächtiger und wohlhabender als Venedig selbst. Ganz überraschend ragt auf diesem heute unbewohnten Inselchen eine gewaltige

Kathedrale empor. An der Westwand der Kirche befindet sich ein großes byzantinisches Mosaik, auf dem in deutlichen Bildern die Rätsel der Oberen Welt dargestellt sind. Auch die Gestalt des Täuschers ist darauf zu finden. Jedes Mal, wenn ich Torcello besuchte, war ich vom Zauber dieser verlassenen Insel gefangen und erstaunt darüber, wie genau die Orte der Oberen und Unteren Welt und ihrer Bewohner in allen Details abgebildet sind. So sind die großen Geheimnisse verborgen in einer einsamen Kathedrale, die sich ganz überraschend aus dem Meer zu erheben scheint, von hohem Gras umgeben, sichtbar und unsichtbar zugleich.

Engel

Die bekanntesten und allseits beliebtesten Wesenheiten der Oberen Welt sind – wie könnte es anders sein – die Engel. Es gibt eine Unmenge populärer »esoterischer« Literatur über sie, und dort werden sie gleichsam als Götter angesehen, von denen man glaubt, dass sie alles können und auch tun, um uns ein angenehmes, krisenfreies Leben zu ermöglichen. Diesen Schilderungen nach sind Engel höchste Wesen der Himmelswelt. Dass es über ihnen noch größere Instanzen wie zum Beispiel einen Schöpfergott geben könnte, ist vielen Engelgläubigen ganz und gar unvorstellbar. Vielleicht, weil der ihren Wünschen oder gar »Befehlen« gänzlich unzugänglich ist?

Wer ernsthaftere Texte gelesen hat, betrachtet die Engel eher mit Vorsicht. Nicht umsonst sagen in den alten Schriften alle Engel, die Menschen erscheinen, zuerst: »Fürchte dich nicht!« Es scheint sich also nicht um besonders liebliche und nette Gestalten zu handeln. Der Dichter Rainer Maria Rilke hat diese Erfahrung in seiner ersten Duineser Elegie ganz wunderbar ausgedrückt:

Ein jeder Engel ist schrecklich
Wer, wenn ich schriee, hörte mich denn aus der Engel
Ordnungen? und gesetzt selbst, es nähme
einer mich plötzlich ans Herz: ich verginge vor seinem
stärkeren Dasein. Denn das Schöne ist nichts
als des Schrecklichen Anfang, den wir noch grade ertragen,
und wir bewundern es so, weil es gelassen verschmäht,
uns zu zerstören. Ein jeder Engel ist schrecklich.

Der jüdisch-christlichen Tradition nach gibt es nicht nur die »einfachen« Engel. Vor etwa 1500 Jahren schrieb der Schriftsteller und Mystiker Pseudo Dionysius Areopagita seine in Trance geschauten Erfahrungen in der Himmelswelt nieder. Er teilte die Engel in die neun sogenannten Chöre ein. Die höchste Stellung haben demnach die Seraphim und Cherubim, die um Gottes Thron stehen und die Inkarnationen reiner Liebe und Verherrlichung sind. Nach ihnen folgen die himmlischen Heerscharen, die Throne, Kräfte, Mächte, Gewalten und Fürstentümer genannt werden, alles keine Namen, die auf niedliche Putten schließen lassen. Erst nach diesen kommen in der Hierarchie die Erzengel (Michael, Gabriel, Raffael) und als Letztes die »einfachen« Engel, die als Boten Gottes zu den Menschen wirken.

Einer, der viele und hoch interessante Reisen in die Himmelswelt gemacht und darüber berichtet hat, war der Prophet Henoch. Seine genauen Daten verlieren sich im Dunkel der Geschichte, aber wahrscheinlich hat er um das Jahr 3000 vor Chr. im Land Kanaan gelebt. Einige fragmentarische Abschriften seiner Bücher wurden in den Höhlen von Qumran gefunden, sie zählen zu den Apokryphen, das heißt zu den verborgenen Büchern der Bibel. Wenn sich einer mit Engeln auskennt, dann er! Was gibt es da nicht alles zu lesen und zu erfahren, besonders seine Schilderungen der bösen und verkommenen, der sogenannten gefallenen Engel sind sehr aufschlussreich. Denn natürlich ist es immer spannender, etwas über die Schattenseiten als über das »langweilige« Gute zu hören. Da lesen wir von Engeln, die planen, Menschen zu ermorden, von den Sternen, auf die sie verbannt werden, von den Riesen, die sie mit den schönen Menschenfrauen zeugten. Letztere rätselhafte Geschichte ging sogar in das Buch Genesis des Alten Testamentes ein.

Bei einer Reise in die Obere Welt kam ich auf meinem Weg an einem Verlies vorbei. Da die schwere eiserne Tür offenstand, konnte ich hineinsehen. In der Tiefe einer Felsenkammer lagerten hinter einem Gitter einige Engel, die gefangen gehalten wurden. Sie waren von einem hellen Schein umgeben und baten mit sanfter Stimme darum, dass ich ihren Käfig öffne und sie befreie. Eine innere Stimme warnte mich allerdings davor, das zu tun. Irgendetwas stimmte hier nicht, aber ansehen konnte ich mir das ja einmal. Also trat ich trotz meiner Bedenken neugierig einige Schritte in die Höhle hinein, blieb vor dem Gitter stehen und versuchte herauszufinden, was sich hier abspielte. In diesem Moment hörte ich ein leises Quietschen, eine eiserne Tür bewegte sich in den Angeln und wollte schon hinter mir zufallen, als ich mich gerade noch mit einem Sprung nach draußen retten konnte. Vor

Schreck brach mir der kalte Schweiß aus und mein Herz klopfte noch lange heftig, auch als ich mich auf sicherem Gelände wiederfand.

Ein rätselhaftes Erlebnis, das ich trotz einigen Nachdenkens und Vermutens nicht zu deuten vermochte – und schließlich vergaß wie einen bösen Traum, an den man sich nicht mehr gern erinnert. Solange bis ich einige Jahre später das äthiopische Buch von Henoch geschenkt bekam und entdeckte, dass auch er diese Erfahrung gemacht hatte. Jetzt hatte ich erst recht etwas zum Nachdenken und Grübeln! Es lohnt sich also tatsächlich, viele Reisen in die Obere Welt zu unternehmen, um herauszufinden, wie es wirklich um die Engel bestellt ist. Für Überraschungen sollte man bereit sein.

Über den Engeln gibt es eine noch höhere Kraft: Es ist Gott, der alles geschaffen hat und der in seiner großen Schöpfung vieles leben und geschehen lässt. Der griechische Philosoph Aristoteles, ein hervorragender Geist der Antike, der ein Schüler Platons und später der Lehrer des berühmten Alexander des Großen war, fand für Gott die schönsten Worte. Aufgrund seiner Studien erkannte er die Notwendigkeit, dass es über allem noch eine größere Macht gäbe. Er nannte sie den »Unbewegten Beweger«, die Kraft, die alle Bewegung im Kosmos und auf der Welt verursacht und eine ungeheure Vielfalt in allen Ebenen der verschiedenen Welten erlaubt. Eine Ansicht, die vor allem die Physiker der Moderne ganz offen bestätigen.

Der Flug in die Obere Welt: praktische Übungen

Die Bedingungen für eine erfolgreiche Trancereise sind bekannt. Für genügend Zeit und eine ruhige ungestörte Umgebung sollte gesorgt sein, das wissen Sie. Beginnen wir mit der Reise, in dem wir uns einen Impuls senkrecht nach oben geben. Dabei stehen verschiedene Techniken zur Auswahl: die Weltenachse oder Weltenzeder, der Rauch oder der Wind, all diese Elemente bieten die Möglichkeit, in die Himmelswelt zu gelangen. Manchmal muss man probieren, welches Vehikel sich individuell am besten eignet. Schließlich wird jeder das seine finden, das ihn dann sicher und geschwind nach oben trägt. Einige Teilnehmer meiner Seminare versuchten die Reise nach oben mit moderneren Mitteln zu bewerkstelligen und wählten ein Flugzeug oder einen Aufzug als Transportmittel. Sie kamen aber nicht besonders weit und scheiterten schon an der ersten Trennungsschicht zwischen Erde und Himmel.

Gewöhnlich verbringen die Schüler bei der allerersten Reise nach oben die meiste Zeit damit, die Membran, die die Himmelswelt vom dem uns bekannten, sichtbaren Himmel trennt, zu durchdringen. Es kann mehrere Tage und immer wieder neue Anläufe dauern, bis diese schützende Schicht überwunden ist, vor allem weil sich dieses Hindernis oft als dichte Wolkenbank darstellt. Aber wer genug Geduld mitbringt und es irgendwann einmal geschafft hat, dem steht der Weg nach oben immer offen.

Besuch bei den Ahnen

Als Ziel der ersten Himmelsreise schlage ich einen Besuch bei den Ahnen vor. Bitten Sie Ihr Krafttier, dass es mit Ihnen den Weg nach oben fliegt und während der ganzen Reise bei Ihnen bleibt. Auch hier gilt eine wichtige Regel der schamanischen Tradition: Gehen Sie nur so weit, wie Ihr Tier Sie begleitet. Wenn Ihr Tier zurückgehen will, so folgen Sie ihm, sonst könnte etwas Unangenehmes oder Schlimmes mit Ihnen geschehen. Wie Sie gelesen haben, ist die Obere Welt nicht so lieblich, wie sie von esoterischen Trivialmedien dargestellt wird.

Stellen Sie sich innerlich fest darauf ein, zu Ihren Ahnen zu gelangen. Vielleicht suchen Sie nach der Antwort auf eine Frage oder einem besonderen Schutz, die sie Ihnen gewähren können. Und tun Sie das, was ich bei jeder schamanischen Reise tue: Lassen Sie sich überraschen von dem, was da kommt. Vorgefasste Meinungen und Erwartungen binden nur unnötig und halten Sie davon ab, die Wirklichkeit zu sehen. So vieles kann geschehen: Sie treffen vielleicht auf tatsächliche Verwandte – sehr häufig sind es die Großmütter oder Großväter, die erscheinen. Das scheint mir ein psychologisches Phänomen zu sein. Wer Familie hat, weiß, dass die eigenen Kinder eher nichts über die problematischen Entscheidungen und die Gefühle, die ihre Eltern bewegen, hören wollen. Zu nah sind sich die Generationen. Wenn aber die Großeltern etwas berichten, treffen sie häufiger auf offene Ohren.

Manchen Menschen begegnen Ahnen, mit denen sie überhaupt nicht gerechnet haben und die dennoch zu ihrem kulturellen Unbewussten gehören. Da ist dann das Erstaunen groß. Ich erinnere mich an eine sehr gebildete

Teilnehmerin, sie war Psychologieprofessorin, Feministin und Atheistin und rundherum eine sehr nette und offene Person. Ganz entsetzt kehrte sie von ihrer ersten Himmelsreise zurück: Als Ahne hat sich ihr ein junger und anscheinend sehr attraktiver Mann gezeigt. Dabei war sie so erpicht auf eine weise alte Ahnin gewesen, die ihr besser ins Konzept gepasst hätte. Das Gleiche spielte sich bei ihrer Suche nach ihrem spirituellen Lehrer in der Oberwelt ab. Der überzeugten Atheistin erschien ausgerechnet die Gottesmutter Maria. Diese Begegnung erschütterte sie derart, dass sie in Freudentränen ausbrach. Wie auch immer, diese Frau hatte in der Tat Talent zum schamanischen Reisen, denn sie ließ sich überraschen und konnte das Unerwartete dann auch akzeptieren.

Das Reisen in der Oberen Welt ist wie das in der Unteren: Sie können sich mit den Wesen, die Sie treffen, austauschen, am Ende bedanken Sie sich und lassen sich von Ihrem Krafttier wieder in die Mittlere Welt führen.

Die Suche nach dem geistigen Lehrer

Bei der Reise zu unserem geistigen Lehrer nehmen wir denselben Weg nach oben, und auch hier gehen wir nur in Begleitung unseres Krafttieres. Zunächst aber müssen wir wissen, dass es bestimmte Regeln gibt, den richtigen Lehrer zu finden. Die wichtigste davon lautet: Es darf nie eine Person sein, die Sie im jetzigen Leben tatsächlich kennen oder gekannt haben. Also keine verstorbene Großmutter, keine andere geliebte Person, die wir, wenn auch nur als Kinder, kannten. Das ist ein wirklich wichtiger Punkt. Man ahnt ja nicht, zu welchen Konstruktionen manche Menschen fähig sind. Eine Seminarteilnehmerin bestand gar darauf, dass eine Fehlgeburt, die sie vor dreißig Jahren hatte, ihr geistiger Lehrer sein würde.

Fordern Sie den Lehrer oder die Lehrerin, die Sie treffen, auf, ganz deutlich zu bejahen, dass er oder sie tatsächlich Ihr spiritueller Lehrer in der Oberen Welt ist. Beim geringsten Verdacht, dass irgendetwas nicht kongruent sein könnte, kehren Sie um. Diese Vorsicht ist aus einem bestimmten Grund wichtig: Ihr Lehrer wird Ihnen nämlich in Zukunft Ratschläge geben, die für Ihr psychosoziales und geistiges Leben eine entscheidende Rolle spielen. Denn Sie werden ihn oft genug danach fragen, wie Sie sich verhalten oder was Sie von dieser oder jener Person oder Sache halten sollen. Wenn Sie nicht an eine für Sie hundertprozentig positive Autorität gelangen, so kann sich das nicht nur für Sie problematisch auswirken.

Ich erinnere mich an eine Rechtsanwältin, die eine leichte Tendenz zum Alkoholmissbrauch hatte und gerade ernsthaft dabei war, sich in dieser Hinsicht zu kontrollieren. Bei einer der ersten Reisen zu ihrem Lehrer stellte sie ihm die Frage, wie ein soziales Problem in ihrer Kanzlei zu betrachten sei. Die Antwort darauf war, sie solle sich eine Flasche Rotwein kaufen und sie austrinken, dann würde sie die Lösung dieses Problems erfahren. Die Flasche Wein hatte sie schon gekauft, als sie mich abends anrief, um ihre Reise zu schildern. Ihr Lehrer war als höhere Lichtgestalt erschienen, und sie hielt ihn deshalb für vertrauenswürdig. Nun gibt es im Schamanismus einige Kriterien, um die Echtheit einer solchen Erscheinung festzustellen. Auf meine Frage, ob er von einem kalten oder warmen Licht umgeben sei, antwortete sie nur zögerlich. Schließlich erklärte sie, dass es wohl ein kaltes Licht gewesen sei – sie war an einen Täuscher geraten und hatte sich von seinem hellen Glanz blenden lassen. Ziemlich entsetzt erkannte sie die Tragweite seines Vorschlags, und der Wein landete im Ausguss. Es dauerte noch eine Weile, bis sie den richtigen Lehrer gefunden hatte. Aber diese erste negative Erfahrung stellte für sie auch eine Bereicherung dar, denn nach und nach konnte sie zwischen echt und unecht unterscheiden.

Neben der schon beschriebenen Qualität des Lichts gibt es noch zwei weitere Kriterien, um einen echten spirituellen Lehrer eindeutig zu erkennen. Wenn Sie Zweifel an seiner Echtheit haben, lassen Sie sich die Hände und die Zähne zeigen. Er muss es tun, auch wenn er das Gesicht unter einer Kapuze verborgen hält und die Hände in langen Ärmeln versteckt. Mehr möchte ich im Hinblick auf diese Kriterien nicht preisgeben. Denn das gehört zum internen Wissensschatz erfahrener Schamanen, die auf vielen Reisen geprüft wurden und sich dort bewähren konnten. Nur so viel: Ein wahrhaftiger Lehrer tritt nie verhüllt auf. Die oben erwähnte Rechtsanwältin kam gar nicht auf den Gedanken, die Erscheinung genauer zu betrachten; sie war begeistert und abgelenkt vom hellen Licht – und wie viele andere war sie der innerlichen Überzeugung, alles Helle und Strahlende sei automatisch positiv und unbedenklich.

Außerdem: Ein echter spiritueller Lehrer, der selbstverständlich auch eine Lehrerin sein kann, stellt sich Ihren kritischen Fragen. Zeigen Sie Ihre Ehrerbietung und treten Sie in einen respektvollen Kontakt mit ihm.

Der Fluss der Zeit

Ein geheimnisvoller Fluss fließt in der Himmelswelt, der den Ablauf der Zeit widerspiegelt. Fluss der Zeit wird er deshalb von den Schamanen genannt. In der Mitte des Stromes ist eine Schleife oder Schlinge. Ein sehr anschauliches Bild davon hat der Künstler M. C. Escher in seinem Holzschnitt »Tag und Nacht« geschaffen. Es zeigt eine Flussbiegung, über der sich der Wechsel vom Tag zur Nacht vollzieht. Diese Schleife des Flusses ist nach schamanischer Auffassung der aktuelle Abschnitt der Gegenwart, die linke Seite des Flusses entspricht der Vergangenheit und die rechte der Zukunft. Alles, was jemals geschehen ist und noch geschehen wird, ist dort aufgezeichnet und gespeichert.

Am Fluss der Zeit hat der Schamane vielfältige Möglichkeiten, Unebenheiten und »Problemzonen« seines Lebens zu klären. Er kann sich dort von Ängsten und Sorgen befreien und seelische Verletzungen heilen lassen. Dieses schamanische Konzept eines linearen Zeitablaufs – schon Aristoteles geht in seinen Schriften zur Physik von einem linienhaften Verlauf der Zeit aus – haben in neuerer Zeit amerikanische Psychologen übernommen. (Im Gegensatz dazu gibt es natürlich auch noch andere Vorstellungen von der Zeit, zum Beispiel Zeit als eine Art diffuse Nebelwolke, als absolute Gleichzeitigkeit aller Geschehnisse oder als eine durchgehende Gegenwart, also quasi als einen »Eintopf« der Zeit. Letzteres vor allem in östlich geprägten Philosophien.)

Im NLP, dem Neurolinguistischen Programmieren, einer bildhaften Psychotechnik zur positiven Veränderung von unangenehmen Gefühlen und Blockierungen im Lebensweg, wird dieser Fluss der Zeit als Time-Line bezeichnet. Daraus entwickelte sich eine interessante Technik, in moderner Form und Sprache an psychische Blockaden und gedankliche Fixationen heranzukommen und sie zu lösen. (Näheres dazu finden Sie in meinem Buch *Time-Line-Therapie* sowie bei Ted James, *Time-Line*. Vgl. Literaturverzeichnis.)

Als ich auf einer schamanischen Reise das erste Mal den Fluss der Zeit in der Oberen Welt vor mir liegen sah, war ich ganz fasziniert von seiner Schönheit und den Möglichkeiten der Verwandlung zum Guten, die in ihm geschehen konnte. Es berührte mich sehr, dass sich diese uralte Weisheit von Heilung und Veränderung in die Neuzeit hineindrängte und unter neuem Namen wiederbelebt wurde: eben Time-Line.

Die Reise zum Fluss der Zeit ist eine umwerfende Erfahrung. Wiederum lassen Sie sich nach oben tragen, so lange, bis der glitzernde Fluss vor Ihnen liegt. Über ihn gibt es eine Legende, die wie so viele Geschichten über die Himmelswelt in den apokryphen Schriften des Alten Testaments zu finden ist, in den Schilderungen im Buch »Das Leben von Adam und Eva«. Die beiden sind gerade aus dem Paradies vertrieben worden, sie frieren, finden nichts zu essen und zu trinken und wollen natürlich nur das Eine: Wieder zurück ins Paradies! Da hat Adam eine Idee, er schlägt Eva vor, sich siebenunddreißig Tage lang auf einen Stein im Fluss Tigris zu stellen, das Wasser solle ihr dabei bis zum Hals gehen. Er selbst werde sich vierzig Tage lang bis zum Hals in den Fluss Jordan stellen. Wenn die beiden heiligen Flüsse nach Ablauf dieser Frist ihren Frevel weggewaschen und aufgelöst hätten, könnten sie hoffen, wieder ins Paradies aufgenommen zu werden.

Eine nette Parabel, die von dem uralten schamanischen Wissen zeugt, im Fluss der Zeit wieder Heilung zu finden. Alles, was krank und unglücklich macht, kann der Zeitenfluss gleichsam wegwaschen.

Wenn Sie eine Reise zum Fluss der Zeit machen, dann nehmen Sie als Gepäck ein Problem aus der Vergangenheit mit, das Sie belastet. Das kann eine frühere Lebenssituation sein, unter deren Folgen Sie noch heute leiden, ein Kummer oder eine Demütigung, die Sie nicht vergessen können. Hier an diesem Ort haben Sie die Gelegenheit, diese traurigen Dinge wirklich und für immer abzulegen und aufzulösen. Bitten Sie Ihr Krafttier, Ihnen die Stelle des Flusses, an der das Erlebnis oder Trauma gespeichert ist, zu zeigen. Es wird Sie dann am Ufer entlang nach links in die Zonen der Vergangenheit führen, so lange, bis eine Stelle im Fluss aufglitzert und signalisiert, dass hier der richtige Platz ist.

Setzen Sie sich am Ufer nieder. Vielleicht finden Sie einen höher gelegenen Ort, einen Felsvorsprung oder einen Hügel, von dem aus Sie das Wasser gut überblicken können. Betrachten Sie diese Stelle, bis sich das Wasser klärt und ein Bild freigibt. Nun können Sie Ihre Ahnen bitten, Ihnen die fehlenden Erkenntnisse und Aspekte über die gezeigte Situation zufließen zu lassen. Das geschieht über Bilder, die zu deuten sind, über ein inneres Wissen, aber auch über Symbole und Worte. Es hat sich bewährt, lange und intensiv in dieser Phase der Reise zu verweilen, denn es braucht viel Zeit, bis sich die Bilder – manchmal gleichen sie Rätseln – geklärt und gelöst haben. Wenn Sie eine tiefere Einsicht haben und wirklich etwas zum Positiven verändern möchten, sollten Sie sich diese Zeit und Ruhe auch nehmen.

Nachdem Sie die entsprechenden Erkenntnisse gewonnen haben, bedanken Sie sich beim Universum, bei den Ahnen und den Himmelswesen. Summen Sie eine ganz persönliche Melodie vor sich hin und lassen Sie die Wasser das Bild des schmerzlichen Geschehens wegspülen. Auch das nimmt einige Zeit in Anspruch. Wenn sich die letzten Reste des traumatischen Bildes im Wasser aufgelöst haben, springen Sie selbst in den Fluss, genau in die ehemals belastete Zone hinein. Ist alles richtig abgelaufen, werden Sie dort jetzt eine überschäumende Freude empfinden. Freudig erleben Sie, wie das goldene, reine Wasser auch Ihren Körper durchströmt. Es fließt von dieser Stelle aus Ihrer Vergangenheit durch die Gegenwart hindurch und in die Zukunft hinein, indem es beide verändert.

Eine durchgängige Aufmerksamkeit, gepaart mit Imaginationskraft lässt diese schamanische Technik gelingen. Wer sich nicht so gut konzentrieren kann und leicht mit den Gedanken abschweift, dem ist es eine große Hilfe, diese Reise mit einem Partner zu unternehmen, der ihn coacht und immer wieder auf die eigentliche Aufgabe hinlenkt. Der Begleiter überwacht diesen Vorgang ohne selbst dabei zu reisen. Er sitzt neben dem Reisenden und beobachtet ihn, um eingreifen zu können, wenn dessen Konzentration nachlässt und er abzudriften droht. Mit leiser Stimme bringt der Begleiter den Reisenden auf das Ziel der Reise zurück, indem er Fragen stellt und damit die Aufmerksamkeit wieder auf das Thema lenkt.

7 Schamanisch heilen

Traditionell vereinigt ein Schamane viele verschiedene Rollen mit verschiedenen Aufgaben in seiner Person. Er kann Zauberer sein, Zeremonienmeister, Prophet, Heiler, Kämpfer gegen böse Mächte oder Psychopompos, um nur einige seiner Aufgabenbereiche zu nennen. Aufgrund dieser besonderen Stellung hegt die Gesellschaft auch äußerst ambivalente Gefühle ihm gegenüber: Man hat Angst vor seinen Kräften und will es sich deshalb nicht mit ihm verderben, gleichzeitig braucht man ihn in schwierigen Situationen ganz dringend. Es würde zu weit führen, all seine Aufgaben eingehend zu schildern, daher beschränke ich mich auf die in der modernen Welt am meisten benötigte: seine Fähigkeit, eine Heilung einzuleiten.

Um zu Beginn gleich auf eine häufig gestellte Frage einzugehen: Nein, nicht jeder kann lernen zu heilen, auch wenn es noch so oft in der neoschamanischen Szene behauptet wird. Ich frage mich gelegentlich, weshalb es für viele völlig unbedarfte Menschen so attraktiv ist, heilen zu können. Spielt da vielleicht das Gefühl mit, etwas Besonderes zu sein? Oder die Tatsache, sich damit dann in einer unkontrollierbaren Grauzone betätigen zu können, in der man immer recht hat? Sicher spielt der Wunsch, Macht über andere zu haben und wichtig zu sein, hier mit hinein. Wie es auch sei: Wer sich in den Bereich des Heilens begibt, sollte meiner Meinung nach zumindest anatomische und medizinische Grundkenntnisse haben, bevor er sich an diese Tätigkeit heranwagt. Eine echte Gefahr für die Patienten besteht nämlich darin, dass er etwas Ernstes übersieht, das in die Hände eines Arztes gehört, oder verordnete und notwendige Medikamente absetzt. Oder dass energetisch »herumgemurkst« wird, zum Schaden für den Klienten. Heilend tätig zu sein bedeutet nicht, dass einem darin immer Erfolg beschieden ist. Und doch gibt es Grundlagen, die einen seriösen schamanisch heilend Tätigen ausmachen. Wer die vielfältigen Möglichkeiten schamanischer Tätigkeitsbereiche kennt und sich wirklich für Schamanismus interessiert, findet darin mit Sicherheit eine Aufgabe, die seinen Fähigkeiten entspricht.

Eine wesentliche Grundlage jeden schamanischen Heilens ist, dass der Betreffende sicher reisen kann und schon zahlreiche Reisen in die anderen Welten unternommen hat, um ihre Wesenheiten und Besonderheiten zu erleben. Zudem muss er seinen geistigen Lehrer gefunden und einige Erfahrungen mit ihm gemacht haben.

Er sollte außerdem die Wege schamanischen Heilens aus eigener Erfahrung einschätzen können. Oft werde ich gefragt, ob eine schamanische Behandlung bei Grippe, Magenkrämpfen oder Kreuzschmerzen hilft. Die schamanische Sicht von Krankheit unterscheidet sich von der »normalen« gerade darin, dass man nicht sagen kann: »Bei Kopfweh hilft dies, bei einem gebrochenen Bein das.« Denn es geht dabei um eine ganz andere Sichtweise. Der Schamane nimmt im Zellgedächtnis eines Kranken belastende Ereignisse aus seinem Leben, epigenetische oder genealogische Belastungen, energetische Eindringlinge oder Angriffe von missgünstigen Personen wahr. Dann beginnt er damit, diese sogenannten Introjekte aufzulösen, und gibt, wenn nötig, verloren gegangene Seelenenergie zurück. Durch seine Arbeit im nicht sichtbaren Bereich wird der Weg zu einer Gesundung des Patienten freigemacht und Heilung kann gelingen. Diese Art der Behandlung bringt dem Erkrankten eine echte Lebensbereicherung und schenkt ihm neue Lebenskraft. Weil dabei auch vergessene, unbewusste oder verdrängte Erlebnisse ans Licht kommen und integriert werden, findet eine Heilung und Verbesserung auf den tieferen Ebenen der Gefühle statt, der Körper folgt dann nach. Über all diese Ebenen muss der Heilende Bescheid wissen.

Was geschieht bei einer schamanischen Behandlung?

»Was machen Sie jetzt mit mir?« Diese Frage wird mir nicht selten von Patienten gestellt, die zu einer schamanischen Behandlung kommen. Meist haben die Fragenden dabei einen besorgten Unterton in der Stimme, der zeigt, dass ihnen diese Art der Behandlung ein wenig unheimlich ist. Auch wenn ihr Arzt sie zu mir geschickt hat, möchten sie doch ganz sichergehen, dass sie dadurch keinen seelischen Schaden davontragen. Zu viel haben sie in den Medien über Schamanismus gehört und gesehen. Sie wissen von südamerikanischen Schamanen, die die bereits erwähnten Heilrituale mit Meerschweinchen vollführen. Sie befürchten, dass sie in eine hypnotische Trance versetzt werden, aus der sie sich nicht mehr selbst befreien können, womit sie zum willenlosen Opfer des Schamanen werden. Auch eine generelle Verbindung zwischen Drogen und Schamanismus wird sehr häufig vermutet.

Diese Bedenken der Patienten nehme ich sehr ernst. Doch manchmal wünschte ich, die Medien würden nicht so detailliert über exotische Rituale der verschiedenen Naturvölker berichten oder doch wenigstens klarstellen, dass auch Europa eine schamanische Tradition hat, die mit so großen Namen wie zum Beispiel Hildegard von Bingen verbunden ist. Wir werden darauf zu sprechen kommen. Nach einer entsprechenden Erklärung meinerseits fühlen sich die Menschen dann jedenfalls beruhigt und sicher, sodass der Behandlung nichts mehr im Wege steht.

Ein anderer Teil meiner Patienten ist eher neugierig und wartet gespannt auf die Veränderung zum Guten in seinem Leben, die er so dringend braucht und wegen der er schließlich zu einer schamanischen Behandlung gekommen ist. Es ist ganz erstaunlich, welche Menschen sich schamanisch helfen lassen möchten. Es sind keineswegs nur die von manchem belächelten Esoteriker, sondern vom Tankwart bis zum Abgeordneten der UNO ist alles dabei. Ärzte, Professoren und Handwerker gleichermaßen suchen auf schamanischem Wege Heilung und werden selten enttäuscht. Man darf auch nicht vergessen, dass etwa seit den 1980er-Jahren der Begriff Schamanismus durch die populäre esoterische Literatur in aller Munde ist. Dort wurde und wird die Arbeit eines Schamanen gelegentlich falsch verstanden, und auch die Behauptung, dass wirklich jeder Mensch eigentlich ein Schamane sei, führt zu vielen Missverständnissen. Wir werden andererseits aber nicht selten als eine Art Wunderheiler oder Zauberer angesehen, die vertrackte physische oder soziale Probleme mit einem Fingerschnippen in Ordnung bringen.

Schamanisch zu arbeiten bedeutet, immer wieder überrascht zu werden und in einem beständigen Erstaunen vor den hilfreichen Kräften der Oberen und Unteren Welt zu verweilen. Denn letztlich bewirken sie allein das Gute, das durch einen Heiler geschieht. Das Leben ist in ständigem Fluss, immer schwemmt es neue Probleme und Sorgen an und nimmt sie wieder fort. In diesem Kommen und Gehen sind auch die Geschichten jener Menschen verwoben, deren Leben eine schamanische Behandlung zum Guten wendete.

Meine Praxis: abendländisch-christlicher Schamanismus

Ich selbst übe keinen indigenen, anthropologisch oder ethnologisch geprägten Schamanismus aus. Meine Art zu behandeln entspringt dem kollektiven Unbewussten der mitteleuropäischen Völker, denn ich betreibe ausschließlich abendländisch-christlichen Schamanismus. So beschreibe ich ihn auch in diesem Buch und in der hier vorgestellten Praxis. Auch im Abendland gab es Schamanen, deren Traditionen, Riten und Gebräuche teils vom Christentum übernommen wurden, sodass sie uns eine gewisse Vertrautheit übermitteln. Mit dieser für einige verblüffenden Verbindung von Schamanismus und Christentum stehe ich nicht allein. Eine Reihe von zeitgenössischen Professoren der Philosophie und Theologie sowie manche Psychiater haben ganz erstaunliche

Forschungen darüber veröffentlicht. Besonders die Anwesenheit schamanistischer Elemente in den christlichen Riten, Bräuchen und der Kunst wurde untersucht, nachzulesen beispielsweise in dem Buch von Gerhard M. Martin »Was es heißt: Theologie treiben« in dem ausgezeichneten Kapitel »Das Suchfeld Schamanismus«.

Diese Ausrichtung bedeutet für meine Patienten, dass sie mit keinerlei Angst auslösenden, fremdartigen Praktiken während der Sitzung in Kontakt kommen. Sie können sich geborgen und gut aufgehoben fühlen, denn es ist nicht nötig, dass sie in einer Hab-Acht-Stellung auf sich selbst aufpassen. Nach einer ausführlichen Erklärung und Besprechung begeben sie sich völlig entspannt in die Behandlung hinein.

Ich schildere Ihnen im Folgenden, wie ich die schamanische Behandlung in meine Praxis integriere. Die Patienten werden an einem Tag zu mir bestellt, an dem keine normale Sprechstunde stattfindet. Denn ich brauche eine absolut ruhige Umgebung, in der ich mich voll und ganz dieser einzelnen Person widmen kann. In Hektik und unter Zeitdruck ist eine so intensive Arbeit nämlich fast nicht möglich. Auch habe ich mir ein Limit an schamanischen Behandlungen gesetzt: Mehr als vier Personen pro Woche sollten es nur in Ausnahmefällen sein. Denn während dieser Arbeit tauche ich jedes Mal in das Zellgedächtnis des Patienten ein und erfahre sein Leben und seine Schwierigkeiten unmittelbar, und das ist eben nur begrenzt möglich. Auch da ich schon dreißig Jahre lang eine gut gehende Naturheilpraxis führe und die Klientel für diese Arbeit häufig aus Arztpraxen oder Krankenhäusern überwiesen bekomme, kann und will ich mir nicht zu viel Exotik leisten. Das ist auch gar nicht nötig, um erfolgreich schamanisch arbeiten zu können. Für mich bedeutet das, in ganz normalen Räumen zu behandeln, ohne Federschmuck, Tipis oder andere populäre Hinweise auf einen schamanischen Hintergrund. Die Patienten haben oft einen langen Leidensweg hinter sich und sollen sich bei mir sofort wohl und sicher fühlen. Daher trommele oder singe ich nicht während der schamanischen Behandlung oder gehe anderen, für manche befremdlichen Tätigkeiten nach. Auch arbeite ich bei Tageslicht und ohne Räucherwerk, damit sich auch ängstliche oder eher schulmedizinisch orientierte Menschen gut aufgehoben fühlen.

Ablauf der schamanischen Heilbehandlung

Meine schamanische Behandlung besteht aus zwei Teilen, die mit einer kurzen Pause in der Mitte aufeinanderfolgen. Zuerst wird der Patient über sein Anliegen befragt. Mir ist es immer wichtig zu wissen, mit welchem persönlichen Anliegen der Betreffende zu mir kommt. Ich mag es gar nicht, wenn ich höre: »Das sollen Sie mir doch sagen!« Vielmehr darf der Patient ausführlich schildern, welches seine Probleme und Fragen sind und aus welchem Grund er zu mir gekommen ist. Danach beginne ich, den Ablauf der schamanischen Sitzung zu erklären und eventuelle Ängste oder Bedenken zu beruhigen.

Dann folgt die eigentliche Arbeit, hier nur sehr grob skizziert, ohne dass ich an dieser Stelle auf die einzelnen Techniken eingehe. Der erste praktische Teil ähnelt einem Gespräch: Ich sage dem Patienten, welche Blockaden ich in ihm wahrnehme, und lösche sie dann, und er berichtet von seinen Empfindungen während dieser

Therapie. Der zweite Teil ist sehr kurz, aber auch sehr intensiv: Das sogenannte Soulretrieval, das Zurückholen von verlorenen Seelenanteilen, dauert nur ein paar Minuten, hat aber eine tiefe Wirkung auf den Klienten. Anschließend gibt es immer noch eine Pufferzone an Zeit: Manche Menschen möchten nach dieser Behandlung sofort aufspringen, weil sie sich so frisch und erleichtert fühlen, anderen steht der Sinn mehr nach Ruhe und sie brauchen noch eine Stunde, in der sie ungestört schlafen oder dösen können. Diese Möglichkeit muss nach einer solch tief greifenden Behandlung gegeben sein. Sie wirkt einfach besser, wenn man diese Umstände berücksichtigt, und schließlich haben manche noch einen weiten Heimweg und eine längere Autofahrt vor sich. Die sollten sie auch nicht wie in Trance oder schläfrig antreten.

Die Behandlung selbst ist für den Patienten völlig entspannend, er muss dabei gar nichts tun, sondern begibt sich vertrauensvoll in das Geschehen hinein. Um ihn in Ruhe und Entspannung zu bringen, behandle ich vorab psychische Punkte am Ohr mit einer speziellen Akupunktur: besonders die neu entdeckten Areale, die Lebensfreude bringen oder Menschen helfen, die zu wenig Liebe im Leben erfahren haben, die negative Gedanken stoppen und so weiter. Allein diese Vorbehandlung bringt schon eine große Erleichterung.

Das Zellgedächtnis des Körpers

Wie sieht nun der erste, eigentlich schamanische Teil aus (zur Praxis der Seelenrückholung kommen wir später)? Als Erstes verändere ich meine Gehirnwellen von den üblicherweise im Gehirn vorherrschenden Betawellen in Richtung der Thetawellen. Durch jahrelanges Training sollte das unter günstigen Bedingungen mühelos und in Sekundenschnelle geschehen. Anfängern ist dies aber kaum ohne akustische Reize wie Trommeln oder Rasseln möglich. In diesem konzentrierten Trancezustand, der die ganze Behandlungszeit gehalten werden muss, kann ich den Körper des Klienten wie auf einem Röntgenbild sehen. Dabei beachte ich weniger die inneren Organe und das Skelett, das können die Ärzte besser beurteilen. Ich richte meine Aufmerksamkeit auf andere Bilder, denn im Zellgedächtnis des Körpers ist alles gespeichert, was wir erlebt haben. Daher lenke ich meinen Fokus auf belastende Ereignisse wie einen schweren Verlust, eine Zeit der Deprivation, Mobbing oder traumatische Erlebnisse während der Kindheit. Ein solches Bild zu sehen, bedeutet aber nicht, dass der Klient etwas verdrängt oder nicht verarbeitet hat. Es ist genau so wie mit der Narbe von einer Verletzung oder Operation: Das Ereignis der Verletzung ist schon lange vergessen, aber die Narbe besteht weiter. Und genau so, wie die Narben des Körpers äußerlich zu sehen sind, nimmt der Schamane diese innerlichen »Narben« wahr. Sie sind nämlich bildhaft ins Zellgedächtnis der Person eingeprägt und senden von dort beständig leidvolle Impulse aus. Das gespeicherte Trauma nehme ich als lebendiges Bild wahr, so wie es der Patient bewusst oder unbewusst in Erinnerung hat, oder aber als schamanische Chiffre, deren Bedeutung ich dann erkennen muss. Denn unablässig spucken diese seelischen Störfelder ihre Informationen aus und können dem Betreffenden das Leben schwer machen – und das oft genug, ohne dass auf herkömmlichem Weg ein Grund dafür gefunden wird.

Eine junge Ärztin beispielsweise kam wegen verschiedener Ängste in meine Behandlung. Ich ging in Trance und sah, dass sie als Kind beim Spielen am Bahndamm erlebt hatte, wie ihre Freundin um ein Haar von einem einfahrenden Zug überrollt wurde. Da alles gut ausgegangen war, trabten die beiden anschließend wieder nach Hause und vergaßen die ganze Geschichte. Bis dahin hatte sie auch nie mehr daran gedacht. Erst als ich ihr von dieser Szene berichtete, wurde sie ganz blass und rief: »Jetzt weiß ich, weshalb ich immer Angst vor Zügen hatte. Ich kann nicht einmal U- oder S-Bahn fahren, weil ich Panik bekomme, wenn ich nur den Luftzug des Zuges spüre!« Ich begann mit der eigentlichen Behandlung und arbeitete an der schamanischen Löschung dieses Traumas. Einen Tag nach der Behandlung rief sie mich an und erzählte mir begeistert, dass sie voller Vergnügen die Münchner U-Bahn benutzt hätte und kreuz und quer durch die Stadt gefahren sei! Die Angst vor Zügen, die sie ihr Leben lang gequält hatte, ist auch später nie wieder aufgetreten. Diese Geschichte ist ein gutes Beispiel dafür, wie eine Erinnerung im Zellgedächtnis in ein Leben hineinfunken und es erschweren kann, wie sie dann aber auch wieder aufgelöst werden kann.

Das Zellgedächtnis speichert alles, was eine Person im Guten oder Schlechten erlebt hat, Bewusstes und Unbewusstes. Das Positive daran ist: Es gibt die Möglichkeit, die quälenden Informationen schamanisch zu löschen. Zu den eher psychischen Verletzungen, die im Zellgedächtnis eingeprägt sind, möchte ich sagen, dass nicht jeden Menschen alles in gleicher Weise trifft. Manche gehen aus wirklich heftigen traumatischen Zuständen unversehrt hervor, während andere bei viel kleineren

Läsionen schon zusammenbrechen und nicht wieder ins Lot kommen. Es ist letztlich eine Frage der Resilienz. Resilienz ist die Fähigkeit, Kraft eigener innerer Ressourcen auch eine schwere Krise unbeschadet zu überstehen. Eine Bestätigung dieser Theorie sind die Forschungen der Psychologieprofessorin Emmy Werner an der University of California, die als Kauai-Studie in die Geschichte der Psychologie einging (siehe Literaturverzeichnis): Das Leben von siebenhundert Kindern aus schwer belastenden Risikofamilien wurde über Jahre hinweg beobachtet. Vereinfacht und kurz ausgedrückt ergab die langjährige Forschung folgendes Ergebnis: Zwei Drittel der Probanden wurden als Erwachsene depressiv, kriminell oder psychisch auffällig und ein Drittel war in festen und stabilen Beziehungen und erfolgreichen Berufen, ohne dass Anzeichen von Schäden ihrer risikoreichen Kindheit zu finden waren.

Eine Kindheit unter verletzenden und unglücklichen Umständen führt also nicht zwangsläufig auch zu Depressionen oder Ängsten im Erwachsenenalter. Dies als Ermutigung für diejenigen Menschen, die sich als Opfer der Umstände betrachten. Als aufbauende Lektüre empfehle ich dazu die fachkundigen Bücher der Psychologin Ursula Nuber, die sich ausführlich und konstruktiv mit diesem Thema befasst hat (siehe Literaturverzeichnis).

Während einer schamanischen Behandlung sind also bewusste und unbewusste Verletzungen und Lebensphasen im Zellgedächtnis zu erkennen, die ihre Spuren dort hinterlassen haben. Ich spreche in der Sitzung jedes einzelne Bild, das ich sehe, an, auch wenn ich es nicht verstehe, und frage den Patienten, ob er dieses Erlebnis kennt. Meistens sind ihm die geschilderten Situationen bewusst. Andere wie zum Beispiel eine langwierige Geburt oder eine Phase der ganz frühen Kindheit kennt er vielleicht nur aus Erzählungen. Schließlich ist es ja auch gut so, dass wir nicht unser ganzes Leben mit allen möglichen Rückschlägen, Enttäuschungen und Verletzungen voll gegenwärtig im Bewusstsein mit uns herumtragen.

Darüber hinaus werden Ereignisse, von denen er selbst nichts mehr weiß, aufgelöst. Aber Achtung: Das schamanische Löschen oder Auflösen bedeutet nicht, dass der Patient hinterher eine Art der Amnesie hat und sich an nichts mehr in seinem Leben erinnern kann – eine oft geäußerte Sorge meiner Klienten und ein schrecklicher Gedanke! Die eigene Geschichte bleibt natürlich bestehen, und selbstverständlich erinnert er sich daran, wenn er möchte. Aber die belastende emotionale Verbindung besteht nicht mehr. Es ist so, als ob man in Ruhe einen alt bekannten Film betrachtet, der einen nicht mehr quälend berührt. Man weiß, dass das alles im Leben einmal geschehen ist, man weiß noch genau, wie es war, aber der Schmerz, die Trauer und die Grübelei über das Weshalb und Warum sind verblasst. Vor allem funkt das Erlebnis nicht mehr wie ein Störsender in das Leben hinein. Wer nicht davon betroffen ist, kann sich kaum vorstellen, wie belastend ein solcher Zustand sein kann: Im Extremfall kreisen die Gedanken beinahe unaufhörlich um Erlebnisse wie Demütigungen, Verluste, Gewalt, Lüge und Verrat. Das Schlimme an diesem Zustand ist, dass er in vielen Fällen auch dann nicht verschwindet, wenn der Patient zum Beispiel neue Informationen über das Geschehen bekommt, wie das in der Psychotherapie geschieht.

Als verdeutlichende Beispiele möchte ich einige Fälle schildern: Eine junge Frau wird von Ihrem Mann psychisch so gequält und missachtet, dass sie um ihre Gesundheit fürchtet, wenn sie noch länger in dieser Beziehung bleibt. Alle bis dahin unternommenen Wege zur Rettung der Ehe scheitern, also verlässt sie ihren Mann. Die beiden Kinder bleiben beim Vater, weil ihre Zukunft dort finanziell und sozial besser gesichert ist. Ein großzügiges Besuchsrecht wird vereinbart, Mutter und Kinder sehen sich häufig. Jahre später im Erwachsenenalter stellt sich der Sohn immer wieder die Frage: »Was habe ich getan, dass sie uns verlassen hat?« Die Erkenntnis, dass die Trennung der Ehe nichts mit ihm als Kind, sondern nur mit dem Vater zu tun hatte, war ihm nicht zugänglich. So geisterten jahrelang quälende Ressentiments durch sein Gemüt.

Eine andere Geschichte erzählt von einer alten Frau, die, seit Kurzem verwitwet, einen vergilbten Liebesbrief einer anderen Frau an ihrem Mann fand. Nun war es um ihre innere Ruhe geschehen, unaufhörlich versuchte sie herauszubekommen, wer denn diese Person gewesen sei. Sie durchforstete ihre Fotoalben, um fündig zu werden, mit den Fragen wer, warum, wie lange, wo und wie oft suchte sie alle möglichen Hellseher, Kartenlegerinnen und Wahrsagerinnen auf. Kaum bekam sie einen Hinweis, tauchte schon das nächste Problem auf. Eine Kartenlegerin hatte nämlich auf einem alten Foto die »Schuldige« identifiziert. Sie wurde sofort aufgesucht und zur Rede gestellt, leugnete aber die Beziehung … Aber log sie jetzt, oder hatte der Mann wirklich eine andere Geliebte gehabt, das wollte die Witwe genau wissen. An diesem Punkt kam ich ins Spiel, ich weigerte mich allerdings, »hellzusehen« und die vorgelegten Fotografien zu betrachten. Eine schamanische Löschung brachte dann endlich Frieden in das unruhige Herz der Dame. In diesen beiden Fällen war es sehr hilfreich für die Patienten, dieses Karussell der negativen Gedanken möglichst rasch zum Stillstand zu bringen.

Das sind nun Beispiele für die Belastungen, die einen Menschen in vollem Bewusstsein gedanklich quälen und beunruhigen können. Er selbst kann schildern, worum es geht, und nach Hilfe suchen. Viel zahlreicher sind aber die Fälle von Prägungen, die ganz unbewusst im Zellgedächtnis feststecken und daher dem Patienten nicht zugänglich sind. Dazu gehören, neben den tatsächlich erlebten und ins Unterbewusstsein abgesunkenen Erinnerungen, die genealogischen Belastungen, die wir alle in mehr oder weniger schmerzhafter Art mitbringen und die uns das Leben hindurch begleiten. Was ist nun eine »genealogische Belastung«. Wenn ich in einen Menschen schamanisch hineinsehe, erkenne ich neben den tatsächlich erlebten Ereignissen auch Situationen, die diese Person nie selbst erlebt haben kann, weil zum Beispiel die Zeit eine ganz andere ist: die Kleidung und die Umstände sind aus einer Vergangenheit, die viele Jahrzehnte oder sogar Jahrhunderte zurückliegt. Als ich zum ersten Mal eine solche Szene sah, dachte ich als Erstes, dass ich mich getäuscht und die Fantasie mir einen Streich gespielt hätte. Da der Patient in der Nähe wohnte, bestellte ich ihn am nächsten Tag erneut zu mir.

Beim schamanischen Sehen bekam ich jedoch wieder dasselbe Bild: Ein Mann im Wehrmachtsmantel und in Stiefeln erlebte eine schauerliche Szene im Zweiten Weltkrieg. Mein Patient konnte diese Erfahrung nicht selbst gemacht haben, denn er war noch zu jung dafür. Ich war ziemlich verwirrt, denn zur damaligen Zeit gab es nur eine einzige, und zwar eine paranormale Erklärung für dieses Bild: Der junge Mann hatte »in einem früheren Leben« dieses Geschehen selbst erlebt. Ob nun frühere Leben tatsächlich vorkommen oder nicht, kann ich nicht mit Sicherheit sagen, aber die Möglichkeit könnte bestehen, und es wäre in einigen Fällen auch logisch und würde so manches Schicksal erklären. Meine Intuition sagte mir aber, dass es sich hier nicht um ein Vorleben handeln konnte, sondern eher um eine Geschichte, die etwas mit seiner Familie zu tun hatte. Ich stellte die entsprechenden Fragen und erfuhr, dass sein Großvater Kriegsteilnehmer gewesen war. Er hatte immer über seine Erlebnisse an der Front geschwiegen, seine Kinder hatte er einmal gebeten, ihn auch nicht darüber auszufragen, denn was er gesehen und erlebt hätte, sei so entsetzlich gewesen, dass er es von sich fernhalten wolle. Die noch relativ neue Wissenschaft der Epigenetik kann – wie wir noch sehen werden – tatsächlich erklären, weshalb Erfahrungen, die ein Vorfahre gemacht hat, im Zellgedächtnis zum Beispiel eines Enkels wiederzufinden sind.

Das Löschen von Blockaden

Wie aber kann ein Schamane blockierende Erlebnisse aus dem Zellgedächtnis löschen? Wenn er ernsthaft und ehrfurchtsvoll die anderen Welten betritt und dort um Hilfe für sich oder andere bittet, dann wird die Obere Welt gleichsam aufmerksam auf ihn. Die Wesenheiten, die dort wohnen, beobachten seine Arbeit und seine innere Einstellung. Sie verfolgen sein Wirken, seine Intention und seine Erfolge. Das alles wird im wahrsten Sinne des Wortes bewertet, denn es wird für wert befunden oder nicht, und zwar von den obersten Instanzen.

Ein Suchender kann also nicht selbst bestimmen, ob er heilende Fähigkeiten hat oder nicht, und er kann auch nicht im Voraus festlegen, auf welchem Weg er tätig werden möchte. Dazu braucht es diese höhere Instanz. Während seiner schamanischen Reise in die Obere Welt kann es bisweilen ganz plötzlich geschehen, dass ihm sein geistiger Lehrer ein Gebet, einen heilenden Spruch oder eine Formel übermittelt. Der Text enthält bestimmte Elemente, aufgrund derer er wirken kann: Er reicht durch alle drei Welten und umfasst die Obere, Mittlere und Untere Welt. Mit diesem geschenkten Spruch ist es möglich, Blockaden, Verwünschungen und andere Belastungen bei einem Menschen völlig aufzulösen, wenn er nur andächtig und aufmerksam genug gesprochen wird.

Diese Formel wird dem Schamanen von seinem geistigen Lehrer in der Oberen Welt übergeben, und er wendet sie bei all seinen Patienten an. Sie ist nur für ihn gedacht, selbst der Klient kann sie nicht hören, da sie innerlich gesprochen wird. Es versteht sich von selbst, dass der persönliche Spruch nicht an andere weitergegeben werden und ein Geheimnis bleiben sollte. Der Grund dafür ist folgender: Er wurde als ganz persönliches Geschenk übergeben, weil er genau der Struktur dieses Menschen entspricht und nur durch ihn voll wirksam werden kann. Wenn jemand anderer diesen Spruch ohne Glauben und die innewohnende Intention und ohne die große Anstrengung der Konzentration gleichsam nachplappert, dann wirkt er nicht oder nur ungenügend. Das ist aber noch das kleinere Übel. Wenn solch ein Heilgebet an

Leute gerät, die es aus egoistischen Motiven heraus besitzen und anwenden wollen, wird der Spruch gleichsam entladen, wie eine Batterie, die leergelaufen ist. Er nützt dann weder dem ursprünglichen Besitzer noch dem, der ihn sich erschlichen oder an sich gerissen hat. Jeder Schamane, der das Glück hatte, eine solche Formel von der Oberen Welt als Geschenk zu bekommen, wird sicherlich mehrmals damit konfrontiert, dass andere versuchen, an seinen »Zauberspruch« heranzukommen, meist mit Schmeicheleien oder dem Argument, anderen helfen zu wollen. Da hilft es nur, standhaft zu sein. Menschen können sich verstellen, und wer weiß schon genau, ob er wieder so ein Geschenk bekommen wird, wenn diese Chance vergeben ist. Ob und wann eine Person ihren Spruch von ihrem geistigen Lehrer bekommt, entscheidet einzig und allein dieser.

Einer meiner Schamanenschüler, ein Mediziner in der Facharztausbildung, berichtete mir, sein Vorgesetzter sei von den guten Ergebnissen seiner schamanischen Behandlungen so angetan gewesen, dass er ihn fragte, was er denn Besonderes mit den Patienten mache. Er erzählte arglos von seinem Zauberspruch, daraufhin bedrängte ihn sein Professor immer wieder, ihm doch das ganze Geheimnis zu verraten, denn damit könne auch er vielen Menschen helfen. Er hatte schon den Mund geöffnet, um ihm die Formel zu sagen, als er die innere Warnung bekam: Tu's nicht!

Wenn ich nun während der Behandlung mein Gebet oder meinen Zauberspruch innerlich aufrufe – der Patient hört davon wie gesagt nichts – tritt fast augenblicklich eine Sympathikolyse ein. Das heißt, sehr vereinfacht gesprochen: Das Nervensystem, das ihn unter

Anspannung und Stress hält, wird entspannt, und sein Gegenspieler, der Parasympathikus oder Vagus, gestärkt. Das bedeutet immer Wohlbefinden, Wärme, Entspannung – alles Voraussetzungen für die Einleitung einer Heilung. Und dies spürt der Klient selbst ganz deutlich am eigenen Leib: Sein Gesicht wird rosig und warm, Falten glätten sich, die Pupillen entspannen sich und die Augen wirken größer und strahlender. Unter dem Einfluss des gelösten Nervus Sympathicus verengen sich die Gefäße, und hat sein Gegenspieler Vagus die Herrschaft übernommen, erweitern sich die Blutgefäße und die Durchblutung wird verstärkt. Diese Wärme und Rötung wird daher in der Schulmedizin als Zeichen einer gelungenen Sympathikolyse betrachtet. Ich beobachte stets das Gesicht des Klienten, immer wenn ich sehe, wie sein Teint mit dieser zarten Röte übergossen wird, weiß ich, dass die Behandlung angekommen ist. Häufig wird auch die Darmperistaltik angeregt, das Gluckern ist sogar hörbar und bringt empfindliche Naturen bisweilen in Verlegenheit. Ich erkläre dann meinen Patienten, dass sie sich nicht zu genieren brauchen, denn im Darm befinden sich ähnliche nervale Strukturen wie im Gehirn, man spricht ja allgemein vom Bauchgefühl. Die neuesten wissenschaftlichen Studien der Neurologie belegen sogar, dass wesentlich mehr Nervensignale vom Bauch zum Gehirn, als vom Gehirn zum Bauch gehen. Diese Geräusche zeigen demnach nur positiv an, dass die schamanische Lösung der Blockade angekommen ist. Es lohnt sich, dazu die Arbeiten von Professor Gerd Gigerenzer vom Max-Planck-Institut für Bildungsforschung in Berlin zu lesen. Er hat einen Teil seiner Forschungen in leicht lesbarer Form als Buch veröffentlicht (siehe

Literaturverzeichnis). Seine Arbeit hat zwar nichts mit Schamanismus zu tun, kann uns aber einige Zusammenhänge erklären.

Am häufigsten erleben die Behandelten folgendes Gefühl: Im unteren Teil des Rückenmarks, an der Lendenwirbelsäule, empfinden sie nach jeder Löschung eine wunderbare tiefe und innere Wärme, die sich im ganzen Körper ausbreitet. Warum es gerade diese Stelle im Körper ist, wissen wir nicht. Ich habe aber möglicherweise eine Erklärung dafür in der chinesischen Medizin gefunden: An dieser Stelle befindet sich nämlich der Akupunkturpunkt Ming Men, der ins Deutsche übersetzt »Tor des Lebens« genannt wird. Er ist ein wichtiger Einschaltpunkt, um dem Körper die warme Yang-Energie zuzuführen, zum Beispiel wenn ein Mensch sehr krank ist, friert, schwach oder müde ist.

In einer schamanischen Sitzung löse ich meist so um die zehn Blockaden aus dem Zellgedächtnis heraus. Früher, als ich noch übermotiviert war, vergas ich oft die Zeit und löschte ein Introjekt nach dem anderen, weil ich wollte, dass die Patienten, die oft von weither kamen, so viel wie möglich von meiner Behandlung profitieren sollten. Das führte dazu, dass es zwei Dritteln meiner Patienten anschließend, wie erwartet, gut ging. Das übrige Drittel fühlte sich zwar seelisch viel besser, schwächelte allerdings körperlich über längere Zeit hinweg. Diese Patienten fühlten sich müde und schwach. Ich erinnere mich an eine Dame, die von weit her mit dem Flugzeug angereist war, und die ich besonders ausführlich behandelte, damit sie den langen Weg nicht noch einmal machen musste. Sie wurde nicht nur müde, sondern bekam sogar Bauchschmerzen, wie nach einer Operation. Und das war es schließlich auch, was ich getan hatte: eine Operation im Feinstofflichen.

Lange Zeit hatte ich keine Erklärung dafür, was denn der Grund für diese unterschiedlichen Ergebnisse sein könnte, bis ich endlich einen Medizinprofessor fragte, der mich eingeladen hatte, in seiner Praxis schamanisch zu behandeln. Er antwortete: »Sie wollen zu gut sein! Durch Ihre schamanische Arbeit entsteht eine Sympathikolyse. Das bedeutet immer Entspannung, besonders die Blutgefäße sind davon betroffen. Wenn Sie zu viele Blockaden auf einmal lösen, entkrampfen Sie auch die Gefäße, der Blutdruck sinkt, und der Patient wird schwach. Also seien Sie vernünftig und lösen Sie weniger Blockierungen, zählen Sie bis zehn, das genügt völlig.« Ich beherzigte fortan seinen Rat, und tatsächlich traten anschließend solche unerwünschten Symptome nach der schamanischen Sitzung nicht mehr auf.

8 Früheres Leben oder Genealogie: die Epigenetik

Lassen Sie mich nun ausführlicher zu der bereits angesprochenen Frage kommen, ob bestimmte Belastungen aus früheren Leben oder familiären Gegebenheiten kommen. Eine ganz unglaubliche Geschichte, die schwer einzuordnen ist, erlebte ich vor einigen Jahren in meiner Praxis. Ein österreichischer Patient wurde von seinem Kardiologen zu mir geschickt. Er litt an diversen Herzproblemen, die auf keine schulmedizinisch korrekte Therapie ansprachen. Sein Arzt hatte ihm meine naturheilkundliche Behandlung empfohlen, die ihm leider auch nicht viel nützte. Da er in die Allgemeinsprechstunde kam, wo ich mir zur Regel gemacht habe, meine Patienten »schamanenfrei« zu behandeln, arbeitete ich mit Akupunktur und Injektionen. Nach einigen Versuchen sprach er mich an, ob ich ihn nicht »anders« behandeln könne. Bei der folgenden Sitzung bezog ich also das Schamanische mit ein und sah ein seltsames Bild: Vor einem Wandgobelin standen zwei Männer in Renaissancetracht, die sich nach einem Vertragsabschluss die Hände reichten. Plötzlich aber zog der eine ein Stilett und stach dem anderen mehrmals heftig in die Brust, bis er zusammensackte. Als ich dieses seltsame Bild im Zellgedächtnis meines Patienten aufgelöst und ihm davon erzählt hatte, erhob er sich kommentarlos, um die Praxis zu verlassen.

Drei Wochen später rief er mich an, sein Kardiologe sei sehr angetan, da jetzt die verschriebenen Medikamente wirken würden. Und außerdem habe er in seiner Familienchronik nachgeforscht und festgestellt, dass in seiner Ahnenreihe tatsächlich ein solches Ereignis stattgefunden hätte. Einer seiner Vorfahren sei bei einem Vertragsabschluss schwer verletzt worden, hätte aber überlebt. Aber: Welcher Mensch hat schon das Glück, so lange vergangene Angelegenheiten genau recherchieren zu können? Der junge Österreicher war von altem Adel, wie er mir jetzt am Telefon erzählte. Da in Österreich diese Titel abgeschafft sind, konnte ich zuvor nicht wissen, wen ich da vor mir hatte. Nach diesem Telefonat begann ich zu grübeln, welche Realität diesem Geschehen aus der Renaissance in seinem Krankheitsbild zuzuordnen sei. Wieso hatte ihm meine schamanische Behandlung geholfen, handelte es sich bei dem, was ich gesehen hatte, um eine Episode aus einem »früheren Leben« oder war es eine genealogische Verknüpfung? Ich wusste es nicht und suchte vergeblich nach einer vernünftigen und logischen Erklärung.

Seit Längerem schon habe ich nun die Vermutung aufgegeben, dass es sich bei den von mir beobachteten Prägungen im Zellgedächtnis ausschließlich um frühere Leben handeln konnte. Als ich vor über zwanzig Jahren mit meinen schamanischen Behandlungen begann, gab es keine anderen Erklärungen für diese Bilder. Aber, so sagte ich mir, nicht alle Menschen können die Blockierungen ihrer Zellen auf Vorleben zurückführen, das schien mir einfach zu unwahrscheinlich und auch nicht immer vernünftig zu sein. Solchermaßen unzufrieden mit einer logischen Erklärung dieser Phänomene begann ich meine zahlreichen Patienten zu befragen, ob sich ähnliche Szenen wie die, die ich entdeckte und schilderte, innerhalb ihrer Familie abgespielt haben könnten und eventuell genealogische, das heißt familiengeschichtliche Gründe für ihre Beschwerden vorlagen. Dies schien mir nach und nach die Erklärung zu sein. Ich begründete es stets so, dass die Erlebnisse des Vaters oder der Urgroßmutter sich energetisch dem Kind oder Enkel mitgeteilt und in seinem Körper abgebildet hätten. Ähnliche Untersuchungen hatte schon 1944 der italienische Neuropathologe Giuseppe Calligaris gemacht, der sich aber später der Parapsychologie ergeben und zu mehr oder weniger krausen Theorien über seine Entdeckung verstiegen hatte.

Da erschienen im Herbst 2009 die ersten Notizen über epigenetische Forschungen. Ganz hoffnungsvolle, zündende Ideen kamen auf, denn die noch neue Wissenschaft der Epigenetik zeigte recht schnell auf, dass unsere Gefühle und Gedanken bis ins Innere unserer Zellen hineinwirken. Aber das wirklich Interessante für mich war etwas anderes: Die Wissenschaftler hatten festgestellt, dass prägende Erfahrungen und Erlebnisse die Gene eines Menschen verändern und dass diese genetischen Veränderungen an die Nachkommen weitergegeben und also vererbt werden können. Mit einem Mal hatte ich eine vernünftige Erklärung für meine Arbeit gefunden. Denn diese neuen Forschungsergebnisse besagten, dass zum Beispiel eine Vergewaltigung, die die Großmutter im Zweiten Weltkrieg erlebt hatte, ihre Gene veränderte. Diese veränderten Gene konnte sie an ihre Kinder oder Enkelkinder weitergeben. Und so kam es, dass ich in vielen meiner Patienten Erlebnisse abgebildet sah, die sie selbst nie gehabt haben konnten, weil sie aus einer ganz anderen Zeit stammten. Ich hatte zwar richtig gesehen, aber das Gesehene falsch interpretiert. Glücklicherweise behinderte diese Fehlinterpretation nicht die Auflösung der Introjekte im Zellgedächtnis. Daher konnte ich am Ergebnis meiner Behandlung, die für manche wie die Befreiung von einer schweren Last war, sehen, wie wichtig es ist, sich dieser Prägungen zu entledigen.

Das ist auch eine befreiende Botschaft der Epigenetik: Wir sind nämlich nicht immer dem Schicksal hilflos ausgeliefert. Die Gene und die Programmierung der Zellen allein sind nicht unser Schicksal. Da die neurologischen Kapazitäten des Unterbewusstseins denen des normalen Bewusstseins weit überlegen sind, haben wir alle die Chance, etwas zum Guten, zur Gesundheit zu wenden. Genauso wie wir uns selbst helfen können, können wir uns auch durch negative Einstellungen unglücklich machen und schaden, indem wir die gesunde Funktion unserer Körperzellen behindern. Das möchte ich allerdings in einem vernünftigen und machbaren Rahmen gesehen wissen. Denn diese Entdeckung sollte nicht in calvinistisches Gedankengut entgleiten, nach dem jeder, der reich und gesund ist, das aus Gottes Sicht auch verdient hat. Wer aber krank und arm ist, ist selber schuld, denn er hat etwas getan, das Gottes Strafe auf sich zog. Es gibt genug Schicksale im Leben, denen man nur schwer bis gar nicht entrinnen kann, zum Beispiel das Hineingezwungensein in eine menschenverachtende Diktatur. Daher besteht kein Grund, sich in

Hybris über die anderen zu erheben, denen es weniger gut geht.

Helen Keller und Stephen Hawking

Den Fokus von den Blockaden und Hindernissen weg auf förderliche Themen zu richten, ist das Rezept der Epigenetik. Dazu gibt es beeindruckende Beispiele von Menschen, die mit teils unfassbaren Behinderungen geboren oder konfrontiert wurden. Die Amerikanerin Helen Keller, die 1880 geboren und mit knapp zwei Jahren taubblind wurde, ist ein Beispiel für eine unter großen Mühen vorgenommene Veränderung der Zellinformation. Sie lernte lesen und schreiben, studierte später am College, machte dort ihren akademischen Abschluss und erlernte noch dazu zwei Fremdsprachen. Sie veröffentlichte mehrere Bücher zu verschiedenen Themen. Eine geradezu übermenschliche Anstrengung für einen erwachsenen Menschen – doch um wie viel mehr für ein Kind! Ihre Lehrerin Frau Sullivan beschrieb in beeindruckender Weise, wie elektrisiert Helen war, als sie als ersten Begriff das Wort Wasser verstand. Wie ein Blitz von glücklicher Energie muss diese Erkenntnis, dass alle Dinge einen Namen haben, in das Kind hineingefahren sein. Denn von da an erfasste Helen eine nie endende Begeisterung, zu lernen und die Welt zu verstehen.

Stephen Hawking, der zeitgenössische Professor für Physik und Astrophysik in Oxford, erkrankte als junger Mann an amyotropher Lateralsklerose, einer fortschreitenden Muskellähmung, an der er mittlerweile schon fünfzig Jahre lang leidet. Als er nicht mehr sprechen konnte, erfand er Geräte, die zum Beispiel auf seine Augenbewegungen reagierten und durch die er sich mitteilen konnte. Er erstellte eine neue Kosmologie des Universums. Auch er »programmierte« seine Zellen um, sodass er am sozialen Leben teilnehmen und trotz seiner starken Behinderung Kraft für bahnbrechende wissenschaftliche Arbeiten finden konnte.

Frau Muth

Oft wenn ich Patienten habe, die sich in einer aussichtslosen Lage befinden, denke ich an Frau Muth (Name geändert) und erzähle ihre Geschichte. Diese ältere Dame, immer elegant und modisch aufgemacht, ist eine Patientin von mir. Sie erzählte, dass sie als junge Frau am extravaganten Gesellschaftsleben in Paris teilgenommen und sich in einen schicken Luftwaffenoffizier verliebt hatte. Unentwegt sei sie mit Bekannten auf Soireen, im Theater oder auf Empfängen gewesen. Nach einem Abendessen mit Freunden erhob sich die Gesellschaft, um das Restaurant zu verlassen, nur sie blieb sitzen. Als die anderen riefen »Komm mit«, antwortete sie »Ich kann nicht«. Großes Gelächter. Aber sie konnte wirklich nicht, denn eine plötzliche Lähmung hatte sie befallen. Man brachte sie ins Krankenhaus, wo festgestellt wurde, dass sie Kinderlähmung hatte. Sie würde nicht einmal mehr mit Krücken gehen können, teilte ihr der Arzt mit, sondern ihr Leben im Rollstuhl verbringen müssen. Also lag sie dort im Bett und starrte in tiefster Depression zum Fenster hinaus. Sie würde nie mehr gehen können, und der Offizier würde sich auch nicht mehr für sie interessieren.

Eines Nachts beschloss sie, sich aus dem Fenster zu stürzen. Mit unglaublicher Anstrengung rollte sie sich aus dem Bett und zog sich mit den Armen am Fenstersims hoch, konnte aber trotz aller Mühe den Griff nicht erreichen. Verzweifelt und heulend blieb sie auf dem Boden liegen, bis der Arzt sie am anderen Morgen fand.

Also, Selbstmord ist ausgeschlossen, dann mache ich es eben andersherum, beschloss sie. Sie rief ihre beiden Schwestern an und bat sie zu sich in die Klinik. Dann verlangte sie, aus dem Bett gezogen und aufrecht hingestellt zu werden. Die Schwestern hielten sie fest, sodass sie nicht umfallen konnte. »Jetzt will ich gehen«, sagte sie bestimmt. Beide schimpften, sie sei verrückt, das sei einfach unmöglich und würde nie gelingen. Aber Frau Muth versuchte mit Gewalt und Kraft, ihren rechten Fuß zu heben. Als es ihr endlich gelungen war, die Fußsohle einige Millimeter anzuheben, trat ihr der Schweiß vor Anstrengung aus allen Poren. Sie wurde zu Bett gebracht und schlief völlig erschöpft einige Stunden lang. Am nächsten Tag befahl sie dasselbe Programm. Diesmal sollte auch der andere Fuß einbezogen werden, denn schließlich wollte sie gehen. Nutzlos zu sagen, dass sie die Mahnungen der Ärzte und Krankenschwestern in den Wind schlug! Von ihren Schwestern gestützt gelang es ihr endlich, den anderen Fuß einige Zentimeter nach vorn zu schieben. Wieder schweißgebadet und zitternd vor Anstrengung landete sie erschöpft im Bett. Mit glühendem Gesicht, nassen Haarsträhnen und einem strahlenden Lächeln sagte sie so laut, dass es alle Umstehenden hören konnten: »Wer einen Schritt machen kann, kann auch zwei Schritte machen!«

Und so war es auch. Sie lernte gehen, ging schwimmen, spielte Tennis und heiratete ihren Luftwaffenoffizier. So kam sie in meine Praxis, als vitale Chefin einer exquisiten Modefirma, deren einstige schwere Behinderung nicht einmal zu ahnen war. Ihre Geschichte dient mir nicht nur als Metapher für einige Patienten, sondern auch für mich selbst. Denn immer, wenn ich mit Angelegenheiten konfrontiert werde, aus denen es kein Entrinnen zu geben scheint, wiederhole ich ihren Satz: »Wer einen Schritt tun kann, kann auch zwei Schritte tun.« Dabei ist es auch egal, wie klein der erste Schritt sein mag, in ihrem Fall waren es nur wenige Millimeter.

Mit diesen drei Beispielen möchte ich zeigen, wie es aussehen könnte, seine Zellen umzuprogrammieren. Wenn all das stimmt, was uns die Epigenetiker sagen, haben wir eine sehr große Hoffnung, gesund zu werden, wenn wir unsere Zellen »umprogrammieren«. Wie das genau funktioniert, darüber gibt es verschiedene Meinungen. Ich denke aber, dass es nicht so einfach geht, wie manche selbsternannte Gurus auf diesem Gebiet propagieren. Helen Keller, Stephen Hawking und Frau Muth zeigen aber ganz deutlich, dass es möglich ist, aussichtslose Diagnosen in ein erfülltes, lebenswertes Leben umzuwandeln. Sie geben uns Zuversicht, es ihnen nachzutun. Unbestritten ist nämlich, dass der Geist über der Materie steht und sie beeinflussen kann.

9 Seelenverlust und Soulretrieval

Genau einundzwanzig Gramm, so viel wiegt eine Seele, stellten vor einigen Jahren Wissenschaftler in den USA fest. Ein Mensch wurde kurz vor seinem Tod und unmittelbar danach gewogen, und die Differenz betrug einundzwanzig Gramm. In diesem winzigen Gewichtsanteil ist angeblich unser ganzes Leben enthalten: alle Gefühle, Freude und Kummer, Selbstmitleid und Überheblichkeit, Liebe, Schmerz und Lachen! Das ist kaum zu glauben, denn unsere Seele, das sind wir – in unserer ganzen Fülle.

Das Zurückholen von verlorenen Seelenanteilen bildet den zweiten Teil einer schamanischen Behandlung. Man kann dieses Soulretrieval auch allein und unabhängig von den vorhergehenden schamanischen Löschungen durchführen. Die Wirkung ist aber unvergleichlich besser, wenn zuerst die belastenden Erlebnisse aus dem Zellgedächtnis verschwunden sind und dadurch genügend Freiraum geschaffen wurde, der die verlorenen Seelenteile aufnehmen kann.

Wie aber verliert ein Mensch seine Seele oder Teile davon? In den alten Sagen und Legenden gibt es unzählige Beispiele dafür, wie ein Mensch sich auf einen Handel mit den dunklen Mächten einlässt und ihnen seine Seele gleichsam verkauft. Der Teufel erledigt dann für ihn, als Gegengabe, eine wichtige, bis dahin unlösbare Aufgabe. Seine Bezahlung erhält er erst dann, wenn er sie vollendet hat. Als Beispiel könnte uns hier die Geschichte um die mittelalterliche Steinerne Brücke über die Donau in Regensburg dienen: Der Erbauer der Donaubrücke musste einst erleben, dass die Strudel des Flusses seine Brückenbögen mehrmals zum Einsturz brachten. Als er erkannte, dass er sie nie würde fertigstellen können, ließ er sich auf einen Pakt mit dem Teufel ein. Dieser willigte ein, versprach ihm, die Arbeit im Dunkel der Nacht auszuführen, und forderte als Bezahlung die Seele des Ersten, der die fertige Brücke betreten würde. Dabei hielt er es für selbstverständlich, dass der Baumeister selbst oder ein anderer Mensch sie beträte; denn der Teufel hat keinen größeren Wunsch, als Menschenseelen zu besitzen. Über Nacht vollendete er mit Zauberkräften das Bauwerk. Bevor er aber seinen Lohn einfordern konnte, hatte der schlaue Baumeister schon einen Hund über die Brücke gejagt, mit dessen Seele sich der wutschnaubende Böse dann begnügen musste.

Unzählige ähnliche Geschichten gibt es, so über die Erbauung des Münchner Doms oder der Lübecker Marienkirche, um nur zwei davon zu nennen. In den Erzählungen von Dr. Faustus, die Goethe später aufnahm und in seinem berühmten zweiteiligen Werk »Faust« verarbeitete, geht es um andere, nämlich um geistige Kräfte, die der Zauberlehrling sich aneignen will. Dr. Faustus, der Philosophie und Theologie studiert hatte, ohne zu den tiefsten und letzten Erkenntnissen gekommen zu sein, möchte unbedingt Zauberkünste und magische Macht erlangen – für den Preis seiner Seele.

In der modernen Welt des 21. Jahrhunderts lesen nur wenige Leute noch solche alten Geschichten. Würden wir aber die Zeitung aufschlagen und die darin enthaltenen Berichte unter diesem Aspekt betrachten, fänden wir täglich einige Beispiele dafür, wie Menschen ihre Seele und nicht selten auch ihre Würde verkaufen: für Geld, Macht, Sex oder Ruhm.

Viele Menschen verlieren im Laufe ihres Lebens aber auch aus ganz anderen Gründen einen oder mehrere Teile ihrer Seele. Die Seele enthält unsere ganz persönliche Energie. Man verliert dabei auch nicht die ganze Seele, sondern nur mehr oder weniger große Anteile davon oder manchmal kleinere »Seelensplitter«. Wie kann das geschehen? Schicksalsschläge, Verluste, Demütigungen, Mobbing, Verrat oder Angst bringen Teile der Seele dazu, den Körper zu verlassen. Aber auch durch Rauschzustände können sich diese Teile verflüchtigen: Konsum von Drogen, Alkohol und gelegentlich auch einmal eine Narkose.

Dieser Vorgang ist ein Akt, mit dem sich die Psyche selber schützt, wenn eine Situation zu schwer geworden ist oder wenn sie von übermächtigen Gefühlen überschwemmt wird, die sie nicht mehr ertragen kann. Die meisten Menschen wissen, dass zum Beispiel bei einem Unfall ein medizinischer Schock auftreten kann und dass der Betreffende dann keine Schmerzen mehr empfindet. Er hat »sich« gewissermaßen aus dem furchtbaren Geschehen herauskatapultiert, um es überleben zu können. Ganz ähnlich ist dieser Vorgang beim Verlust von Seelenenergie: Der Teil der Seele, der am meisten leidet, erstarrt im Geschehen und bleibt wie eingefroren genau in der Zeitzone des Lebens wie abgekapselt stehen, in der sich die betroffene Person gerade befindet. Das alles geschieht automatisch, um den Menschen, der einem schicksalhaften Ereignis ausgeliefert ist, zu schützen. Er empfindet dann zwar immer noch Schmerz und Leid, aber nicht mehr in einem so überwältigenden Maße, dass er es nicht ertragen könnte. Man kann sich leicht vorstellen, dass es nicht wenige sind, die Teile ihrer psychischen Energie auf diese Art und Weise verloren haben. Oft geschieht das schon zu einem sehr frühen Zeitpunkt, zum Beispiel während der Geburt.

Wie eine Seele verloren geht

Eine Frau hatte ihre Tochter bei einem Verkehrsunfall verloren. Das junge Mädchen hatte sich nach einer Party mit dem Auto spät nachts nach Hause aufgemacht und war vermutlich eingenickt und an einen Baum gefahren; sie war sofort tot. Für ihre Mutter ein unfassbares Unglück, von dem sie sich nicht erholen konnte. Sie litt weit über die übliche Trauerphase hinaus. Noch Jahre nach dem Tod ihrer Tochter brach sie immer wieder in Tränen aus, sie konnte nicht schlafen und von nichts anderem mehr sprechen. Alle sozialen Kontakte waren wie abgeschnitten, sie wollte keine Menschen mehr sehen und sich auch nicht über Belanglosigkeiten unterhalten. Die Antidepressiva, die ihr zu recht von ihrem Arzt verschrieben wurden, erwiesen sich in ihrem Fall nicht als Lösung. Sie verhalfen ihr dazu, etwas ruhiger zu sein, aber der entsetzliche Schmerz blieb.

So kam sie in meine Praxis. Da ich sie von früher her kannte, war ich erschrocken über die Person, die jetzt zu meiner Tür hereinkam. Die einst blühende, heitere Frau war zu einer blassen, gebückten Erscheinung geworden. Nun ist es so: Die Patienten, die in meine naturheilkundliche Sprechstunde kommen, wissen meist nichts von dem, was ich sonst noch so treibe, also nichts von meiner schamanischen Arbeit. Daher versuchte ich der Frau zuerst mit den üblichen Methoden der Neuraltherapie oder den psychisch wirkenden Akupunkturpunkten zu helfen. Erfolg hatte ich damit keinen. Also empfahl ich ihr vorsichtig, eine schamanische Seelenrückholung zu machen. Ich erklärte ihr, dass sie durch den Schmerz über den Tod ihrer Tochter einen Teil ihrer Seele verloren hätte. Das verstand sie sofort, sie sagte: »Ja, seitdem bin ich nicht mehr dieselbe. Es ist, als ob ein großer Teil von mir weggegangen wäre.« Schon rannen ihr wieder die Tränen über das Gesicht.

Während der schamanischen Reise für sie entdeckte ich, dass sie bei dieser Gelegenheit nicht nur einen Teil ihrer Seele verloren hatte, sondern sogar drei Teile. Ein Teil war im Schock und in Erstarrung wie in einer dunklen Höhe versunken, ein anderer befand sich am Unfallort, den sie tatsächlich häufig aufsuchte, und der letzte war ihrer Tochter nachgefolgt und wollte nichts als sterben. Kein Wunder, dass sie sich so schwach und elend fühlte, dieser Schicksalsschlag hatte sie viel von ihrer Lebenskraft gekostet. Ich hauchte ihr der Reihe nach ihre verlorenen Anteile in die Brust ein. Als ich ihr den letzten Anteil zurückgab, schlug sie die Augen auf, ihre Haut war rosig und ihre Augen strahlten, sie lächelte mich an.

Doch nach einigen Sekunden verschwand das Strahlen und sie wurde wieder fahl und grau. Es schien so, als wäre ein Licht ausgegangen, als sei ihr Körper durchlässig wie ein Sieb und nicht in der Lage, die ihm zugeführte Energie festzuhalten. Es ging gar nichts mehr. Ich bat sie, nach einer Woche erneut zu kommen, und wiederholte das Soulretrieval so wie beim ersten Mal. Es geschah genau dasselbe wie in der Woche zuvor: Ein von strahlendem Glanz übergossenes Gesicht, blitzende Augen und ein glückliches Lächeln – dann verschwand die Energie und fiel gleichsam durch sie hindurch. Eine blasse Frau sah mich traurig an. Noch einmal musste ich diesen Vorgang wiederholen, so lange dauerte es, bis sie selbst genügend Kraft hatte, um ihre Seelenteile bei sich zu behalten. Seitdem ist sie wieder so, wie sie ursprünglich »gemeint« war: lebendig, quirlig und von einer heiteren Ausstrahlung.

In den Jahren meiner schamanischen Arbeit habe ich es noch einige Male erlebt, dass Menschen zu schwach waren, um die Seele bei sich zu halten, sie entglitt ihnen und floss nach einigen Sekunden gleichsam davon. In solchen Fällen sollte der Behandelnde dem Leidenden im Gespräch ein Gefühl der Sicherheit und Geborgenheit vermitteln, denn im akuten Trauma ist ein Soulretrieval nicht angezeigt, so verführerisch der Gedanke auch erscheinen mag! Eine weitere große Hilfe bietet hier eine ganz spezielle Akupunktur, um den physischen und psychischen Körper zu stärken. Auch Injektionen, vor allem mit Vitamin B, führen dazu, dass der Patient nach einigen Behandlungen eine eigene Kraft entwickelt, die es ihm ermöglicht, die verloren gegangene Energie bei sich zu behalten.

Die Seele verschenken

Es ist auch möglich, Teile seiner eigenen Seelenenergie zu verschenken. Kinder tun das bisweilen, wenn sie sehen, dass Vater oder Mutter traurig sind. Dann geben sie freiwillig etwas von ihrer eigenen Lebenskraft her, damit es den Eltern wieder besser geht. Das ist nur in einer engen Beziehung möglich, denn es würde ja niemand auf den Gedanken kommen, einer zufälligen Person diese so kostbare Energie abzugeben.

Ein norddeutscher Zahnarzt bat mich um eine schamanische Behandlung. Als ich nach seiner Seele suchte, sah ich ihn über das Bett seiner Mutter gebeugt. Sie war schwerkrank. Sie so leiden zu sehen, tat ihm selbst im Herzen weh. Ganz unwillkürlich ließ er große Anteile seiner Lebensenergie zu ihr hinüberfließen. Er war nach meinem Vortrag über schamanische Medizin während eines Kongresses zu mir gekommen, um herauszufinden, woher seine Schwäche und Müdigkeit herrührten, und um möglicherweise durch eine schamanische Behandlung wieder zu Kräften zu kommen. Als ich ihm dieses Bild schilderte, brach er in Tränen aus: Seine Mutter war vor zwei Jahren schwer erkrankt, und er hatte sie bis zu ihrem Lebensende gepflegt. Nachdem er seine aus Liebe verschenkte Seelenenergie zurückbekommen hatte, ging es ihm spürbar besser. Er fand wieder zu seiner ursprünglichen Kraft und hielt mehrere Jahre hindurch den Kontakt zu mir.

Aus welchen Gründen auch immer es geschehen mag: Wenn wir unsere innerste und ureigenste Seelenkraft verschenken oder verlieren, fehlt uns diese Energie spürbar – und zwar so lange, bis wir sie wieder zurückbekommen. Dieser Verlust an Vitalität kann sich über

Generationen hinaus vererben und einem das Leben erschweren.

Seelendiebstahl

Ein sehr schwerwiegendes und auch hässliches Geschehen im Zusammenhang mit dem Verlust von Lebenskraft ist der Seelendiebstahl. Auch er kann sich nur in Beziehungen ereignen, denn es würde niemandem einfallen, einer beliebigen Person seine Seele so anzubieten, dass sie gestohlen werden könnte. Oft kommt es dazu, wenn sich eine Liebesbeziehung ihrem Ende nähert, zum Beispiel beim letzten sexuellen Verkehr: Die Trennung liegt in der Luft, und das Paar ist wahrscheinlich nie mehr so intim zusammen. Was liegt da näher, als dem Partner einen Teil seiner Energie wegzunehmen, um ihm stets nahe zu sein und ihn zu spüren, auch wenn die Wege schon längst divergieren. Nicht nur aus falsch verstandener Liebe ist so etwas möglich. Es gehören nämlich immer zwei dazu, auch bei dem feinstofflichen Vorgang des Seelendiebstahls. Der eine, der das Kostbarste, was er im Leben, besitzt – seine Seele – wie auf einem Silbertablett vor sich trägt und offen anbietet. Und der andere, der sie an sich nimmt.

Wer Seelenenergie von anderen Menschen besitzt, steigert seine eigene Kraft, seine Ausstrahlung und damit sein Charisma. Denken Sie nur an die Scharen von Fans, die ihrem angebeteten Popstar zusammen mit den Teddybären, Blumen und BHs auch einen Teil ihrer Seele auf der Bühne zu Füßen werfen. Durch diese Energie ihrer Anhänger und Groupies gewinnen die Stars an Kraft und Ausstrahlung. Auch Gurus und andere »spirituelle« Lehrer kennen das Geheimnis, ihre Macht und ihre Kräfte auf diese Weise zu vermehren. Wer um diese Vorgänge weiß, wird sie in ihren verschiedenen Formen auf Schritt und Tritt erkennen. Personen, die viele andere faszinieren, sind oft von einer Aura von sie umschwebenden Seelenteilen umgeben, die wiederum weitere Opfer anzieht.

Ein Star als Seelendieb

Eine Rechtsanwältin, die an einem meiner Seminare teilnahm, bat darum, dass an ihr die Technik des Soulretrievals demonstriert würde. Zunächst wollte ich den anderen Teilnehmern nur das Vorgehen selbst zeigen, damit sie es aneinander anwenden konnten. Doch währenddessen erschien vor meinem inneren Auge ganz unerwartet eine eindringliche Szene: Ich sah einen strahlenden Mann, der selbstsicher und mit einem feinen Lächeln an einem roh gemauerten Kamin lehnend in einem Album blätterte und sich mit süffisanter Miene die Fotos verschiedener Frauen betrachtete. Ich wartete eine Zeit lang, weil ich hoffte, unter den vielen Bildern auch das meiner Klientin zu erkennen. Die junge Frau begann währenddessen immer schwerer zu atmen. Endlich war es so weit, ich erkannte das Foto meiner Klientin im Buch und stürzte mich förmlich auf ihn. Ich entriss ihm das Bild und hauchte ihr die darin gefangene Energie ein. Sie schluchzte laut auf und weinte vor Freude. Da ich vor allen anderen nicht indiskret sein wollte, fragte ich nicht weiter, sondern freute mich, dass sie so gut auf die Behandlung reagiert hatte. Sie fand im Verlauf der nächsten Woche wieder zu sich selbst und zu ihrer Kraft.

Einige Zeit später gestand sie mir beschämt, dass sie einen berühmten Star gestalkt hatte, sich in sein Anwesen eingeschlichen und ihn schließlich dazu gebracht hatte, mit ihr ins Bett zu gehen. Seit diesem einen Mal ginge es ihr richtig schlecht, sie sei mehr und mehr verfallen, so als ob man ihr alle Kraft genommen hätte. Was im Laufe dieser Begegnung energetisch mit ihr geschehen war, konnte sie sich nicht erklären, betrachtete es aber als Strafe für ihr unwürdiges Benehmen. Ganz perplex war sie jedoch über meine Beschreibung des Raumes: Im Schlafzimmer des Stars sei tatsächlich ein Kamin wie der von mir beschriebene gewesen. Eine pikante Information erhielt ich übrigens am Tag nach dem Seminar: Eine andere Teilnehmerin rief mich an und sagte, sie wisse genau, um wen es sich gehandelt hätte, nämlich um einen bekannten Sänger, und dieser Kamin im Schlafzimmer sei auch ihr bekannt. Nun ja, es waren schließlich Fotos von vielen Frauen in seinem Album gewesen …

Wie zu Beginn anhand der alten Sagen berichtet haben zu allen Zeiten Menschen – und nicht wenige – ihre Seelen »verkauft«, um schnell an weltliche Macht oder Besitztümer heranzukommen, ohne sich selbst anstrengen zu müssen. Natürlich zahlen sie dafür einen hohen Preis. Einigen tut es später leid, und sie bekommen Angst, wenn sie merken, dass der Zahltag näher rückt. Dann suchen sie nach Methoden, um wieder freizukommen.

Die Praxis der Seelenrückholung

Diese Vorgänge von Seelenverlust und Seelendiebstahl sind mit etwas Einfühlungsvermögen den meisten Menschen verständlich. Jeder kennt auch aus seinem eigenen Leben und dem von Familienmitgliedern, Freunden oder Kollegen Vorfälle, nach denen sie die Betroffenen sagen hörten »Seitdem bin ich nicht mehr derselbe.« oder »Es fühlt sich an, als ob ein Teil von mir gestorben wäre.«. Solche und ähnliche Äußerungen zeigen einem Schamanen, dass ein Teil der vitalen Essenz verloren ging. Bis dahin sind diese zutiefst traurigen und tragischen Geschehnisse jedem einsichtig, der auch nur ein wenig Einfühlungsvermögen in die menschliche Seele hat. Das große Problem aber ist, ob und wie es möglich ist, diese Vitalenergie wiederzugewinnen. Diese Frage trieb mich lange Zeit herum, bis ich die richtige Antwort darauf bekam.

Ich hatte einen drängenden Anlass, das herauszufinden. Ein junger Verwandter, der sich auf Sinnsuche in Asien befand, rief mich verzweifelt an. Er war vor einigen Wochen frohgemut und neugierig aufgebrochen, denn er wollte einen sehr hoch geachteten Qi-Gong-Meister in Kalimantan aufsuchen und bei ihm drei Monate lang lernen. Nun stellte sich aber heraus, dass der Meister ihn als Statussymbol betrachtete, ihn auf alle möglichen Veranstaltungen mitschleppte und als seinen »weißen Diener« vorstellte. Als er dann bemerkte, dass sein Schüler beim Qi Gong Fortschritte machte, berührte er ihn wie zufällig so heftig beim Üben, dass er zu Boden stürzte. Seit diesem Fall sei alle Lebenskraft aus ihm herausgeflossen, er könne nur noch weinen und wüsste nicht mehr, wer er sei.

Durch verschiedene praktische Interventionen und die Androhung von rechtlichen Konsequenzen brachte ich den Meister dazu, den Rückflug zu genehmigen. Als mein Verwandter wieder in Deutschland ankam, war er nur ein Schatten seiner selbst, wie man so treffend sagt. Ich hatte das innere Gefühl, dass ihm seine Seele geraubt worden war, aber nicht die geringste Ahnung, ob und wie man ihm helfen konnte. Ich rief verschiedene erfahrene Schamanen an, von denen jedoch keiner Bescheid wusste. Da hörte ich von einem einwöchigen Seminar zu diesem Thema. Der Schamane, der es anbot, hatte mit seinen Kenntnissen in der Seelenarbeit geworben. Ich rief ihn an und fragte, ob er in diesem Workshop auch lehren würde, verlorene Seelenteile zurückzubringen. »Selbstverständlich«, war seine Antwort. Also meldete ich mich sofort an und machte mich auf den Weg zu der heruntergekommenen Burg, in der der Kurs stattfand. Er gab uns den Auftrag, in die Welt der Toten zu reisen. Die verlorene Seele sei an einem roten, um das Handgelenk gebundenen Taschentuch zu erkennen. Ich war sprachlos, man kann über den Schamanismus denken, wie man will, aber eine gewisse Logik sollte schamanisches Handeln schon enthalten. Der Mann, dem ich helfen wollte, lebte schließlich noch. Und rotes Taschentuch? Wie in aller Welt kamen Seelen zu Taschentüchern am Handgelenk? Das war vergebene Mühe.

Einige Monate später kam die amerikanische Schamanin Sandra Ingerman nach Europa, um dort zwei Wochen lang die schamanische Seelenarbeit zu lehren. Von ihr erfuhr ich durch und durch stimmig, wie man verlorene oder geraubte Seelen ihren ursprünglichen Besitzern zurückbringt. Nachdem ich meinen Verwandten nach ihren Anleitungen behandelt hatte, fiel er zunächst erschöpft in einen fünfzehnstündigen Schlaf. Als er am nächsten Tag erwachte, war er wieder ganz er selbst. Seitdem habe ich mit dieser Methode viele Hundert Seelen den Menschen zurückgebracht, denen sie gehörten.

So kommt die Seele zurück

Um das zu tun, bitte ich meinen Patienten, sich auf eine Liege zu legen. Ich dunkle den Raum leicht ab, damit etwa das Sonnenlicht nicht blendet, und lasse eine CD mit beruhigender Musik laufen, die auf die Synchronisation beider Gehirnhälften ausgerichtet ist. Ich stehe neben seinem Bett, nehme eine kleine Rassel und rassele eine kurze Zeitspanne. Das dient dazu, unser beider Gehirnwellen anzugleichen, und es schafft eine räumliche Geborgenheit, da der Klient sich gleichsam in diese Tonschwingungen eingewoben empfindet. Sobald ich die Rassel niedergelegt habe, berühre ich ihn am Arm und am Bein, senke den Kopf und gleite langsam in die Trance hinein. Während ich den Körperkontakt zu ihm halte und gleichzeitig die feste Absicht habe, in die Zeitzonen seines Lebens zu gehen, in denen er Teile seiner Seele verloren hat, zeigen sich die entsprechenden Bilder. Wenn ich einen Seelenteil entdeckt habe, kann ich auch die Situation erkennen, in der er sich von ihm löste und seine Gefühle wie Wut, Verzweiflung oder Trauer ahnen. Dann bitte ich den Seelenanteil zurückzukommen. Ich strecke beide Hände zu ihm aus, und wenn er sich hineinbegibt, ziehe ich ihn langsam aus der Vergangenheit in die Gegenwart hinein. Anschließend hauche ich diese Seelenenergie zuerst in die Brust des Patienten ein, dann in den Scheitel.

Nun fordere ich den Klienten auf, sich aufzurichten, damit ich den Seelenteil auch noch in die Zone des siebten Halswirbels einhauchen kann. Meine Hand bewegt sich abwärts bis zur Lendenwirbelsäule, die besagte Stelle, an der sich die Temperatur und Feuchtigkeit der Haut verändern, wenn der Seelenteil angekommen ist. Falls das nicht geschieht, wiederhole ich das Einhauchen und klopfe den Rücken ab, so lange, bis ich die Resonanz der Wärme und Feuchtigkeit spüre. Nicht nur ich, auch der Patient spürt dies ganz deutlich und kann genau sagen, wann die Seele durch den Wirbelkanal gerutscht und unten angelangt ist.

Wenn diese Energie auf ihrem Weg durch die Wirbelsäule und das Rückenmark stecken bleibt, kann das zwei Gründe haben: Der erste ist, dass ein blockierter Wirbel oder eine Muskelverspannung den freien Fluss behindert, das ist am häufigsten der Fall. Der zweite Grund hat damit zu tun, dass ein Seelenteil ja nicht aus Vergnügen verschwindet, sondern immer aus einer für ihn unerträglichen Leidenssituation heraus den Menschen verlässt. Daher ist es möglich, dass dieser sich ganz unbewusst verspannt, weil er ahnt, es könnten genau diese Schmerzen oder Ängste mit zurückkommen – und die möchte er nicht erneut erleben. Hier ist es heilsam, die Muskulatur durch Klopfen oder eine kräftige, kurze Massage zu entspannen.

Mit der Seele verhandeln

Nicht alle Seelenanteile kommen übrigens freiwillig zu ihrem Menschen zurück. Oft genug habe ich erlebt, dass der verlorene Teil zu verstehen gab: Erst wenn bestimmte

Bedingungen erfüllt seien, würde er an eine Rückkehr denken. Das ist zum Beispiel der Fall, wenn Personen selbstzerstörerische Beziehungen pflegen oder eine Lebensweise führen, mit der sie ihre Gesundheit ruinieren. In dieser Situation führt der Schamane, wie ein Mediator, so lange Verhandlungen zwischen der Seele und dem Patienten durch, bis beide entschlossen und bereit sind, wieder zusammenzukommen.

Nach jedem Einhauchen erkläre ich dem Patienten, in welcher Situation ich seine Seele gefunden und was ich getan habe, um sie ihm zurückzubringen. Ich bringe in der Regel in einer Sitzung drei Seelenteile zurück, obwohl ich erfahren habe, dass einige Schamanen ihren Klienten mehr als fünf Teile einhauchen. Dem kann ich mich nicht anschließen, und zwar aus folgendem Grund: Der Mensch muss auch die Kraft haben, seine wiedergewonnenen, »neuen« Seelenteile bei sich zu behalten. Schließlich bringt so ein Teil vorübergehend auch die traurigen oder teils heftigen Gefühle mit, die ihn zum Gehen veranlassten – und die wollen verarbeitet sein. Jeder, der einmal das Erlebnis hatte, auch nur einen einzigen Teil seiner Seele wieder bei sich zu spüren, weiß, welch tief greifender Vorgang das ist. Das Gefühl, einen lange verlorenen Hauch seiner Selbst erneut in sich zu erfahren, ist ganz überwältigend: ein glückliches Gefühl, das Zeit braucht, sich auszubreiten und in alle Zellen zu strömen, damit sich die Seele aufs Neue im Körper »inkarnieren« kann.

Ich sage meinen Patienten immer: »Jetzt sind Sie wieder vollständig, so wie Sie gemeint sind. Heißen Sie Ihre Seelenteile willkommen, freuen Sie sich darüber, dass sie nach Hause zurückgekehrt sind.« Tatsächlich dauert es drei bis sechs Monate, je nach Schwere des Falls, bis alle Teile voll integriert sind. Obwohl der Klient natürlich während der unmittelbaren Arbeit am meisten spürt, darf er erwarten, dass seine Situation sich noch verbessert. Ich habe aber schon von Menschen gehört, die bei der Behandlung kaum etwas erlebten, aber nach zwei Tagen die ganz plötzliche und überraschende Erfahrung machten: Jetzt ist meine Seele wieder da!

Das Schönste sind für mich die strahlenden und glücklichen Gesichter und der tiefe Frieden, der die Patienten nach einem Soulretrieval erfüllt. Jetzt ist eine Zeit der Ruhe angesagt, in der die Klienten sich ausruhen oder über das Erlebte nachdenken. Fragen oder Situationen, die sie noch genauer erklärt haben möchten, werden nach dieser notwendigen Phase der Ruhe besprochen. Es ist sicher nicht gut, nach einer solch tief gehenden Behandlung einfach aufzuspringen und mit dem Auto nach Hause zu fahren. Erst dann, wenn der Klient wieder stabil ist, wird er verabschiedet und aus der Praxis entlassen.

Was streng verboten ist

Das Einzige, was ich nach einer schamanischen Behandlung und insbesondere eines Soulretrievals tatsächlich streng verbiete, sind zwei Dinge: vierundzwanzig Stunden vor und nach der Sitzung Alkohol zu trinken (medizinische Tropfen sind natürlich erlaubt) und während der vierundzwanzig Stunden nach der Behandlung in die Disco und zum Spinning gehen oder sich anderweitig fetziger Musik mit lebhaften Bewegungen auszusetzen. Das hat seine Gründe: Wenn Sie nach der Behandlung Alkohol trinken, ist das Ihre Sache, kurz gesagt: Sie schaden in erster Linie Ihrem Portemonnaie. Es war nämlich rausgeworfenes Geld und verschwendete Zeit, die Sie bei mir ließen. Denn schon durch einen winzigen Schwips kann die flüchtige Seelenenergie, die Sie zurückbekommen haben, wieder verloren gehen. Wenn Sie aber anschließend in der Disco herumhopsen, schädigen Sie sich selbst gesundheitlich. Denken Sie daran, auch Ihre Gefäße befinden sich in einem Entspannungszustand, durch die schnellen Bewegungen werden sie wieder angespannt – und das kann zu Bluthochdruck führen. Ich warne also die Patienten vor und nach jeder Behandlung aus gutem Grund davor, dies zu tun.

Ein Schweizer Patient konnte nach der Sitzung der Verführung des bayerischen Bieres nicht widerstehen. Nach einer Woche bat er um einen neuen Termin, er habe förmlich gespürt, wie die Seelenteile ihn wieder verlassen hätten. Aber auch ein nicht so leicht zu nehmendes Erlebnis ist mir in Erinnerung: Ein Patient, von einer Arztpraxis zur schamanischen Behandlung zu mir geschickt, verkündete unglücklicherweise erst nach der Sitzung, dass er nicht daran denke, meine zweite Warnung zu beherzigen. Er hatte geplant, mit seiner Frau die ganze Nacht durch Rock'n'Roll tanzen zu gehen – und davon würde ich ihn auch nicht abhalten können. Was in der Tat so war. All meine Warnungen und Einwände schlug er in den Wind. Kurz darauf allerdings rief er mich an und beschwerte sich, weil er nach der Behandlung hohen Blutdruck bekommen habe. Er führte das auf die Therapie in meiner Praxis zurück und natürlich nicht auf die durchtanzte Nacht. Auch sein Arzt meldete sich, weil sein Patient in eine hypertone Krise gekommen war. Einige Jahre lang erschien der Patient jeden Sommer in meiner

Praxis, um mich zu beschuldigen, ich hätte ihn festhalten müssen, dann wäre er nämlich nicht zum Tanzen gegangen. Kein angenehmes Gefühl für einen Therapeuten! Aber ich kann nur warnen und bitten: nur diese beiden Dinge, kein Alkohol und keine Disko und nur für vierundzwanzig Stunden. Es ist wirklich wichtig.

Selbsthilfe

Mittlerweile gibt es mehrere Publikationen, in denen beschrieben wird, wie es möglich ist, sich selbst einen verlorenen Seelenteil zurückzuholen. Dem stehe ich sehr kritisch gegenüber, einerseits, weil ich denke, man kann nicht alles allein machen, manchmal braucht es eben Unterstützung oder Hilfe von außerhalb. Schließlich kann ich mir meinen eigenen Blinddarm auch nicht selbst operieren. Andererseits, weil meine Erfahrung sagt, dass eine Person mit Seelenverlust in den allermeisten Fällen viel zu wenig Eigenenergie hat, also zu schwach ist, um das zu tun. Sie ist einfach nicht in der Lage, die dafür nötige Kraft und Konzentration aufzuwenden. Auch ich habe einmal einen Seelendiebstahl am eigenen Leib erlebt. Ich konnte ganz genau sagen, wann und wo und von wem – aber geholfen oder weitergebracht hat es mich nicht. Also wartete ich, bis ich jemanden fand, der des Soulretrievals kundig war.

Nebenbei bemerkt, es ist eine sehr schöne Erfahrung, dass wir Menschen einander auf eine so berührende Weise helfen können. Und es ist ein ebenso schönes Gefühl, auch einmal Hilfe annehmen zu dürfen, das eine tiefe Dankbarkeit gegenüber den Mitmenschen und dem Kosmos, der diese Möglichkeit der Heilung gibt, erzeugt.

Eine Unsicherheit diesbezüglich, die nach meinen Vorträgen nicht selten und gelegentlich auch von meinen Patienten geäußert wird, ist: »Das geht doch nicht, dass ein anderer ganz ohne mein Zutun etwas in meiner Psyche verändert, ohne dass ich selbst an mir arbeite. Ich muss das doch selbst können, nur ich selbst kann mich heilen.« Einen besonders krassen Fall dieser Fragestellung erlebte ich anlässlich meiner Gastvorlesung über »Schamanismus als therapeutisches Elixier der Zukunft« an der Theologischen Fakultät der LMU München. Die Vorlesung war sehr gut besucht, und gegen Ende sprang einer der Studenten ganz erregt auf: Es könne nicht sein, dass so etwas erlaubt sei! Das grenze an schwarze Magie, und es sei dämonisch und gefährlich! Schließlich studiere er Theologie, und wenn überhaupt, dann seien diese Gaben nur für geweihte Männer, Priester und Mönche reserviert! Infolge meines Theologiestudiums bin ich einigermaßen bibelfest, und so kam mir ein Vers aus dem letzten Kapitel des Markusevangeliums (16,17–18) in den Sinn: »Als Zeichen aber werden denen, die glauben, diese nebenhergehen: In meinem Namen werden sie Dämonen austreiben, mit neuen Zungen reden, Schlangen aufheben, und wenn sie Etwas Tödliches trinken, wird es ihnen nicht schaden. Kranken werden sie die Hände auflegen, und diese werden gesund werden.«

Zum Thema Dämonen war ich während meines Vortrags zwar noch gar nicht gekommen … aber Spaß beiseite. Ich kann diese Gedanken verstehen. Ich glaube aus Erfahrung und eigenem Erleben, dass letztlich die Gnade von »oben« größer ist, als wir uns vorstellen. Sie übersteigt schlicht unser Denken. Ich muss auch nicht alles verstehen, und obwohl ich eine schamanische Behandlung gut erklären und durchführen kann, ist es mir manchmal ein Rätsel, wieso sie überhaupt wirken kann. Aber sie wirkt – weshalb und wie auch immer. Also sehe ich mich als treues Arbeitstier, das das tut, was es eben am besten kann. Das wenige, was wir über unseren gesamten Kosmos, die Unendlichkeit des Weltalls und die Vielfalt des Lebens wissen, lässt genug Platz für Überraschungen, die uns von oben geschenkt werden. Und die können wir uns nicht aussuchen, nur dankbar annehmen und anwenden.

10 Verstorbene Seelen

Nicht nur, dass man nach Ansicht der Schamanen Teile seiner Seele verlieren kann, es gibt noch ganz andere und sehr merkwürdig scheinende Anlässe, die eine Seelenbehandlung notwendig machen. Denn nicht alle Verstorbenen kommen in den »Himmel«, wie immer noch viele glauben. Wie sollte das auch geschehen? Warum sollte ein Mensch, der sich im Leben nie für spirituelle Belange interessiert (oder sie sogar verachtet hat, was sein gutes Recht ist), plötzlich nach seinem Tod nach oben »verschleppt« werden und sich in einer Welt wiederfinden, die er ablehnt? Das wäre dann ja die reinste Hölle für ihn und hätte nichts mehr mit dem Glück und der Seligkeit zu tun, die an diesem Ort garantiert werden. Verstorbene Seelen können sich mitten unter uns aufhalten. Nicht nur im Schamanismus, sondern auch im breiten europäischen Volksglauben trifft man auf diese Ansichten. Es gibt unzählige Sagen und Legenden, in denen die Rede von Seelen ist, die auch nach ihrem Tod nicht zur Ruhe kamen und auf der Erde herumgeisterten. Man kennt die Geschichten von der weißen Frau, dem rastlosen Ritter oder dem unglücklichen Gefangenen, deren ungelöste Probleme und Lebensfragen sich noch bis in unsere Zeit hinein bemerkbar machen – sie sind immer auf der Suche nach einer Person, die sie erlöst. Was dann auch hin und wieder geschieht.

Im deutschen Sprachraum haben zwei grundverschiedene Frauen sehr offen und fern von jeglichem schamanischen Gedankengut über ihre Kontakte zu solchen verstorbenen Seelen geschrieben. Die eine, Maria Simma, war eine ganz einfache Landfrau aus dem Großen Walsertal in Österreich, die andere eine schwäbische Prinzessin von der Leyen und zu Hohengeroldseck. Wenn man ihre Tagebücher liest, sich an ihrer tiefen Religiosität nicht stört und über die zeitbedingte Sprache – sie lebten in der Mitte des 20. Jahrhunderts – hinwegsehen kann, der kann an den wirklich spannenden Erlebnissen dieser beiden Frauen mit den Geistern teilhaben. Jeder, der im schamanischen Kontext ähnliche Erfahrungen hat, wird bestätigen, dass es sich um sehr realistische Trancereisen handelt, die die beiden Protagonistinnen da unternahmen, auch wenn sie sie nicht so nennen würden. Mir machte es Vergnügen, die Erlebnisse dieser Frauen zu lesen und ihre knochentrockenen Schilderungen ihrer Arbeit mit den Seelen der Toten mitzuerleben. Beide berichten von zwei verschiedenen Situationen, die auch bei der schamanischen Seelenarbeit von Relevanz sind und trotz aller Modernität und Sachlichkeit auch heute noch vorkommen: die Belastung von Personen durch eine oder mehrere verstorbene Seelen und die Besetzung von Orten durch ruhelose Seelen. Beides habe ich des Öfteren in meiner Praxis erlebt. Ich bin mir aber bewusst, dass nicht alle Menschen das so sehen können und eher mit Angst oder Abscheu reagieren. Doch unzweifelhaft sind nicht nur in Europa solche Geschichten von ruhelosen Geistern bekannt, ich habe ganz ähnliche auch in Thailand, Singapur und Hongkong gehört. Noch unheimlicher wird es, wenn man sich von Bewohnern des schwarzen Kontinents etwas über diese Thematik erzählen lässt.

Fegefeuer und Hölle, unruhige Geister und Besetzungen

Nach schamanischer Auffassung gibt es zwar bestimmte Orte in der Anderswelt, an denen sich verstorbene Seelen bevorzugt aufhalten, aber sie sind nicht bindend. Schamanen wissen aufgrund ihrer vielen Reisen in die Untere Welt, dass es dort tatsächlich ein Gebiet gibt, das einer Art Hölle ähnelt. Dieser Begriff ist in den modernen Sprachgebrauch hineingenommen worden. Äußerungen wie »zur Hölle damit« oder »Es war die Hölle!« sind nicht selten zu hören, sogar bis in einen Oktoberfest-Song oder in diverse Schlager hat es die »altmodische« Hölle geschafft. Früher wurde sie von einigen Kirchen und in den alten Überlieferungen als Ort der ewigen Verdammnis beschrieben. Die Schamanen kennen sie als einen bestimmten Platz der Unterwelt, an dem sich Seelen aufhalten, als Konsequenz ihrer Taten. Ob diese qualvollen Zustände aber tatsächlich »ewig« dauern, kann kein Mensch wissen. Aber es dürfte sich um lange Zeiträume handeln, die wir mit unserem Zeitgefühl kaum beurteilen können.

Tatsache ist, dass im Mittelalter und zu Anfang der Neuzeit, einer bigotten Epoche, eine große Angst davor bestand, in die Hölle verdammt zu werden. Bekanntermaßen wurde diese Angst von Geschäftemachern und Kirchen ausgenutzt und geschürt, um die eigene Macht zu festigen. Für moderne Leser, die das Konzept der Hölle für eine Propaganda der christlichen Kirchen halten, mag es eine Überraschung sein zu hören, dass dem nicht so ist. Die Vorstellung von Orten wie Hölle oder Fegefeuer, in der menschliches Fehlverhalten, Missbrauch und Vergehen gesühnt werden, gibt es in allen Kulturen in ganz ähnlicher Weise. Auf meinen langen Reisen durch Asien habe ich in vielen buddhistischen Tempeln Darstellungen der Hölle gesehen, die drastischer nicht sein könnten: Da wurden Menschen im Flammenmeer von Teufeln Därme herausgedreht und Augen ausgestochen.

In der europäischen Kunst kennt man die teilweise sehr frühen Darstellungen vom Weltgericht. Gegen Ende der Welt werden die Menschen mit ihrem Leben, ihren Taten und Einstellungen konfrontiert und danach beurteilt. Die Mitte dieser Darstellung wird von einem riesigen geharnischten Engel beherrscht, der die Seelen wiegt. Die für gut und gerecht Befundenen werden auf die rechte Seite zu den Seligen geschickt, die anderen nach links zu den dunklen Mächten. Seit alters her haben sich die Künstler die Freiheit genommen, Bischöfe, Könige, Kaiser und sogar Päpste abzubilden, die vom Erzengel Michael in die Hölle gejagt wurden. Übrigens werden auch leibhaftige Engel von Michael in die Hölle hinabgestürzt. Auf der rechten Seite, der Region des Paradieses, findet sich eine ähnlich unkonventionelle Ansammlung von Personen, die im üblichen Leben nicht unbedingt zu den Glücklichsten gerechnet würden. Reichtum und Macht sind eben keine dauerhafte Garantie für Glück und schützen nicht davor, immer auf der Sonnenseite des Lebens zu bleiben. Ebenso werden die Menschen, die hier auf der Welt zu den Verlierern zählen, nicht für immer so unglücklich sein, sondern auch ihnen ist ein Ort der Harmonie und des Friedens bereitet, so lautet die Botschaft dieser Gemälde und Fresken. Am Ende gibt es für alle eine Gerechtigkeit – auch das sollen uns diese lebhaften Bilder erzählen. Sie möchten trotz der auf der linken Seite dargestellten Schrecken so etwas wie eine Trostschrift an die Lebenden sein.

Im süddeutschen Raum wurden im 19. Jahrhundert zur Ermahnung der Gläubigen in ländlichen Kirchen naive Szenarien aus bemaltem Gips ausgestellt. Sie zeigten die leidenden verstorbenen Seelen, die im Feuer geläutert werden. Diese kindlichen Darstellungen, die heute spöttisch belächelt werden – vom Wert der »künstlerischen« Gestaltung ganz zu schweigen –, sollen uns etwas ganz Bestimmtes zeigen. Nach traditioneller Auffassung handelt es sich beim Fegefeuer um einen vorübergehenden Zustand der Läuterung, in dem sich manche verstorbenen Seelen eine gewisse Zeit lang befinden, bevor sie ganz nach oben aufsteigen. Der Name Fegefeuer bedeutet nichts anderes, als dass kleinere Verfehlungen hinweggefegt werden sollten, um die Seele zu reinigen. Kein schlechter Gedanke, denn wer ist schon vollkommen, wie perfekt er sich auch nach außen hin geben mag? Genau diesen Ort der Vorbereitung und Reinigung gibt es auch in den schamanischen Welten.

Ein »Heiliger«

Ein Studienfreund von mir, der ein erfolgreicher Jurist geworden war, erkrankte plötzlich – gerade mal dreißig Jahre alt. Er war ein ausgesprochen schöner und auch vermögender Mann, sehr christlich orientiert, einen großen Teil seines Urlaubs verbrachte er regelmäßig in Klöstern. Seinen Freunden hatte er stets moralisch ins Gewissen geredet, wenn er an ihnen Ungereimtheiten oder Fehlverhalten zu erkennen glaubte. Als eine seiner Kolleginnen geschieden wurde, warnte er die junge Frau davor, eine neue Verbindung einzugehen, und das aus ethischen Gründen! Er hatte einen großen Freundeskreis, in dem ihn viele als Vorbild sahen. Alle waren entsetzt, als er ganz unerwartet und schnell an AIDS starb.

Einige Zeit später, als ich mich in den schamanischen Welten besser auskannte, fiel mir der ehemalige Freund ein. Ich wollte nachsehen, wo seine Seele sich aufhielt. Auf einer schamanischen Reise fand ich ihn dann auch in einer Zwischenwelt, glücklich wirkte er ganz und gar nicht, und so bot ich ihm in meiner Naivität an, ihn bis zu einer höheren Sphäre zu begleiten. Das ging so lange gut, bis das warme Licht des Himmels begann, unseren Weg zu beleuchten. Beim ersten Schimmer schrie er auf, weil er dieses Licht nicht ertragen konnte, es bereitete ihm körperliche Schmerzen und blendete ihn so, dass er keinen einzigen Schritt weitergehen wollte. Das konnte ich nun nicht fassen, war er es doch, der sich dauernd in Klöstern und religiösen Gemeinschaften herumgetrieben hatte. Das war doch seine Welt gewesen! Da stand ich nun in meinem Übereifer und hatte nicht die geringste Ahnung, was ich zu tun hätte. Ich rief nach meinem geistigen Lehrer, der mich ernst ansah und eine bestimmende Handbewegung machte, in die Weite des Weltalls hinein. Ich folgte der Bewegung mit den Augen und erkannte in der Ferne einen Planeten, zu dem ich den Freund brachte. Nun wartet er dort mit vielen anderen Seelen und braucht, wie sie, noch eine längere Zeit, bis er in der Lage ist, das Himmelslicht auszuhalten.

Verständlicherweise beschäftigten mich diese Reise und die neue Erfahrung sehr. Ich zweifelte noch lange, ob ich tatsächlich alles richtig gesehen und beurteilt hatte. Durch einen Zufall traf sich nach Jahren der alte Freundeskreis aus Studienzeiten wieder, das Gespräch kam auch auf den gemeinsamen Freund. Man berichtete mir, dass man nach seinem Tod herausgefunden hatte, dass dieser junge Mann nach der Arbeit am Gericht abends seinen Nadelstreifenanzug ausgezogen und sich auf dem Straßenstrich der Stadt seinen Freiern zur Verfügung gestellt und dort angesteckt hatte. Ich schnappte kräftig nach Luft und erinnerte mich an die moralischen Standpauken, die er mir und anderen freimütig gehalten hatte. Keiner von uns hatte etwas von diesem verborgenen Doppelleben geahnt. Wir hätten ihn alle genauso gern gemocht, wenn er uns die Wahrheit gesagt hätte.

Wieder einige Jahre später las ich im Buch Henoch, dass ihm auf seinen schamanischen Reisen in die Himmelswelt ein Stern gezeigt wurde, auf dem viele Seelen so lange warten, bis sie Gottes Glanz ertragen können. Erstaunt ließ ich das Buch sinken und erinnerte mich an meine Reise vor langer Zeit …

Zum Thema Himmel, Hölle und Fegefeuer gab es 1994 eine sehr informative Ausstellung im Landesmuseum von Zürich, die sich aber auf das mittelalterliche Europa beschränkte. Auch da wurde mir neu bewusst: Schamanismus ist in der abendländischen Kultur und deutlich sichtbar auch in ihren Kunstwerken enthalten. Es ist sehr spannend, auf schamanischen Reisen neu zu entdecken, was unsere Ahnen schon lange wussten. Für Schamanen ist es daher wichtig, solche Orte zu kennen und keine vorgefassten Meinungen zu haben. Ich weiß, wie schwer das ist, und doch muss man sich vollkommen auf das einlassen, was einem während einer Trancereise gezeigt wird.

Die Vorstellungen von Himmel, Hölle und Fegefeuer sind tief im kollektiven Unbewussten der verschiedenen Völker verankert. Sie sind nicht Alleingut des Christentums, wie so viele meinen, sondern auch im Glauben von indigenen Kulturen verankert. Sehr beeindruckend beispielsweise haben die Assyrer und Babylonier ihre Engel dargestellt: Es sind riesige Wesen mit den Körpern von Löwen, den Köpfen von bärtigen Männern und gewaltigen Flügeln.

Ein ruheloser Bischof

Verstorbene Seelen sind nicht nur in fernen Zwischenwelten zu finden. Sie halten sich auch mitten unter oder sogar in uns auf, wie ich bei meiner Praxisarbeit erfahren durfte. Ein Psychiater aus Bremen, der bei mir einige Schamanenseminare mitgemacht hatte, schickte gelegentlich Patienten zur schamanischen Behandlung zu mir. Einmal hatte sich eine junge Frau für einen Termin angemeldet. Mein Bekannter hatte ihr dringend eine Sitzung empfohlen, da er trotz seiner vielfältigen Methoden in ihrer Behandlung nicht weiterkam. Allerdings hatte er sie in keiner Weise darüber informiert, was sie bei mir in etwa erwarten würde. Und so saß ich einer nüchternen Computerspezialistin gegenüber und überlegte mir, wie ich das Thema Schamanismus erklären sollte, ohne dass sie mich deswegen auslachte. Immerhin war sie trotz einiger Zweifel bald bereit, sich behandeln zu lassen, denn ihr Allgemeinbefinden hatte sich ganz plötzlich und rätselhaft verschlechtert, ohne dass ihre Ärzte einen Grund dafür finden konnten. Zu meinem Entsetzen sah ich neben ihr einen Bischof stehen. Entsetzt war ich deshalb, weil ich nicht wusste, wie ich ihr jetzt auch noch *das* erklären sollte.

Der Bischof war ein unruhiger Geist, der ungeduldig und wie getrieben auf und ab ging. Er trug eine altertümliche, mit Edelsteinen verzierte Mitra und einen kostbaren, goldenen Bischofsstab, sein Gesicht wirkte abgemagert und wie mumifiziert. Ich schwieg eine Zeit lang und überlegte fieberhaft, was zu tun sei. Als sich aber die Erscheinung nicht vertreiben ließ, versuchte ich so vorsichtig wie möglich dieses merkwürdige Rätsel zu lösen. Erst unschlüssig darüber, wie ich möglichst schonend beginnen sollte, verließ ich mich auf mein Bauchgefühl und fragte die Patientin: »Kann es sein, dass sie sich gelegentlich im Kreuzgang einer Kirche aufhalten?« »Ja natürlich«, sagte sie, »im Kreuzgang des Doms zu Verden verbringe ich bei schönem Wetter meine Mittagspause.« »Wurden dort in letzter Zeit die Bodenplatten aufgerissen und irgendwelche Renovierungsarbeiten vorgenommen?« »Das lose Pflaster und der Untergrund wurden erneuert, aber die Arbeiten sind noch nicht ganz abgeschlossen. Weshalb fragen Sie das?«

Ja, weshalb … Weil ich einen Kreuzgang gesehen hatte, unter dessen aufgeworfenen Bodenplatten, wie so oft an diesen Orten, einst Gräber gewesen waren. Während der Umbauarbeiten wurde auch das Grab des Bischofs beschädigt. Da ihm diese Störung seiner Totenruhe unerträglich war, hatte er sich an meine Patientin geheftet, weil er hoffte, von ihr irgendeine Hilfe zu bekommen. Als ich ihr das erklärte, konnte sie sich genau an die Stelle erinnern, an der sie dieses unangenehme Gefühl überfallen hatte, das sie seitdem ständig begleitete.

Ich fragte sie, ob sie eine einfache Handlung ausführen wollte, um wieder gesund zu werden. Als sie bejahte, erklärte ich ihr, was zu tun sei. Sie bekam den Auftrag, einen Strauß weißer Rosen zu kaufen und sie in einem gläsernen Gefäß genau an diesem Platz hinzustellen. Es brauche keine teure Glasvase zu sein, auch ein Einweck-glas würde genügen. Der Bischof hatte mir zuvor mitge-teilt, dass die weißen Rosen seiner Seele Frieden schen-ken würden. Außerdem sollte ich mir für die Zukunft merken, dass die weiße Rose allen erdgebundenen See-len, die den Weg nach oben nicht finden würden, wie ein strahlender Wegweiser leuchte und helfe, in ihre Heimat in der Oberen Welt zu kommen. Er gab mir noch eine ganz persönliche Empfehlung mit: Ich solle in meiner Praxis stets eine weiße Rose ans Fenster stellen, denn das würde ich bei meiner Arbeit mit verstorbenen Seelen brauchen.

Von diesen weiteren Anweisungen hatte die Patientin natürlich nichts mitbekommen, denn die Gespräche voll-zogen sich schweigend zwischen dem Bischof und mir. Ich beendete schließlich meine schamanische Arbeit und entließ sie zur Heimfahrt. Einige Tage später rief mich mein Bekannter, der Psychiater, der sie zu mir geschickt hatte, an und fragte lachend, was ich denn gezaubert hät-te. Die Frau sei jetzt beschwerdefrei. Sie selbst bestätigte es mir drei Wochen später und schrieb, dass sie alles genau so gemacht hätte, wie wir es besprochen hatten. Ein Jahr später bekam ich eine Postkarte mit einem Bild des frisch renovierten Kreuzgangs des Verdener Doms von ihr.

Diese rätselhaft erscheinende Geschichte lässt sich ei-nigermaßen stimmig erklären. Das Befinden dieser Frau wurde von der verstorbenen Seele, die sich von ihr Hilfe erhoffte, gestört. Die Gestalt des Bischofs hatte sich an sie geheftet und sie begleitet. Das geschieht meist aus Grün-den der Resonanz, er spürte vielleicht, dass sie ein emp-findsamer Mensch war, und dass sie über die richtigen

Kontakte verfügte, die ihm Befreiung bringen konnten. Schließlich hatte er sich nicht darin getäuscht. Daher halte ich es für wichtig, dass Therapeuten um die Möglichkeit solcher zunächst unerklärlicher Vorgänge wissen. Beweisen können wir solch ein Geschehen natürlich nicht. Der Erfolg der Behandlung zeigt aber, dass etwas geschehen ist, das der jungen Frau eine nachhaltige Besserung ihrer Beschwerden brachte.

Eine Besetzung im Urlaub

In einem anderen Fall brachte eine Frau ihren Lebensgefährten zu mir. Bedrückt berichtete sie, dass er sich seit dem letzten Urlaub plötzlich verändert hätte. Sonst ein lebenslustiger, barocker Mensch, der stets bereit war zu feiern, wenn sich nur die Gelegenheit bot, wurde er noch während der Ferien in Italien von einer unerklärlichen Melancholie und Trauer überfallen. Der dunkelhaarige, stattliche Mann wirkte tatsächlich sehr niedergedrückt. Er sprach nur wenig und in seiner Stimme schwangen das Gefühl eines unwiederbringlichen Verlustes und eine spürbare Wehmut mit. Nun kann es ja sein, dass eine depressive Phase ganz plötzlich kommt und nach einiger Zeit genauso plötzlich wieder verschwindet. Mein Verdacht ging also eher in diese Richtung, und ich war dabei, eine antidepressive, medikamentöse Therapie bei einem Psychiater vorzuschlagen. Aber das Paar bestand darauf, eine schamanische Behandlung zu bekommen, einen Psychiater könnten sie immer noch aufsuchen, wenn die Sitzung bei mir keine Wirkung zeigte.

Während meiner schamanischen Reise sah ich den Mann durch einen Klosterhof gehen, einige der Bögen waren unvollständig und eingestürzt, und man konnte in der Ferne das Meer leuchten sehen. Neben diesem Kreuzgang standen Sonnenliegen, die von blau-weißen Sonnenschirmen beschattet wurden. Ich hatte den Eindruck, dass sich diese Anlage hoch in einer felsigen Steilwand befand. Alles war in strahlendem Weiß gehalten, die Steine, die Sonnenbänke, die Sessel. In die daneben liegende Terrasse, die einen atemberaubenden Ausblick auf das Meer bot, war ein großer Swimmingpool eingelassen, in dem sich träge einige Gäste tummelten. Offensichtlich handelte es sich um ein Hotel, das in einem umgestalteten alten Klostergebäude untergebracht war. Die ganze Lokalität strahlte eine geradezu unglaubliche Schönheit und Ruhe aus.

Auf meiner Reise konnte ich wahrnehmen, wie mein Patient, der diesen Ausblick mit allen Sinnen in sich aufnahm, beinahe von dieser Schönheit überwältigt wurde. Währenddessen näherte sich ihm die Seele eines seit Langem verstorbenen Mönchs, der ihn von diesem Augenblick an begleitete. Den Klosterbruder umgab eine Aura von Wehmut und Unverständnis. Als ich mit ihm in inneren Kontakt trat und fragte, was ihn denn so bedrücken würde, drehte er sich um und blickte mich mit müden Augen an. Nach einiger Zeit antwortete er, es mache ihn traurig zu erleben, dass das Kloster, das sein Leben lang seine Heimat und ein Ort des Gebets und der Zwiesprache mit Gott gewesen sei, nun von Menschen bewohnt würde, die nur Luxus und Vergnügen suchten. Gelächter, leichte Musik, Tanz, gutes Essen und Trinken wären ihre Bedürfnisse, an die Begegnung mit Gott würde hier keiner mehr denken. Das hier sei doch geweihter Boden. Besonders schmerze ihn, dass die Kapelle, in der die Mönche ihre Stundengebete und Liturgien gefeiert hätten, jetzt zum Tanzlokal umgewandelt worden sei.

An diesem Punkt unterbrach ich meine schamanische Reise und wandte mich fragend dem Paar zu. Sie seien tatsächlich zwei Wochen lang in einem zum Luxushotel umgestalteten Kloster gewesen. Es lag an der Küste von Amalfi hoch in einer Felswand und bot atemberaubende Ausblicke auf die Küstenlinie und das Meer. Als ich nach der Kapelle fragte, sagte die Frau: »Darin war eine tolle Disco mit Bar untergebracht. Wir haben sie fast jeden Abend besucht!« Ich musste eine Weile still darüber nachdenken, bevor ich ahnte, was zu tun sei. Wiederum nahm ich inneren Kontakt zu dem Mönch auf, der meinen Patienten seitdem begleitete. Ich versuchte ihm zu vermitteln, dass die Freude der Menschen auch eine Freude an der Schöpfung Gottes sei. Indem sie die Schönheit der herrlichen Landschaft bewunderten, würdigten sie Gott. Letztendlich würde daher noch heute in seinem geliebten Kloster etwas von dem geschehen, was ihm während seiner Lebenszeit so wichtig war. Er müsse also nicht mehr traurig sein, und es sei auch nicht mehr nötig, diesen Ort zu bewachen und zu schützen. Viel besser wäre es doch, meinen Patienten zu verlassen und sich in die Obere Welt zu begeben, denn aus Liebe zu ihr sei er ja schließlich Mönch geworden. Der Geist senkte den Kopf, er schien nachzudenken. Dann nickte er und machte sich daran, den Körper des Mannes zu verlassen und nach oben zu gehen.

Nach dieser schamanischen Intervention fühlte sich mein Patient sehr erleichtert. Er erzählte mir, dass er noch genau wusste, wann dieses wehmütige Gefühl zum ersten Mal aufgetaucht sei. Er sei unter den Bögen des

Kreuzgangs gestanden, hätte aufs Meer hinausgeblickt und mit einem Mal das Gefühl gehabt, hier würde etwas nicht stimmen. Er wurde augenblicklich von einer Wehmut und Trauer erfasst, die ihn bis eben begleitet hätte. Die ruhelose Seele des Mönchs hatte anscheinend aufgrund der Resonanz in diesem Moment Kontakt mit ihm aufgenommen.

Immer bedacht zu überprüfen, inwieweit solche Sitzungen der tatsächlichen Realität entsprechen, brannte ich darauf, mir darüber Gewissheit zu verschaffen. Denn auch nachdem das Paar meine Praxis verlassen hatte, ließ mir diese Reise keine Ruhe. Ich wollte genau wissen, ob ich mir diese beeindruckenden Bilder nur eingebildet hatte. Gab es wirklich irgendwo diesen traumhaften Platz? Ich setzte mich an meinen PC und googelte die Luxushotels der Amalfiküste. Bald fand ich auch die Anzeige, die meinen Erlebnissen entsprach, sogar die Disco in der ehemaligen Kapelle fand ich abgebildet. Als ich durch die Fotos der Anlage surfte, durfte ich noch einmal die herrlichen Ausblicke auf ein geradezu unglaublich blaues Meer, das strahlend helle Gemäuer und die über dem restaurierten Kreuzgang schwebende vollkommene Harmonie genießen. Irgendwie konnte ich den Geist dieses Mönchs aus der fernen Zeit verstehen.

Zuspätkommen

Eine andere Geschichte, bei der verstorbene Seelen eine sehr tragische Rolle spielten, möchte ich hier schildern. Es handelt sich aber um einen ganz anders gelagerten Fall. Aus schamanischer Sicht waren hier die verstorbenen Seelen nicht nur die Begleiter der Kranken, sondern sie hatten ihren Körper regelrecht besetzt und sie zu destruktiven Handlungen bewogen. Mit dieser Fallgeschichte möchte ich auch aufzeigen, wie richtig es manchmal sein kann, auch bei kleineren, nicht für so gravierend angesehenen Beschwerden schamanische Hilfe aufzusuchen.

Die Leiterin des Labors einer fränkischen Klinik rief an, weil ihre zwanzigjährige Nichte im Koma lag. Sie bat mich, nach Nürnberg ins Krankenhaus zu kommen, um sie schamanisch zu behandeln. Wir vereinbarten einen Termin, und ich erfuhr, was geschehen war. Die Nichte, mit der sie sich sehr gut verstand, hatte einen Pickel auf ihrer Wange entdeckt und begann sich mit einem Mal psychisch zu verändern: Sie empfand den vorübergehenden Schönheitsfehler als solchen Makel, dass sie an sich selbst zu zweifeln begann. Ihr ganzes Wesen veränderte sich, und der sonst unkomplizierte Zugang zu ihr schien völlig blockiert. Ihre Familie und ihr Verlobter hatten Mühe mit dieser Persönlichkeitsveränderung und taten alles, um ihr zu helfen, darüber hinwegzukommen. Eines Tages ging ihr Verlobter in die Scheune, um seine Vespa zu holen, und fand zu seinem Entsetzen seine Freundin, die sich an einem Dachbalken aufgehängt hatte. Zu ihrem Unglück hatte die junge Frau den Knoten des Seils falsch geknüpft, sodass sie nicht augenblicklich tot war. Nachdem man sie heruntergenommen hatte, verfiel sie in ein Wachkoma. Da sie zu lange von der Sauerstoffzufuhr abgeschnitten war, kam es zu einer schweren Schädigung wichtiger Hirnteile. Ihre Tante hatte mir erklärt, dass 90 Prozent des Gehirns nicht mehr funktionsfähig seien. Der versuchte Suizid lag jetzt schon drei Monate zurück, seitdem lag sie als Pflegefall im Krankenhaus. Als ich den Vorraum des Krankenzimmers betrat, traf ich auf ihre weinenden Eltern, auch ihrem Verlobten liefen die Tränen die Wangen hinunter. Sie hatten alle Hoffnung auf meine Behandlung gesetzt. Ich erklärte ihnen meine Arbeitsweise und auch, dass dies wegen der umfassenden Schädigung des Gehirns nur ein Versuch sein könne, dem Mädchen zu helfen.

Ihre Tante, die das Labor in der Klinik leitete, hatte dafür gesorgt, dass das Zimmer eine Stunde lang nicht von Pflegekräften oder Ärzten betreten wurde, damit ich ungestört meine Arbeit verrichten konnte. Die junge Frau lag ganz elend da, sie hatte eine gelblich fahle Haut und die Augen waren geöffnet und starr. Ich trat zu ihr hin, stellte mich vor. Als ich ihr erklärte, was ich jetzt tun würde, ging ein Seufzer durch ihren Körper. Als ich in ihr Zellgedächtnis hineinsah, wurde ich von einer seltsamen Szene angezogen: Zwei junge Männer warfen sich einen leuchtenden Lichtball zu, den ich als ihre Seele erkannte. Dazu flüsterten sie auf hämische Art und Weise unaufhörlich »Bring dich doch um, häng dich auf.«. Ich war schockiert und ratlos, was das zu bedeuten hätte. In diesem Moment wurde die Tür aufgerissen und der Oberarzt stürmte herein und rief, was ich mir anmaße, an der Patientin herumzupfuschen, das läge in seiner Verantwortung. Er beruhigte sich zwar etwas, als er sah, dass ich nur still auf einem Stuhl neben dem Bett saß, verlangte aber, dass ich sofort das Krankenhaus verlassen sollte. Ich konnte seine Reaktion sogar verstehen und bat ihn, mir noch ein wenig Zeit zu geben. Jetzt trat auch die Laborärztin hinzu und erklärte ihm die Situation.

Trotz allem war diese Unterbrechung nicht einmal von Schaden, denn als ich meine Arbeit wiederaufnahm, zeigte sich mir ganz genau dasselbe Bild wie zuvor. Erst jetzt war ich mir sicher, dass ich mich auf meiner ersten Reise in ihren Körper nicht getäuscht hatte. Ich entschied mich, der jungen Frau den Seelenteil, den die beiden Männer geraubt und gefangen hatten, zurückzugeben. Als ich ihr die Seele am Brustbein und am Scheitel eingehaucht hatte, atmete sie tief ein und wieder aus, ihre Augen bewegten sich, sie blickte mich direkt an und lächelte. Mehr konnte ich nicht für sie tun, ich blieb noch eine Weile an ihrem Bett sitzen. Als ich sie verließ, waren ihre Wangen rosig und warm. Die Familie, der ich noch vor meiner Heimfahrt berichtete, was genau ich getan hatte, setzte sich zu ihr. Die junge Frau lächelte friedlich, was alle glücklich und zuversichtlich machte.

Nach einigen Tagen rief mich der Oberarzt an, er bat mich, noch einmal zu der Patientin zu kommen, denn es sei etwas Schreckliches geschehen. Nach meiner Behandlung habe die Familie sich um die Kranke geschart, alle waren erleichtert, weil sie das erste Mal seit langer Zeit aussah wie früher und wieder lächeln konnte. Nach etwa 20 Minuten sei ein Pfleger hereingekommen, um seine Messungen vorzunehmen. Als er den Puls fühlen wollte, erkannte er, dass die junge Frau verstorben war. Die Familie war entsetzt und aufgeregt, der diensthabende Arzt wurde gerufen und von der Familie zur Reanimation gezwungen. Er selbst sei es gewesen, der dies tun musste, doch er wusste, welches Schicksal sie erwartete, wenn die Wiederbelebung gelang. Alle auf der Station hätten dem Mädchen gewünscht, dass es einmal friedlich einschlafen könne, denn die Aussichten auf eine Wiederherstellung ihres Körpers waren bei einer so umfassenden Hirnschädigung gleich null. Auch die Aussichten auf eine erneute schamanische Behandlung lagen bei null, wie ich ihm sagte. Aber einen Versuch wollte er doch noch gemacht haben. Als ich wieder ins Krankenzimmer trat, fand ich die junge Frau in einem erbarmungswürdigen Zustand vor. Beklommen trat ich an ihr Bett, die Zunge hing ihr aus dem Mund und die Augen waren nach oben verdreht. Ohne medizinische Apparate und ohne eine intensive Pflege würde sie nicht mehr leben können. Ich konnte jetzt nicht mehr tun, als ein stilles Gebet für sie zu sprechen.

Schamanisches Arbeiten muss – gerade weil dieses spezielle Handeln vollkommen im Unsichtbaren geschieht – wenigstens eine gewisse Logik haben, so ist jedenfalls meine Meinung. Und wo bleibt die Logik in dieser traurigen Geschichte? Am Ende des tragischen Geschehens führte ich ein längeres Gespräch mit der Tante der jungen Frau und konnte ihr dabei ganz offen und detailliert schildern, was ich auf meiner schamanischen Reise erlebt und getan hatte. Als ich ihr von den beiden jungen Männern erzählte, die sich hämisch lachend die Seele ihrer Nichte zuspielten und ihr einflüsterten, sich doch umzubringen, sprang sie erregt auf. »Ich weiß, wer das ist!«, rief sie. Dann begann sie zu erzählen: Zwei Jungen aus dem Nachbardorf hatten sich darüber lustig gemacht, wie brav und angepasst doch ihre Nichte sei. Sie hatten nämlich vergeblich versucht, die junge Frau dazu zu überreden, sie auf ihren Touren mit dem Motorrad zu begleiten. Für ihre wilden Fahrten waren die beiden Biker im ganzen Ort bekannt. Vor einigen Monaten hätten sie mit ihren Maschinen ein waghalsiges Rennen veranstaltet. Das Motorrad verunglückte, die beiden wurden sehr schwer verletzt und überlebten ihr Abenteuer nicht.

Es passte. In meiner Wahrnehmung während der

Trancereise erlebte ich sie in der Haltung: »Wenn wir unser Leben nicht mehr besitzen, dann soll sie auch keines mehr haben.« Als ich der jungen Frau ihren Seelenteil zurückgegeben hatte, war sie wieder vollständig und konnte so in Frieden sterben. Was auch gelungen wäre, wenn der Pfleger nur etwas später das Zimmer betreten hätte. Das sind Ereignisse, die man weder erzwingen noch bis ins Letzte einschätzen kann. Ich hatte nicht die geringste Ahnung, dass ausgerechnet das passieren würde, als ich ihr diesen Seelenteil einhauchte.

Nicht immer ist Hilfe möglich

Eine ganz ähnliche Tragödie erlebte ich bei einem Patienten, der das Opfer eines schweren Autounfalls war. Er konnte sich nur durch Lidbewegungen mit seiner Frau verständigen und war am restlichen Körper gelähmt. Nachdem ich ihn mehrmals mit Akupunktur behandelt hatte, wünschte er sich ganz ausdrücklich eine schamanische Behandlung. Sichtlich belebt und lächelnd fand er anschließend zu einem ruhigen Schlaf. Einige Monate später bat er wieder um eine schamanische Behandlung. Doch dazu sollte es nicht mehr kommen, denn einige Tage später bekam er eine akute Atemnot und wurde gegen den Willen seiner Frau reanimiert. Schrecklich war das Bild, das ich jetzt sah: Seine Seele, eingesperrt in eine Phiole, versuchte in die Freiheit zu gelangen. Erst drei Monate später wurde sein Wunsch erfüllt und er konnte seinen Körper verlassen.

Ein anderes Mal wurde ich in die Neurologische Abteilung einer Münchner Klinik gerufen. Aber diese Geschichte ging ganz anders aus als die vorher geschilderten. Die Ehefrau eines verunglückten Mannes hatte mich gebeten, ins Krankenhaus zu kommen, um ihn zu behandeln. Nach einem Verkehrsunfall lag er nun schon längere Wochen im Wachkoma. Als ich zu ihm kam, fand ich mich in einem großen und hellen Raum mit vier Betten. Schon als ich mich seinem Bett näherte, um mich vorzustellen, hörte ich mit meinem inneren Ohr seine schweigende Bitte: Man solle ihn doch zudecken, er fühle sich schrecklich, so halbnackt den Blicken aller ausgesetzt zu sein. Er war nicht zugedeckt und trug ein viel zu kurzes Krankenhaushemd, das die Geschlechtsteile freiließ. Als ich seiner Frau diesen Wunsch übersetzt hatte, rief sie sofort eine Schwester herbei und bat um ein Laken. Erst als sie ihn bedeckt hatte, trat ich wieder zu ihm, um mit der schamanischen Arbeit zu beginnen. Jetzt hatten sich seine Gesichtszüge deutlich entspannt. Viel konnte ich mit meinen Bemühungen nicht ausrichten, er blieb weiterhin im Koma. Aber die freundlichen Schwestern waren jetzt darauf sensibilisiert, dass er seine Würde auch in diesem fast aussichtslosen Zustand bewahren wollte.

Besetzung von vielen Seelen

Noch einen letzten Fall möchte ich hier schildern, der zeigt, dass die Besetzung durch verstorbene Seelen zu ernsthaften Gesundheitsstörungen führen kann. Von einer Arztpraxis aus dem Allgäu wurde ein vierzigjähriger Mann zur schamanischen Behandlung geschickt. Ein Hüne von einem Mann erschien in meiner Sprechstunde, der lange blonde Pferdeschwanz hing ihm bis über die Schultern. Schweigend drückte er mir den Begleitbrief seines Arztes in die Hand, in dem zu lesen war, dass der Patient an einer sich allmählich verschlimmernden Depression und diversen Ängsten litt. Nachdem ich ihm den Ablauf meiner Behandlung erklärt hatte, versenkte ich mich in die schamanische Trance und begann in seinen Körper hineinzusehen. Dabei sah ich unzählige Seelen, die in einem Feuerwirbel kreisten und sich teilweise in ihm oder um ihn herum befanden. Sie bewegten sich in einer überaus starken, flirrenden Hitze und eine ganz entsetzliche Angst nahm ihnen den Atem. Sie schrien laut um Hilfe und versuchten, dem Feuer zu entkommen.

Was sollte ich nur mit diesem Bild anfangen? Handelte es sich um eine symbolische Darstellung der Angststörung des Patienten? Ich überlegte eine Zeit lang, dann entschied ich mich für realistischere Fragen: Hatte er selbst einmal einen Brand erlebt? Nein. Kamen seine Eltern aus einer Stadt wie Dresden oder Würzburg, die im Zweiten Weltkrieg durch Brandbomben zerstört wurden? Nein. Plötzlich kam mir eine weitere Idee und ich fragte ihn: »Wohnen Sie neben einem Krematorium?« »Ja«, war die Antwort. Er hatte also die vielen Seelen, die sich vor dem Feuer fürchteten, gleichsam eingeatmet und in seinem Körper mit sich herumgetragen! Ich war so überrascht von dieser Erkenntnis, dass mir keine weitere Frage einfiel.

Ich trat mit diesen verängstigten und panischen Seelen in inneren Kontakt und versuchte als Erstes, sie zu beruhigen und mir Gehör zu verschaffen. Nach einiger Zeit gelang es mir, ihre Aufmerksamkeit auf mich zu ziehen. Ich erklärte ihnen, dass sie diesen Zustand von Schmerz, Angst und Panik schon viel zu lange intensiv erlebt und erlitten hätten. Jetzt sei die Gelegenheit da, den Körper meines Patienten zu verlassen und sich auf den Weg nach oben zu begeben. Dann würden ihre Qualen sofort verschwinden, sie könnten sie abstreifen wie ein altes Kleid. Menschen, die sie geliebt hätten und die ihnen vorangegangen wären, erwarteten sie am Tor in die Obere Welt. Ich bat sie, sich an verstorbene Verwandte und Freunde zu erinnern, die sie gerne wiedersehen würden. Und es kam tatsächlich Bewegung in diese Schar verängstigter Wesen. Einige der mutigeren Seelen machten den Anfang, die anderen schlossen sich nach und nach ihren Führern an, und innerhalb von fünfundvierzig Minuten hatte ein langer Zug von Seelen den Körper meines Patienten verlassen. Solch ein Vorgang erfordert die volle Konzentration und Aufmerksamkeit des Schamanen und ist ziemlich anstrengend, denn keine der Seelen darf übersehen werden und in der Person steckenbleiben, in die sie hineingeraten ist. Auch mein Patient war ziemlich erschöpft nach dieser Behandlung, er schlief erst einmal eineinhalb Stunden lang.

Ich erklärte ihm anschließend, was geschehen war. Er verstand diese ungewöhnliche Geschichte erstaunlich gut und gab an, sich so zu fühlen, als ob er gerade eine größere Operation überstanden hätte. Was ja in der Tat auch so war, denn bis dahin war sein ganzes Körpersystem von den Energien der Verstorbenen überschwemmt gewesen. Nach der schamanischen Behandlung war er seit Langem endlich wieder »allein in seinem Haus«.

Am nächsten Tag rief er mich an, weil er zwar sehr befreit und erleichtert war, aber ziehende Schmerzen im Bauch und in der Brust empfand. Es war in der Tat wie nach einer Operation, einer, die zwar nur im feinstofflichen Bereich stattgefunden hatte, aber trotzdem Adhäsionen und Verbindungen gelöst hatte. Die Schmerzen verschwanden nach einigen Tagen und mein Patient fühlte sich von da an wieder stark und lebenslustig, wie mir sein Arzt versicherte.

Ich will mit dieser Geschichte auf keinen Fall eine Angst vor Feuerbestattungen schüren. Die Nöte und Ängste dieser bedauernswerten Seelen rührten viel eher daher, dass sie ihren eigenen Tod nicht hatten wahrnehmen können und daher ihren Weg in die Obere Welt nicht fanden. Sie blieben mit ihren Gefühlen hier auf der Erde verhaftet. Den eigenen Tod nicht wahrzunehmen – das zieht sich durch einige der Fälle, die ich während meiner Arbeit erlebt habe. Es kann bei plötzlichen Todesfällen geschehen, bei Verkehrsunfällen oder anderen Katastrophen. Das Lebenslicht wird dann so unerwartet schnell ausgeblasen, dass es der Betroffene nicht registrieren kann. Nicht umsonst gibt es bei manchen Völkern den Brauch, verstorbene Seelen an ihren neuen Zustand zu erinnern und ihnen Zeichen oder Wegweiser zu geben, durch die sie den Weg zu ihren Ahnen finden können. Früher halfen der Glaube und religiöse Rituale den Menschen, sich auch während dieses Übergangs in die andere Welt sicher und gut aufgehoben zu fühlen. Diese panischen Wesen in dem Mann waren innerlich nicht auf eine Feuerbestattung vorbereitet, daher ihre Ängste. Eine Verbrennung der Toten stellt aber nichts Negatives dar. Die Feuerbestattung ist in vielen Kulturen eine traditionelle und aus den verschiedensten Gründen auch notwendige Art der Bestattung. Denken wir nur an die hygienischen Verhältnisse in sehr heißen Ländern oder an geologische Gegebenheiten wie Felsgestein oder sich verschiebendes Gelände.

Der Seelengeleiter

Diese Einzelschicksale zeigen beispielhaft die verschiedenen Facetten der Aufgaben, die Schamanen seit alters her für die Angehörigen ihrer Stämme durchführen. Denn in all diesen Fällen ist das Können eines Schamanen als Psychopompos oder als Seelengeleiter gefragt. Seine Aufgabe ist es, verirrte oder erdgebundene Seelen an die Orte zu begleiten, die für sie vorgesehen sind. Das setzt als Erstes voraus, dass er sich in den verschiedenen Welten gut auskennt und um diese Plätze weiß, und als Zweites, dass er keine vorgefassten Ansichten hat, wo diese oder jene Seelen hingehören. Wir alle haben teils philosophische, teils religiöse, aber vor allem kulturell geprägte Vorstellungen über die Möglichkeiten oder auch die Unmöglichkeiten die Seele eines Verstorbenen betreffend. Sie müssen definitiv in den Hintergrund treten und wenn möglich gleichsam wie das elektrische Licht mit einem Schalter abgestellt werden, wenn ein Schamane eine wirksame Arbeit verrichten will.

Ich habe schon in einem vorhergehenden Kapitel darüber gesprochen, wie wichtig es ist, beim Reisen die persönlichen Ansichten »abzuschalten« und sich von dem, was kommt, überraschen zu lassen. Mir persönlich wäre es auch lieber, und natürlich wäre es viel einfacher, wenn alle Seelen sofort in die Obere Welt, den Himmel kämen. Das ist aber nicht der Fall, und es gibt genügend andere Regionen oder Zwischenstationen, zu denen sie begleitet werden können. Diese Arbeit eines Seelengeleiters ist immer dann notwendig, wenn eine Seele einen plötzlichen Tod erlitten und sich noch nicht damit abgefunden hat. Auch die sogenannten erdgebundenen Geister brauchen diese Hilfe. In Japan nennt man solche Seelen die hungrigen Geister, die Zen-Mönche gedenken ihrer täglich und opfern ihnen in den Tempeln einen Teil der Mahlzeiten. Es handelt sich dabei um Energien, die mit den Problemen, die sie im Leben auf dieser Welt hatten, auch noch nach dem Tod beschäftigt sind. Sie können nicht loslassen von der Sorge um Eigentum, ungerechte Erbstreitigkeiten oder erlittenes Unrecht. Ihr Denken und Fühlen kreiste zu Lebzeiten so dominant um diese Themen, dass sie voll und ganz davon bestimmt wurden. Solche Seelen bleiben ortsgebunden und geistern in ihren Häusern oder Besitztümern herum. Derartige Erzählungen und Berichte sind in allen Kulturen bekannt. Daher halte ich es nebenbei gesagt auch für sehr beruhigend, in diesem Leben alles zu sagen, was gesagt werden muss, alle Entschuldigungen auszusprechen und erlittenes Unrecht abzuhaken. Denn dann gibt es nichts mehr, was einen Menschen zum dafür bestimmten Zeitpunkt am Übergang in die andere Seinsweise behindern kann.

Unnötige Ängste

Ein häufiges Missverständnis bezieht sich auf die Befürchtung, dass eine Besetzung durch verstorbene Seelen jeden Menschen befallen kann, der auch nur in die Nähe bestimmter Orte oder Einrichtungen kommt. Das ist natürlich nicht der Fall! Friedhöfe sind ein Ort der Ruhe und, wenn man so will, der Ahnenverehrung. Auf dem Land wie in der Stadt kann man erfahren, dass es sich nicht um einsame oder furchterregende Plätze handelt. Angehörige der Verstorbenen halten hier mit ihnen eine stumme Zwiesprache, während sie die Gräber und gemeinsame Gespräche mit anderen Besuchern pflegen. In

Großstädten sind Friedhöfe in der warmen Jahreszeit um die Mittagszeit besonders belebt, weil die Berufstätigen ihre Pause gern auf einer Bank an diesem Ort der Entschleunigung verbringen. Sie genießen dort die Ruhe und tanken ihr gestresstes Nervensystem wieder auf. In München gilt der Ostfriedhof als sichere Kontaktbörse für einsame Menschen. Wer auch immer einen neuen Partner kennenlernen möchte, braucht nichts anderes als eine Gießkanne. So bewaffnet sucht er sich das Grab eines kürzlich Verstorbenen und beginnt, es fleißig zu begießen. Schon einige Minuten später materialisieren sich scheinbar aus den Hecken ebenfalls Alleinstehende, die dann einen lebhaften Kontakt im Gespräch aufnehmen.

Und doch gibt es noch genug Personen, die sich ernsthaft davor scheuen, einen Friedhof zu betreten, aus lauter Angst, von Geistern belästigt oder geschädigt zu werden. Immer wieder höre ich, dass manche Menschen sogar Angst haben, jemanden im Krankenhaus zu besuchen. Sie vermeiden es, in Kliniken zu gehen, weil sie sich vor den »schädlichen Energien« fürchten, die dort angeblich zu finden sind. Ich glaube, dass viel eher die Furcht vor einer eigenen Krankheit und dem eigenen Tod zu diesen irrationalen Ängsten führt.

Ganz sicher ist nicht alles für alle geeignet, und jeder Mensch hat ein individuelles Nervensystem. Sich selbst zu schützen und die Resonanz, auf der solche Übertragungen geschehen können, auszuschließen, ist eine Maßnahme, die man lernen kann. Was dem einen nichts ausmacht, wirft einen anderen aus der Bahn. Manchmal ist es unvermeidlich, auch wenn sich das Innerste heftig dagegen sträubt, solche Orte auszusuchen. Doch dafür gibt es einige sehr zuverlässige Schutzmaßnahmen. Nicht

ohne Absicht habe ich den Ostfriedhof als »Partner-
schaftsbörse« geschildert. Denn eine dieser schützenden
Haltungen ist der Humor. So werden auch im Krankenhaus von den dort Beschäftigten die wildesten Witze aus-
getauscht – Lachen schützt nämlich die Aura vor negativen Einflüssen.

Ahnenverehrung

Ein guter Bekannter hatte seine Frau in einem Friedwald
bestatten lassen. Beide fanden zuvor in einvernehm-
lichen Gesprächen den Plan ganz wunderbar und be-
schlossen, ihre Asche neben einem Baum zu verstreuen.
Die Idee und das Gefühl von Freiheit waren neben der
Ersparnis der Kosten für eine Erdbestattung und die
Grabpflege die ausschlaggebenden Faktoren für ihre Entscheidung. Als seine Frau verstorben und im Friedwald ihre letzte Ruhe gefunden hatte, wurde ihr Mann
jedoch immer unglücklicher. Es erwies sich als schwierig,
an diesen Ort zu kommen, da es keine öffentlichen Ver-
kehrsmittel gab. Ein langer, schneereicher Winter machte es ihm unmöglich, mit seinem eigenen Auto zu fahren. Als das Frühjahr kam und er wieder mobil war,
suchte er den Friedwald auf. Seine große Sehnsucht war,
seiner Frau ihre Lieblingsblumen mitzubringen und sie
ihr aufs Grab zu legen oder ihr ein Grablicht hinzustellen, aber das war verboten, denn der Wald sollte ganz
natürlich und die Grabstätten anonym bleiben. Also
schmuggelte er ein paar Rosenblätter in seiner Anzug-
tasche mit und ließ sie wie zufällig an dem entsprechenden Baum niederfallen. Er gab das Bild eines wehmüti-

gen Menschen, dem etwas im Leben fehlte, das er unruhig wiederzufinden versuchte.

Diese Begebenheit berührt ganz eng die Erfahrung und die Überlieferungen der schamanischen Sicht der Welten. Es ist eine Tatsache, dass nach den Traditionen fast aller Völker die letzten Ruhestätten der Verstorbenen der Aufmerksamkeit und Pflege bedürfen. Die alten Chinesen richteten die Gräber sogar nach genauen Feng-Shui-Vorschriften aus, sodass die Ahnen über das Gedeihen und das Glück ihrer Nachkommen wachen konnten. In den Kriegen früherer Zeiten suchten die Sieger immer die Gräber der Ahnen zu zerstören und zu schänden, denn dadurch ging die schützende Macht der Ahnen verloren und sie konnten ihre Gegner vernichten. Nicht umsonst kommt in den meisten alten Kulturen den Grabstätten eine ganz besondere Bedeutung zu. Ich denke dabei an so verschiedene Monumente wie das irische New Grange, an Silbury Hill im englischen Wiltshire, an das Grab des Fürsten vom Glauberg in Hessen oder das Mausoleum der Caecilia Metella bei Rom. Im Nahen und Fernen Osten beeindrucken die Grabdenkmäler der ägyptischen Pyramiden oder die sagenhafte Terracotta-Armee des ersten chinesischen Kaisers Qin Shihuangdi bei Xijang. Diese Tradition wird bis heute von den christlichen Kirchen weitergeführt, wenn auch nicht mehr in der Monumentalität und Pracht, welche die mosaikgeschmückten Grabkapelle der Galla Placidia in Ravenna aus byzantinischer Zeit oder die Beispiele aus vorgeschichtlicher Zeit bezeugen. All diesen verschiedenen Bauwerken liegt die gleiche Auffassung zu Grunde: Es geht nicht um eine Sentimentalität den Verstorbenen gegenüber, sondern um den Respekt vor den Ahnen, die die Lebenden beschützen.

In Südengland hatte ich die Gelegenheit, West Kenneth Long Barrow zu besuchen, ein lang gestrecktes Hünengrab aus neolithischer Zeit, etwa fünftausendfünfhundert Jahre alt. In ihm wurden fünfzig Menschen bestattet. Als ich die unterirdische Grabanlage betrat, umfing mich sofort ein Gefühl der Ehrfurcht und Geborgenheit, ich konnte förmlich die Geister der Ahnen spüren, die mich an diesem Ort umgaben. Am Ende des langen Ganges flackerte ein Grablicht in der Dämmerung, Blumen und Zweige schmückten die Stelle, an der vor so langer Zeit unsere Vorfahren zur letzten Ruhe gebettet wurden. Und es war schön zu erleben, dass noch im 21. Jahrhundert Menschen verstanden, ihren Ahnen die Ehre zu erweisen.

Kinderseelen

Der christlichen Kirche wird gelegentlich ein früherer Brauch vorgehalten, der eine lange Zeit üblich war: War ein Kind ungetauft verstorben, durfte es auch nicht in geweihter Erde, im Familiengrab auf dem Friedhof, beigesetzt werden. Von dieser Fehleinschätzung hat man sich heute Gott sei Dank distanziert. Damals herrschte die Meinung vor, dass nur christlich getaufte Seelen direkt in die Himmelswelt gelangen und am Jüngsten Tag wiederauferstehen konnten. Man glaubte, dass diese ungetauften Seelen hingegen im »limbus puerorum«, einem geschützten Ort in der Zwischenwelt verweilen würden, aus dem es keine Rückkehr und keinen Weg ins Paradies mehr gab.

Es war ein großer Kummer für die Eltern, wenn ihr Kind tot geboren wurde oder starb, bevor es christlich

gesegnet werden konnte. Sie wünschten ihrem unglücklichen Kind ganz dringend die Möglichkeit, ins Paradies
zu kommen, auch um es später im Himmel wiederzu-
sehen. Schließlich hoffte man, mit allen lieben Verstorbenen in der Ewigen Seligkeit vereint zu sein. Aber aus dem
Limbus in der Zwischenwelt gab es keine Wiederkehr.
Doch das war nicht der alleinige Grund, weshalb die Eltern dieser Kinder verzweifelten. In der Gesellschaft damals bestand eine große Angst: die Furcht, dass sich ein
zu früh verstorbenes Kind zum Schaden für die Familie
und die ganze Gemeinschaft auswirken würde. Dass es
aus Rache für seinen eigenen Tod weitere Geburten verhindern oder erschweren könne, dass es als Gespenst
oder hungriger Geist im Hause herumspuken und schlimme Seuchen verursachen würde.

Die Kleinen wurden deshalb außerhalb des Friedhofs
an einem besonderen Ort beerdigt. Ein solcher Platz – übrigens ein sehr würdiger und liebevoll gepflegter – befindet sich zum Beispiel direkt an der Mauer des Kirchhofs
von St. Gertraud im österreichischen Lungau. Wie grau-
sam von den Christen könnte man denken. Einige Kilometer weiter nördlich ist jedoch genau derselbe Brauch
zu beobachten: Winzige Kinderskelette, eines sogar noch
im Mutterleib, wurden außerhalb eines Friedhofs für
erwachsene Menschen begraben. Nur, dass dieser Kin-
derfriedhof kein christlicher ist, ebenso wenig, wie es
die Begräbnisstätten der Erwachsenen dort sind. Nein, es
sind keltische, etwa zweitausendfünfhundert Jahre alte
Gräber aus der La-Tène-Zeit. Sie wurden auf dem Dürn-
berg oberhalb der Stadt Hallein gefunden. Dokumentiert
und erklärt sind sie im ausgezeichneten Keltenmuseum
der alten Innstadt Hallein. Auch die keltische Bevölke-

rung pflegte anscheinend den Brauch, verstorbene Säuglinge und ungeborene, schon im Mutterleib verstorbene Kinder außerhalb der allgemeinen Begräbnisstätten für Erwachsene und ältere Kinder zu beerdigen. Den dahinterstehenden Glauben an Geister oder Wiedergänger können wir nur vermuten, denn die Kelten hatten keine eigene Schrift, sie haben nicht einen einzigen Satz hinterlassen. Auch bei den Römern in der Antike gab es denselben Brauch der Bestattung von Säuglingen, wie Ausgrabungen bestätigen. Die dahinterliegenden Ängste sind auch hier nicht überliefert.

Die barmherzigen Mönche

Im Kanton Bern in der Schweiz gibt es einen verlassenen Ort, an dem ein wunderbar tröstliches, schamanisches Ritual für verstorbene Kinder stattfand. Auch dieser Brauch ist den Kindern gewidmet, die ohne den christlichen Segen der Taufe gestorben sind. In Oberbüren befand sich seit dem Jahr 1000 eine riesige Kathedrale. Dorthin brachten die unglücklichen Eltern die Leichname ihrer Kinder. Die dortigen Mönche betteten die kleinen Körper auf einen von unten erwärmten Steinaltar, dann legten sie eine Flaumfeder auf den Mund des Kindes. Die Feder wurde durch die erwärmte Luft bewegt und nach oben getragen. Ganz so als ob das Kleine wieder atmen und leben würde. Nun tauften sie das Kind, in der kurzen Zeit, in der es »zum Leben erweckt« worden war. Die Körper der Kinder wurden anschließend auf dem Friedhof der großen Kirche bestattet, bei Ausgrabungen fand man über zweitausend entsprechende Skelette. Die Körper blickten nach Osten, weil sie nun der Auferstehung entgegensehen konnten. Diese rührende schamanische Handlung zeigt, wie erleichternd und hilfreich solche Rituale sein können. Den Eltern wurde damit aus ihrer Not geholfen und nicht zuletzt der ganzen Gemeinschaft, die jetzt keinen Schaden durch die Geister dieser Kinder befürchten musste. Auch die Seelen der Kinder wurden dadurch von einer Last befreit, denn sicherlich spürten sie die Ängste ihrer Eltern. Eine echte schamanische Handlung zur Heilung bekümmerter Seelen! Die Mönche der Abtei hatten ihre Berufung darin gefunden, als Psychopompos, als Seelengeleiter und Seelenheiler zu fungieren.

Im Zuge der Reformation wurde diese Kirche mit unglaublicher Radikalität und Schnelligkeit bis auf die Grundmauern zerstört und das dazugehörige Marienbild verbrannt. 1528 erging der Befehl, die riesige Kathedrale innerhalb von nur acht Tagen einzureißen. Dennoch suchten die Gläubigen noch weitere sechs Jahre lang diesen Ort auf, bis schließlich dieser Brauch mit Gewalt unterdrückt wurde. Interessant ist, dass man unter ihren Fundamenten ein Heiligtum aus der späten Bronzezeit fand. Die Archäologen entdeckten dort eine etwa 1000 vor Christus erbaute Kultstätte. Die Marienstatue – Maria, die dem Jesuskind die Brust gab – entsprach dem Abbild der keltischen Muttergöttin, die alles Leben unter ihrem himmlischen Schutz bewahrt. So fügt sich an diesem Ort alles zusammen, in einer seltsamen Mischung aus Religion, Aberglaube, Brauchtum und dem kulturellen Unbewussten der dortigen Menschen.

Die Seelen der Ahnen

In den schamanischen und indigenen Gesellschaften wurde den Seelen der verstorbenen Ahnen ein ganz besonderer Platz eingeräumt. Dieser Brauch erstreckt sich bis in die Neuzeit hinein. Er reicht vom afrikanischen Kontinent bis hinüber nach Laos zu den Hmong und von dort weiter nach China, wo noch heute in jeder Wohnung ein Altar bereitsteht, auf dem Schrifttafeln mit den Namen der Ahnen platziert sind. In diesen Gesellschaften wird man sich hüten, seine Vorfahren zu vergessen oder ihnen nicht genügend Ehre zu erweisen. Teils aus Furcht davor, dass diese Seelen sich dann rächen werden und Unglück über die Familie bringen, teils weil dieser Brauch auch den noch lebenden Familienmitgliedern ein Fortleben in der Erinnerung ihrer Nachkommen zusichert.

Die Ahnen segnen jedes neugeborene Kind mit ihren Eigenschaften, Fähigkeiten und guten Genen, sodass die Familie und die Gemeinschaft weiter bestehen können. Ganz tief sitzt die Furcht, dass eine Familie ausgelöscht werden könnte, weil die Seelen der Ahnen unglücklich sind. Als tot gilt bei diesen Gesellschaften nur der Verstorbene, der vergessen ist und an den sich keiner mehr erinnert. Daher kann selbst der zeitgenössische Besucher mit Erstaunen sehen, dass noch im 21. Jahrhundert und mitten unter ganz modernen Menschen täglich frisches Obst, Räucherwerk oder – wie ich selbst in Singapur gesehen habe – ein ganzes gekochtes Huhn geopfert wird. Denn es gilt den zweiten Tod, den Tod des endgültigen Vergessens, so lange wie möglich hinauszuzögern.

Der moderne Schamane kann hier seine freiwillige Aufgabe und seinen Dienst an den toten Seelen finden. So habe ich es mir zur selbstverständlichen Angewohnheit gemacht, an »meine« Verstorbenen zu denken. Dazu zählen Familienmitglieder, auch die längst verstorbene, ungeliebte Tante, an die ich mich nur dunkel erinnere, aber auch Freunde, Patienten … Im Laufe der Jahre merkte ich, dass mein geistiger Friedhof allmählich immer größer wurde. Bald kenne ich mehr Tote als Lebende. Einmal pro Woche gedenke ich derjenigen, an die sich sonst niemand mehr erinnert, weil sie allein und einsam lebten. Es rührt mich in besonderer Weise, wenn mich Patienten anrufen, die wissen, dass sie bald sterben werden. Wie viele haben ein, zwei Tage vor ihrem Tod angerufen, um sich der Hilfe zu versichern. Immer habe ich ihre Bitte erfüllt, ihre Seelen in die Obere Welt zu begleiten. Eine Dame beispielsweise bat mich, ihren Bruder, der ganz isoliert lebte, nach oben zu bringen. Sie wusste, dass sie früher sterben musste und danach niemand mehr auf der Welt war, der sich um ihn kümmern konnte. Nebenbei bemerkt, ich tue das wirklich gern und es macht mich sogar glücklich, die verstorbenen Seelen in einer langen Reihe vor meinen Augen flanieren zu lassen. Aber diese Seelen tun auch etwas für mich. In einigen Situationen hätte ich ohne die Hilfe dieser Geister hoffnungslos festgesteckt. Ein befreundeter Arzt sagte einmal: »Jeder Arzt hat seinen persönlichen Friedhof im Kopf.« Wie wahr!

11 Geister und schädliche Kräfte

Für mich ist es auch nach vielen Berufsjahren noch schwer, über diese Themen zu sprechen, und das aus den verschiedensten Gründen. Einerseits wehre ich mich innerlich dagegen, an negative Kräfte zu glauben, die bewusst auf andere Personen gelenkt werden, um ihnen zu schaden. Und schließlich will ich es auch gar nicht glauben! Andererseits bestätigen mir meine Erfahrungen in der Praxis, auf Medizinerkongressen, in Arztpraxen und auf Intensivstationen, welche Folgen es haben kann, wenn diese Kräfte wirksam werden. Und vor allem, welche Ergebnisse es bringt, Menschen davon zu befreien.

Ein anderer Grund, weshalb ich mich nicht gern dazu äußere, obwohl es notwendig ist, liegt darin, dass ich mich davor scheue, anderen eventuell damit Angst einzujagen. Letztlich spreche ich es trotzdem an, um eine Hoffnung aufzuzeigen und um Mut zu machen. Denn es gibt immer eine Lösung, wenn man die Ursache der Beschwerden erkennt. Die hier anzusprechenden Belästigungen sind kein Grund zur Verzweiflung. Flüche, Verwünschungen, schwarze Magie wurden bei allen Kulturen gefürchtet, dafür gibt es reichlich historische Belege. Nur in der Moderne hält man nichts mehr von diesen unerklärlichen Vorstellungen. Dabei käme uns gerade die Wissenschaft der Physik entgegen, die von Energien der verschiedensten Art spricht – alles Kräfte, die wir nicht sehen können. Wir alle stellen ein Fernsehgerät an oder telefonieren, aber wer kann schon erklären, wie diese Geräte funktionieren? Weshalb sollte man nicht auch den schamanischen Vorstellungen etwas Platz einräumen? Schon immer wussten die Menschen, dass sie nicht nur guten Einflüssen, sondern auch schädlichen Kräften ausgesetzt sind. Es gibt eben nicht nur das allgegenwärtige Gute, wie es sich manche wünschen.

Das Böse in der Welt

Solange die Menschheit nicht existierte, waren die Natur und das Werden und Vergehen in ihr neutral. Kaum aber tauchte der Mensch auf, begannen auch die Probleme und Schwierigkeiten. Wenn man nach dem großen Weltenmythos der Bibel geht, existierte in ferner Vorzeit zunächst eine einzige Familie, aus der heraus sich die gesamte Menschheit entwickelte. Diese erste Familie bestand aus vier Personen, den Eltern Adam und Eva und ihren Söhnen Kain und Abel. Kain war der Älteste und schien von Anfang an eifersüchtig auf seinen jüngeren Bruder zu sein. Als die beiden Gott Opfer darbrachten, bemerkte Kain, dass Gott die Opfergabe seines Bruders mehr beachtete als seine eigene. Er ärgerte sich und wurde sehr zornig darüber, da sprach Gott ihn an und erklärte ihm, welcher tiefere Sinn darin verborgen sei: Er sollte nämlich lernen, seine Begierden zu beherrschen und sich nicht von ihnen beherrschen zu lassen. Welch ein Entwicklungsschritt wäre das gewesen! Kain schlug diese Möglichkeit aus, von Neid überwältigt lockte er seinen

Bruder Abel mit harmlosen Worten aufs Feld und erschlug ihn. So begann also das ganze Desaster von Missgunst und Neid bis hin zum Mord. Wobei man fairerweise sagen muss, dass Gott sehr fürsorglich mit seinen Menschen umging: Bevor er sie aus dem Paradies vertrieb, fertigte er ihnen eigenhändig Fellröcke an, damit sie nicht frieren oder sich schämen mussten, und hier kümmerte er sich sogar um die seelische Entwicklung von Kain.

Im Koran wird die Erzählung der beiden Brüder und des ersten Mordes in der Menschheitsgeschichte noch viel ausführlicher und dramatischer geschildert als in der Bibel. Dort wird in der fünften Sure von Ghabin (Kain) und Habil (Abel) berichtet. Ghabins Geiz trieb ihn dazu, Gott nur eine Garbe minderwertigen Getreides zu opfern, da ihm der gute Weizen auf seinen Feldern dafür zu schade war. Als Gott verständlicherweise das Opfer Habils mehr schätzte, kam zum Geiz noch der Neid hinzu, und das Unglück nahm seinen Lauf. Ghabin sagte wörtlich: »Ich bringe dich um, dann brauche ich nicht mit anzusehen, wie glücklich du bist.« Er nahm einen Stein und erschlug seinen schlafenden Bruder damit. Der Koran lässt seinen Blick aus der Zeit der ersten Menschenfamilie bis ins Heute schweifen und beurteilt dieses Geschehen sehr eindeutig: Dieser Stein war der Grundstein für Unrecht und Böses auf Erden.

Die Todsünden

Stellt man sich diese ganze Szenerie zum Beispiel in einem zeitgenössischen Büro vor, wo insgeheim Ehrgeiz und Missgunst schwelen, dann ahnt man: Es hat sich nicht viel geändert. Zu so drastischen Geschehnissen wie zu einem Mord wird es in einer zivilisierten Umgebung vielleicht nicht so leicht kommen, aber man ahnt kaum, zu welchen Handlungen Neid, Eifersucht und Gier die Menschen antreiben können. In der katholischen Kirche gibt es die Idee von den sieben Todsünden. Sie werden auf mittelalterlichen Darstellungen wie Fresken, Mosaiken oder Gobelins als attraktive Frauen dargestellt. Die Namen dieser Damen klingen in lateinischer Sprache sehr melodisch Superbia, Invidia, Avaritia, Ira, Intemperantia, Inertia, Voluptas. Auf Deutsch hören sie sich nicht mehr so elegant und exotisch an: Hochmut, Neid, Geiz, Zorn, Gier, Trägheit und Wollust. Für das ärgste Übel wird der Hochmut gehalten, denn wer sich für wichtiger und bedeutender als andere hält und sich über sie erhebt, nimmt sich auch das Recht heraus, sie zu übervorteilen, zu demütigen, zu mobben und im schlimmsten Fall zu eliminieren. Das zeigt sich uns nicht nur in der Geschichte der Kriege und der Kolonisation, sondern auch in geschäftlichen und privaten Bereichen.

Mord ist bei dieser Aufzählung der Todsünden nicht dabei, wie man verwundert feststellen mag. Aus dem Hochmut, zu dem ja auch Arroganz und Selbstüberschätzung gehören, leiten sich nach dieser Auffassung alle anderen Vergehen ab, auch wenn sie uns schwerwiegender erscheinen mögen als der Hochmut selbst. Noch gefährlicher ist der Neid, der dem anderen nichts gönnt, denn letztlich hätte er es gern, wenn er seinen Auslöser vernichten könnte. Die Essenz ist, dass der Mitmensch verachtet wird. In den Stammeskulturen des Islams und des Judentums gibt es folgenden Ausspruch:

»Wer einen unschuldigen Menschen tötet, handelt so, als ob er die ganze Menschheit tötet« (Sure 5,32). Damit ist gemeint, dass durch diese Tat die möglichen Nachkommen des Ermordeten nicht geboren werden können, was für den Erhalt der Stammeskulturen von äußerster Wichtigkeit war.

Die Energien der Todsünden beschäftigen heute in großem Maße die Medien, die nur über eine hässliche Oberfläche informieren, unter der sich nicht selten Abgründe verbergen. Die detaillierten Schilderungen von abstoßenden Verbrechen und Perversionen bringen allerdings viele, die ab und zu von solchen Gedanken gestreift werden, erst auf die Idee, sie in die Tat umzusetzen. In meiner Praxis habe ich leider oft mit Menschen zu tun, die diesen geballten negativen Energien ausgesetzt sind, aus den bekannten Emotionen heraus: Neid, Missgunst und Eifersucht. Es gibt in jedem Leben mindestens eine Person, die es nicht mit ansehen kann, dass ein anderer glücklich ist, ein größeres Auto, ein schöneres Haus oder eine erfüllende Beziehung hat.

Magische Angriffe

Bei den prähistorischen Gesellschaften existierten Vorstellungen und Riten, wie mit den dunklen Kräften umzugehen sei. Je aufgeklärter die Zeiten wurden, desto mehr ging dieses Wissen verloren, das heute nur noch bei den wenigen indigenen Völkern zu finden ist. Die Personen, die in unseren Breiten an schwarze Magie zu glauben wagen, wurden und werden belächelt. Teilweise sogar mit Recht, denn die meisten Menschen, die sich andauernd vor Flüchen, Verhexungen oder Verwünschungen angegriffen oder verfolgt fühlen, sind schlicht und einfach neurotisch. Es gefällt ihnen viel besser, andere für ihre Probleme verantwortlich zu machen, als ihre eigenen Handlungen zu reflektieren. Sie melden sich auch immer wieder für schamanische Behandlungen an, weil sie glauben, erneut eine Verwünschung am Hals zu haben, die ihnen das Leben schwer macht. Wenn man sie fragt, aus welchem Grund sie so verfolgt werden, können sie keinen angeben. Grundlos geschehen aber echte magische Angriffe nicht. Es hat immer einen Anlass gegeben, der manchmal selbstverschuldet ist oder teils aus blankem Neid heraus geschieht. Meiner Erfahrung nach gibt es beim Thema der negativen Kräfte die meisten Überraschungen. Echte Magie von der üblen Sorte finde ich in erster Linie bei Menschen, die an so etwas nicht einmal denken würden.

Die Tiere des Bösen

Die Einwirkung von schädlichen Kräften erkennt der Schamane nicht selten daran, dass »Tiere des Bösen« feinstofflich an einem Menschen haften und ihm unheimliche körperliche und seelische Beschwerden bereiten. Diese extreme Form der Belastung sehe ich leider immer wieder in meiner Praxis. Bei der Suche nach dem Krafttier ist es, wie anfangs geschildert, verboten, Insekten, Reptilien – Schlangen sind hier die einzige Ausnahme! –, Kriechtiere und wechselwarme Tiere als Krafttier anzunehmen. Wenn Menschen ihr Krafttier zum Beispiel als Echse, Krabbe oder Molluske wahrnehmen, kann das ein Hinweis auf ernstere Persönlichkeitsstörungen sein.

Dass in schamanischen Kulturen kleinere Insekten als Krankheitserreger angesehen wurden, ist aber nur ein Aspekt dieser Geschichte, der andere ist weitaus schwieriger zu vermitteln. Denn die Schamanen ordnen einige dieser kleinen Tiere den Tieren des Bösen zu, die Lebewesen befallen können. Sie sind zum Beispiel in der Lage, die Energiehülle eines Menschen zu knacken und in sein System einzudringen.

Während meiner schamanischen Arbeit in Rennställen und Gestüten erlebte ich, dass auch Pferde von diesen Wesenheiten angefallen, krank werden und nicht mehr gewinnen können. Gerade bei den Rennpferden zeigen sich die negativen Wünsche ihrer miteinander konkurrierenden Besitzer in dieser Form. Jedes Lebewesen, dem das geschieht, ist zu bemitleiden, denn es dauert meist längere Zeit, bis sich ein Behandler findet, der die Ursache dieses Leidens erkennt und auch etwas dagegen tun kann. Ich möchte hier niemanden unnötig ängstigen oder unberechtigte Phobien wachrufen, daher will ich keine genaueren Beschreibungen dieser Tiere geben, sondern nur erwähnen, dass es immer Hilfe gibt.

Die Tiere des Bösen werden durch massive negative Gedanken und Wünsche von Personen voll bewusst ausgesandt, um anderen zu schaden. Wie bei allen effektiven Behandlungen zur Heilung von dunklen Kräften macht es aber keinerlei Sinn, sie zu vernichten, so wie manche Schamanen das angeblich tun. Im Gegenteil: Diesen Emanationen wird dadurch nur zu einer unkontrollierten Vermehrung verholfen. Folglich sollte man die Hilfe bei diesem Problem nur einer wirklich kundigen Person überlassen.

Angriff in einer Arztpraxis

Besonders schwerwiegend ist es, wenn eine Person von der Gattung Ocypus aeneocephalus (eine Käferart) oder von Arachnoiden angegriffen wird. Dazu erzählte mir ein bekannter Schulmediziner, der schon einige schamanische Fortbildungen bei mir gemacht hatte, ein beeindruckendes Erlebnis. Die junge und sehr beliebte Sprechstundenhilfe eines Kollegen war ganz unerwartet und unter schrecklichen Umständen verstorben, was ein Schock für die ganze Praxis war. Während der Beerdigung wurden sowohl der Kollege als auch eine weitere Angestellte von einem scharfen Dauerschmerz im Bauch getroffen. In der Nacht stellten sich Ängste und das Gefühl, nicht mehr lange leben zu dürfen, ein. Erst als es seiner Mitarbeiterin immer schlechter ging, vertraute sie sich ihrem Chef an. Der erkannte mit Entsetzen, dass er an den gleichen Symptomen litt wie sie. Während eines Gesprächs mit seinem Kollegen, eben dem, der eine schamanische Ausbildung bei mir gemacht hatte, bat er um schamanische Hilfe, da er vermutete, es könne ein Zusammenhang mit dem Todesfall bestehen. Dieser sah auf seiner Reise, dass auf dem Bauch seines Bekannten ein großes Insekt saß, das versuchte, in den Bauchraum einzudringen, was ihm aber noch nicht ganz gelungen war. Nun wurde ich noch spät abends um Hilfe gerufen, denn er wusste nicht, wie er es entfernen sollte. Ich machte mich noch in der Nacht auf die Reise und nach einer anstrengenden Arbeit hatte sich die Emanation aufgelöst. Am nächsten Tag wurde mir berichtet, dass sich die Schmerzen im Bauch in derselben Nacht sehr verschlimmert hätten und am nächsten Mittag, als die Glocken zwölf Uhr läuteten, schlagartig verschwunden und nie wieder aufgetreten sind. Auch der kranken Sprechstundenhilfe wurde auf diese Art und Weise geholfen.

Aber die Geschichte ist noch nicht zu Ende. Bei dem betroffenen Arzt kroch einen Tag später ganz unvermittelt ein schwarzer Käfer unter einer Liege in der Praxis hervor, der etwa acht Zentimeter lang war. Und das in einem mehrstöckigen modernen Haus mitten in einer Großstadt! Voller Überraschung stellte sich der Arzt mit seinem Fuß darauf, weil er befürchtete, seine Patienten könnten das Ungeziefer bemerken. Er blieb noch eine Weile darauf stehen, aber als er den Fuß hob, krabbelte das Tier unversehrt weiter. Nun wurde es in einem Glasbehälter eingefangen und in das Tropeninstitut der Universität gebracht. Es handelte sich um ein für die Gegend völlig untypisches Tier, einen ungewöhnlich großen Käfer, einen Ocypus, der im Englischen auch das »Reitpferd des Teufels« genannt wird.

Nun möchte ich bei einer solchen Geschichte immer wissen, warum und wie das alles geschehen konnte, denn bei allem Respekt vor dieser Art von Erlebnissen: Es muss eine gewisse Logik dahinterstecken, die das Ganze verständlich macht. In den anschließenden konziliarischen Gesprächen kamen die Betroffenen auch auf den Grund dieses Angriffs: Die Verstorbene hatte – wie sich erst einige Wochen später herausstellte – eine schwere Erkrankung jahrelang verheimlicht und war von einem zersetzenden Lebensneid auf ihre Kollegin und ihren Chef geradezu besessen gewesen. Denn diese beiden hatten, obwohl älter als sie, eine weitaus größere Chance, länger zu leben als sie selbst. Der Hass hatte sich an ihren Körpern in Form dieses Tieres gezeigt, und als die Menschen davon befreit worden waren, manifestierte er sich als lebendiger Raubkäfer in der Praxis, um sich danach nie wieder zu zeigen. Er wurde mithilfe der schamanischen Arbeit von seiner feinstofflichen und schädigenden Erscheinung beim Menschen abgezogen und in seine normale biologische Form zurückgeführt.

Mir ist sehr wohl bewusst, dass solche Gedankengänge und Schilderungen einem rationalen Mitteleuropäer nur schwer zu vermitteln sind. Aber diese negativen Kräfte wirken wie eine physikalische Energie, die sich in Formen überträgt, die wir verstehen. Besonders in der bildenden Kunst des Mittelalters sind diese Erfahrungen beeindruckend dargestellt. Damit wir uns richtig verstehen: Nicht ein einzelner Ärger löst solche Emanationen aus, sondern nur Groll und Missgunst, die fortgesetzt auf eine Person gerichtet werden. Diese längere Zeit auf einen Menschen gezielten Negativgefühle wirken wie eine physikalische Kraft. Oder, wie der russische Professor für Psychologie, Pädagogik und Medizinphilosophie Norbekov in seinem Buch »Meine russische Energiedusche« auf Seite 82 sagt: »Die Gedanken der Menschen sind materiell und verletzen auch wie materielle Geschosse.« Der Erfolg gibt den Schamanen Recht, die die Kraft und das Wissen haben, solche Schädigungen aufzulösen. Ihren Klienten geht es nach einer entsprechenden Behandlung viel besser. Aus diesem Grund bin ich besonders froh über die zahlreichen Schulmediziner, denen ich dieses Wissen vermitteln konnte und die es in ihren Praxen anzuwenden lernten.

Verwünschungen

Nicht alle magischen Schäden sind von derselben Qualität. Relativ harmlos sind Angriffe, die unter die Rubrik Verwünschungen fallen. Im Zellgedächtnis sind sie meist als Eisenwerkzeuge abgebildet. Es kann sich dabei um Lanzen, Haken oder Dolche, in bäuerlichen Gebieten auch um Mistgabeln oder andere ländliche Gegenstände handeln. Wie alle Angriffe im feinstofflichen Bereich können sie nur dann beim Opfer landen, wenn es sich gerade in einer Schwächephase befindet. Damit sind Zustände gemeint, die jeden Menschen treffen können: Sorge um ein Familienmitglied, ein Infekt, Ärger am Arbeitsplatz und so weiter. Unser Immunsystem ist dann abgelenkt und mit anderen Dingen so beschäftigt, dass es nicht mehr auf den energetischen Beschuss reagiert. Verwünschungen entstehen – wie alle anderen Angriffe schädlicher Kräfte auch – durch einen beständigen, brütenden Groll, der auf eine Person gerichtet wird. Ein einmaliger Wutausbruch ist kein Anlass zur Besorgnis, denn diese Energie ist schnell verraucht und setzt keine belastenden, magischen Zeichen in das Zellgedächtnis. Währenddessen Verwünschungen bereits wie energetische Narben zu bewerten sind, die das ganze System stören können. In der Medizin kennt die Neuraltherapie dieses Problem im körperlichen Bereich, nämlich an den tatsächlichen Narben, die als Störherde fungieren können. Verwünschungen suchen sich eine Stelle im Körper, die ohnehin schon schwach ist, oder die Stelle, auf der sich eine Verwünschung befindet, wird im Laufe der Zeit schwach. Beide Formen sind möglich. Verwünschungen bleiben körperlich auf eine begrenzte Zone gerichtet und zeigen sich nicht in mentalen Veränderungen wie zum Beispiel depressiven Episoden. Sie können allerdings weltliche Angelegenheiten beträchtlich stören.

Schädliche Kräfte erkennen

Wie erkennt der moderne Mensch, ob er von dunklen magischen Kräften belegt ist? Zuallererst daran, dass sich seine Gedanken verändern. Mit einem Mal überkommt ihn eine bedrückende Schwermut. Er fühlt, nein, er hat die angstvolle oder ruhige Gewissheit, kein langes Leben mehr zu haben. Wenn er etwas Schönes sieht, das er gern für sich erwerben möchte, dann verzichtet er darauf, weil es »sich nicht mehr lohnt«. Umfangreiche Reparaturarbeiten oder eine größere, nötige Anschaffung werden aus demselben Grund verschoben. Die Gedanken an seinen nahen Tod legen sich wie ein Film über seinen Alltag und dringen wie ein schleichendes Gift immer wieder in sein Bewusstsein ein.

Gleichzeitig entstehen körperliche Beschwerden, die auf schwerere Erkrankungen hinweisen können. Auch beruflich tauchen mehr und mehr Behinderungen auf. Bei Freiberuflern nimmt der Kundenstrom merklich ab und das Telefon steht still, sodass zu der seelischen Schwermut noch die Angst um die eigene Existenz kommt. Wenn der Betroffene jetzt mit jemandem über diese Veränderungen sprechen würde, hätte er vielleicht die Chance, an jemanden zu geraten, der diese Symptome richtig deuten könnte. Meist ist aber das Gegenteil der Fall, diese Menschen schweigen, und je nach Temperament ergeben sie sich der schrecklichen Gewissheit, sie erwarten ihren Niedergang und Tod und leiden dabei an unheimlichen Ängsten.

Beides aber ist unnötig und sogar falsch, denn es gibt tatsächlich Hilfe in einer solchen Lage. Wichtig ist zu allererst einmal zu erkennen, dass hier etwas Grundlegendes nicht stimmt und eine fremde, negative Energie von außen stört. Damit ist schon viel gewonnen, und schon diese Erkenntnis wirkt ungeheuer befreiend. Wer oder was könnte der Grund für einen solchen Angriff sein, wäre die nächstliegende Frage, die man stellen müsste. Mit welchen Personen gab es in der Vergangenheit Ärger? Oder wen hat man selbst verärgert? Kein Angriff geschieht ohne Grund – was keine Rechtfertigung sein soll! Den meisten Menschen fällt dazu etwas ein, wenn sie eine Zeit lang nachdenken.

Mit einem Freund, der wie ich zuerst Theologie studiert und später den Schamanismus für sich entdeckt hatte, erlebte ich hierzu folgende Geschichte: Eines Tages erhielt ich den Anruf, dass er mit dem Motorrad verunglückt und schwer verletzt sei. Die Ärzte hatten ihn mehrfach operiert. Daraufhin war er ins Koma gefallen, eine Heilung war ungewiss. Nach einigen Monaten erwachte er wieder. Als er sich erholt hatte, konnten wir miteinander telefonieren. Er schilderte mir, dass plötzlich und unerwartet ein Hindernis auf der Straße gelegen hätte, wegen des Gegenverkehrs konnte er nicht ausweichen und lenkte seine Maschine in ein Waldstück hinein. Im Verlauf des Gesprächs fragte ich ihn, ob er eine Ahnung davon hätte, weshalb das geschehen sei. Lag es an ihm, weil er übermüdet oder zu schnell gefahren war, oder sei der Impuls von außen durch eine negative Kraft gekommen. Zu meiner Überraschung erwiderte er ganz klar: »Ich war selbst schuld daran, denn an diesem Abend hatte ich den Vortrag eines Schamanen besucht, der nur Blödsinn von sich gab. Ich ließ ihn eine Weile reden, dann stand ich auf und zerpflückte vor allen Leuten seine Rede, sodass er am Ende als Dummer dastand und sogar ausgelacht wurde. Auf der Heimfahrt geschah dann das Unglück.« Man kann sich vorstellen, was für eine geballte negative Kraft in einem öffentlich gedemütigten und lächerlich gemachten Menschen entstehen kann. Diese gebündelte dunkle Energie richtete sich in dieser Geschichte auf den Verursacher der Blamage und brachte ihn zu Fall. Aber: Nicht jeder Unfall kommt aufgrund eines Angriffs zustande.

Die Angreifer

Um so etwas zu bewirken, muss man weder ein Magier sein noch geheimnisvolle, komplizierte Rituale ausführen. Es genügt, fortgesetzten Groll, Hass oder Neid auf eine Person zu richten – und das kann schließlich jeder ohne eine besondere Ausbildung, wenn er charakterlich zu solchen Gefühlen neigt. Letztlich sind solche Angriffe nämlich tatsächlich eine Sache des Charakters. Und: Der Charakter ändert sich nie! Das bedeutet aber leider auch, dass sich dieses Verhalten wiederholen wird. Einer Person, die dazu neigt, negative Energien, oft aus nichtigem Anlass, auf andere zu schleudern, wird das immer wieder tun. Es ist also eine gewisse Vorsicht ihr gegenüber geboten. Dabei muss sie der Betroffene gar nicht verletzt oder beleidigt haben, die Gründe für diese Angriffe können ganz harmlos sein: Neid auf ein gefälligeres Auftreten, eine glückliche Beziehung, bessere berufliche Chancen und so weiter. Ein kluges arabisches Sprichwort sagt »Die Klage ist des Kaufmanns Gruß.«. Dahinter steckt die Weisheit, dass es oft klüger ist tiefzustapeln, um möglichst keinen Neid zu erregen. Auch ich bin in dieser Hinsicht im Laufe der Jahre vorsichtiger geworden.

Einige Menschen sind sich selbst nicht gut, sie können ihren Groll nicht loslassen und werden von einer ständig schwelenden Missgunst dazu getrieben, denen, die sie stören, Schaden zu wünschen. Wenn das mit der nötigen Energie geschieht, wird das Opfer mit Sicherheit mehr oder weniger schwer beeinträchtigt. Eine bittere Erfahrung ist, dass es oft Personen sind, die uns nahestehen und daher am meisten über uns wissen. Sie wissen nämlich, wo wir am empfindlichsten zu treffen sind. Das ist auch logisch, denn weshalb sollte jemand, der uns nicht kennt, uns schaden wollen? Mein Ratschlag, um Angriffen vorzubeugen, ist: vorsichtig sein und auch die besten Freunde nicht voll in sehr private Angelegenheiten einweihen, beispielsweise in das Liebesleben oder finanzielle Geschäfte. Das allein schützt schon vor vielen lästigen Übergriffen.

Ein schwerer Fall von Magie

Menschen, die einen schweren Angriff erleben, lassen meist eine gewisse Zeit verstreichen, bis sie an so etwas wie schwarze Magie denken, denn normalerweise suchen sie zunächst nach natürlichen Gründen für ihr schlechtes Befinden. Eine Frau beispielsweise meldete ihren Mann zu einer schamanischen Behandlung bei mir an, da war er schon ein halbes Jahr krank. Zum vereinbarten Termin standen zwei Männer vor meiner Tür, die einen dritten förmlich hineinschleppten. Dieser sollte mein Patient sein. Er sah so elend und krank aus, dass ich seinen Begleitern sagte, ich könne ihn nicht behandeln, denn er müsse sofort in ein Krankenhaus gebracht werden. Ihre Antwort war: »Wir kommen gerade aus dem Krankenhaus und haben einen Tag freibekommen für den Besuch bei Ihnen.« Also bat ich sie herein, die beiden Männer halfen mir noch, den Patienten, der sich kaum bewegen konnte, auf die Liege zu legen. Als ich versuchte, mich mit ihm zu unterhalten, stellte sich heraus, dass er zu schwach oder zu abwesend dazu war.

Viel Hoffnung setzte ich nicht in die Behandlung, aber da er einen so weiten Weg auf sich genommen hatte, begann ich mit der schamanischen Arbeit. Das Einzige, was ich bei ihm erkennen konnte, war eine riesige dunkle Emanation auf seiner Brust. An ihrer besonderen Form und Qualität erkannte ich einen bedrohlichen Angriff. Er war von der gefährlichsten Art, einer Art, die nur die Auswahl von wenigen ursächlichen Möglichkeiten zulässt: die der echten schwarzen Magie, den Hinweis auf eine psychotische oder sehr schwere körperliche Erkrankung. Als den Auslöser sah ich während der Behandlung eine ihm nahestehende Person, mit der er in einer beruflichen Beziehung stand und der er sein vollstes Vertrauen geschenkt hatte. Ich machte mich an die Arbeit, die aus bestimmten Gründen nicht ungefährlich war. So dauerte es eine anstrengende Stunde lang, bis die negative Form aufgelöst war.

Danach setzte sich mein Patient von allein auf und fing an zu erzählen. Er hatte die Behandlung wie einen Kampf zweier Kräfte wahrgenommen und fühlte sich jetzt sehr erleichtert und befreit. Als ich ihm von meiner

Wahrnehmung berichtete, sagte er, die bewusste Person sei sein Prokurist und Stellvertreter gewesen. Er habe ihm vertraut und erst viel zu spät erkannt, dass er versuchte, hinter seinem Rücken die Firma an sich zu reißen. Zwei Tage später wurde der Patient aus dem Krankenhaus entlassen.

Ein Fall von Rache

Eine Patientin klagte, dass sie seit der Trennung von ihrem Mann eine unheimliche Schwäche fühle, außerdem könne sie seitdem fast nicht mehr schlafen. Sie hätte jetzt auch eine ungewohnte Angst um ihr Leben, wie sie sie zuvor noch nie gespürt habe. Da die Laborwerte völlig unauffällig waren, hatte sie ihr Hausarzt zur schamanischen Behandlung geschickt. Die attraktive Patientin wirkte ganz und gar normal und aufgeweckt, allerdings war sie blass, hatte dunkle Ringe unter den Augen und einen sehr angestrengten Zug um die Lippen. Man sah ihr die Erschöpfung an.

Ich vergewisserte mich, dass alle ärztlichen Untersuchungen tatsächlich ohne Befund waren, erst dann begann ich zu reisen. Das Erste, was ich im schamanischen Bewusstseinszustand sehen konnte, war ein älterer, glatzköpfiger Mann, der im Schneidersitz vor einem Grabstein aus schwarzem Marmor saß. Er hielt einen Meißel in seiner Hand und gravierte damit den Stein, während er einen monotonen Singsang in einer fremden Sprache vor sich hinsummte. Als ich mich dieser unheimlichen Szene seitlich annäherte, konnte ich auch die Inschrift, die er hineinmeißelte, lesen. Da stand in Latein »Evam esse moriendam.« Eva war der Vorname der Frau, und der

Satz bedeutete: Eva soll sterben! Als ich der Patientin von meinem Erlebnis berichtete, kramte sie in ihrer Handtasche und zog wortlos eine Fotografie heraus. Sie zeigte einen etwa sechzigjährigen Mann mit kahlem Schädel, der ins Bild lächelte. »Mein Mann«, sagte sie.

Er hatte sie laufend mit diversen Geliebten betrogen und ihr auch verbal klargemacht, dass er sie nicht mehr begehrte. Als sie ihn im ehelichen Schlafzimmer mit einer anderen Frau erwischte, war das Maß voll. Sie reichte die Scheidung ein. Diese narzisstische Kränkung konnte er nicht überwinden, er war ein bekannter und umschwärmter Arzt, dem noch nie eine Frau davongelaufen war. Immer hatte er seine Liebesbeziehungen selbst beendet. Durch das Verhalten seiner Frau fühlte er sich derart bloßgestellt, dass er auf Rache sann und sie in vielerlei Hinsicht, vor allem aber finanziell, schädigte. Das war ihm anscheinend nicht genug, er wollte sie auch energetisch vernichten. Da er aus beruflichen Gründen viel Zeit in einer bestimmten Region Afrikas verbracht und sich dort intensiv mit der Magie der Eingeborenen beschäftigt hatte, schien meiner Patientin glaubwürdig, was ich gesehen hatte.

Hier war es nicht einfach, Hilfe zu finden. Zuerst musste ich die dunklen, magischen Energien abschwächen, dann das Körpersystem der Frau stärken, damit sie selbst wieder zu Kräften kam, und schließlich noch einige geheime schamanische Handlungen vollziehen, bis wieder Ruhe einkehrte. Es dauerte allerdings ein paar Wochen, bis sich die Patientin wieder ganz erholt hatte. Was sie aber sofort nach der Behandlung bemerkte, war, dass ihre Todesangst und Beklemmung verschwunden waren. Sie sind auch nicht mehr wiedergekehrt.

Hilfe bei Angriffen

»Können Sie mir nicht einen Schutz gegen eventuelle zukünftige Angriffe geben« ist eine oft gehörte Bitte in meiner Praxis. Nein, ich kann es nicht. Unverwundbar sein, das ist ein alter und allgegenwärtiger Traum der Menschen – und eine Utopie! Es gibt keinen Schutz vor allen Widrigkeiten. Sogar die großen Helden der Sagen hatten ihre Verletzlichkeit: Achilles, der Held Homers, hatte seine Achillesferse, die ihn verwundbar machte. Und der Deutsche Ritter Siegfried die Stelle am Schulterblatt, die das Lindenblatt bedeckte und frei vom zauberischen Drachenblut ließ. Wie diese Helden sind auch wir verletzlich, Menschen eben. Aber dieses Verletzlichsein eröffnet uns den Weg in neue Erfahrungen, in das Lernen, in eine nie endende Schulung des Wissens und der Erkenntnis.

Dennoch stehen uns im Schamanismus viele Möglichkeiten offen, bei einem Angriff Hilfe zu erhalten. Aber auch ohne sofort schamanische Hilfe zu haben, gibt es einige Möglichkeiten, einen energetischen Angriff abzumildern. Wir sind nämlich diesen Belästigungen, die nichts anderes als eine physikalische Energie darstellen, nicht völlig schutzlos ausgeliefert. Wenn wir rund und geerdet im Leben stehen, prallen sie an unserer Aura oder unserem Energiekörper ab. Daher ist es wichtig, gut für sich zu sorgen, auf seine körperliche Gesundheit zu achten und auch die Psychohygiene nicht zu vergessen.

Aber wer steht schon immer so perfekt im Leben? Sorgen um die Entwicklung eines Kindes, um erkrankte Familienangehörige, um geschäftliche Angelegenheiten oder auch nur ein kleiner Infekt, der uns beeinträchtigt, schon sind wir nicht ganz auf der Höhe unserer Abwehr. Diese ist nämlich in diesen Fällen mit etwas anderem beschäftigt. In der Regel ist es so, dass ein starker magischer Angriff bei einem guten körperlichen Zustand des Betroffenen nur eine geschäftliche Behinderung verursacht, auch wenn das allein schon schlimm genug sein kann. Wirklich beunruhigend wird es aber, wenn das Opfer angeschlagen oder sonst irgendwie abgelenkt ist. Dann fühlt es sich nach einer energetischen Attacke rundum krank und elend, in diesem Fall sind nicht nur die äußeren Umstände, sondern auch die körperliche und seelische Verfassung besorgniserregend. Eine häufige Wahrnehmung, die die Betroffenen schildern, ist das Gefühl, als ob die Lebenskraft Tropfen für Tropfen herausrinnt und man immer schwächer wird.

Der erste Schritt, Erleichterung zu finden, besteht in der Erkenntnis, dass da etwas nicht mit rechten Dingen zugeht. Schon das allein nimmt einen großen Teil der Angst weg. Wenn die Angst verschwindet, wird auch der Kopf klarer, die Gedanken beruhigen sich und können sich darauf konzentrieren, Hilfe zu suchen. Denn man weiß jetzt: Da ist eine Störung, die von außen kommt, und es ist möglich, etwas dagegen zu tun.

Eine der wirksamsten Methoden bei schwarzmagischen Angriffen besteht darin: zu lachen! Nur ist man wegen dieser negativen Belastung meistens viel zu geschwächt, als dass man die Kraft dazu hätte. Aber schließlich gibt es genug lustige Filme, und jeder wird fündig werden, wenn er wirklich will. Agiert man in exponierter Stellung, ist es sinnvoll, sich eine Auswahl an Komödien zuzulegen, denn diese Sammlung stellt eine Art Erste Hilfe bei Angriffen dar. Kein Magier, und sei er noch so stark, kann mit seinen negativen Energien einen Menschen treffen, dessen Aura gerade von Lachen erschüttert wird. Ich selbst erlebte die Kraft des Lachens während eines Angriffs als ungeheuer befreiend.

Der Fall ereignete sich vor einigen Jahren. Ein bis zwei Monate lang spürte ich, dass etwas mit mir nicht stimmte. Angst, dunkle Gedanken und eine unheimliche körperliche Schwäche hatten mich befallen. Alle medizinischen Untersuchungen zeigten keinen Befund, und doch fühlte ich die Lebenskraft versickern. Ich rief diejenigen meiner Schüler an, die gut reisen konnten. Sie waren alle sehr hilfsbereit, fanden aber außer einer diffusen negativen Belastung nichts Bestimmtes. Schließlich rief ich in meiner Verzweiflung einen Internisten an, der bei mir gelernt hatte. Ich bat ihn dringend, besonders sorgfältig schamanisch zu reisen, um wenigstens die Ursache für diesen Angriff herauszufinden. Mittlerweile war ich mir nämlich sicher, dass es sich um eine zerstörerische Energie handeln musste, die mich belästigte. Anscheinend erkannte er an meiner Stimme, dass es mir sehr ernst war, denn eine Stunde später rief er mich zurück und sagte: »Ob ich meiner Wahrnehmung trauen kann, weiß ich nicht, denn ich habe nur ein dickliches blondes Mädchen gesehen, etwa elf Jahre alt. Sie zog gerade ein paar rosa Ballettschuhe an …« Da unterbrach ich ihn mit einem lauten »Hah!« und begann wie befreit loszulachen. Mir war mit einem Schlag eingefallen, wer mich da verwünscht haben konnte. Die zehnjährige Tochter einer anspruchsvollen und prominenten Patientin war vor einem Vierteljahr sehr verärgert auf mich gewesen: Ich hatte meine Hausbesuche bei ihrer Familie eingestellt, da sie in lange, private Unterhaltungen mündeten und ich in diverse Angelegenheiten hineingezogen werden sollte. Das Kind fühlte sich dadurch beleidigt und zurückgesetzt. Die Mutter hatte zuvor eine schamanische Behandlung bei mir gehabt, ihrer Tochter davon erzählt, worauf diese sofort mit dem »Reisen« begann und versuchte, auf schamanische Weise ihre Schulfreundinnen zu bespitzeln. Auch das Bild der Kleinen mit den Ballettschuhen hatte mein Bekannter richtig wahrgenommen, denn sie war gerade begeistert dabei, Ballettunterricht zu nehmen.

Es war tatsächlich ein kleines Mädchen gewesen, das mich mit seinem Hass monatelang platt gemacht und etwa zehn schamanisch reisende Akademiker an der Nase herumgeführt hatte! Mein lautes Lachen über diese Geschichte erschütterte meine Aura so stark, dass die ganze negative Magie förmlich zerplatzte und ich ab sofort gesund war. In diesem Fall war keine weitere schamanische Intervention mehr nötig, die Erkenntnis und das heftige Lachen hatten alles gelöst. Und dieses Erlebnis lehrte mich noch etwas anderes: Ich verstand, weshalb man Kindern auch nicht noch so harmlose schamanische Reisen beibringen sollte. Im Schamanismus gilt die Regel, dass es erst ab einem bestimmten Alter erlaubt wird, in diese Methoden eingeweiht zu werden. Der Tradition nach werden Menschen erst ab ihrem zwanzigsten Lebensjahr in die praktischen Möglichkeiten der Trancereise eingewiesen. Darin sah man eine Garantie für eine gewisse menschliche Reife: Die Probanden sollten gelernt haben, ihre negativen Gefühle zu beherrschen. Zu groß ist die Gefahr, anderen mit starken negativen Emotionen zu schaden.

Diese Selbstbeherrschung ist nun sicher nicht nur eine Frage des Alters, es gibt genug Leute, die über sechzig sind und es immer noch nicht gelernt haben. Doch gerade Kinder lassen ihren Gefühlen ganz ungezügelt ihren Lauf, wenn sie wütend sind und Frust haben. Genauso schnell ist dieser Anfall auch wieder vergessen und vorbei. Lehrt man ein Kind das schamanische Reisen, wie es in dieser Geschichte geschah, dann werden die augenblicklichen Emotionen wie Wut oder Hass sofort kanalisiert und zum betreffenden Objekt geleitet. In dem geschilderten Fall hatte es mich voll getroffen. Auch ohne schamanische Techniken kann kindlicher Hass gefährlich sein, denn er enthält eine Menge ungezügelter Energie. Besonders bei Kindern, die nicht gewohnt sind, dass ihnen von den Eltern Grenzen gesetzt werden.

Rezepte zur Soforthilfe

Neben dem Lachen ist es eine andere gute Hilfe, sofort seine Bett- und Nachtwäsche in die Waschmaschine zu stecken und die Betten frisch zu überziehen. Nachts sind wir am wenigsten geschützt und werden daher schneller von belastenden Energien angegriffen, die sich dann über unsere Körperausdünstungen in der Wäsche festsetzen. Ausgiebiges Lüften und das Versprühen von befreienden Essenzen sorgen für eine neue, frische Atmosphäre im Schlafraum. Ebenso wichtig ist eine ausführliche Körperpflege, tägliches Duschen und saubere Kleidung. Jeder Fleck, der sich auf dem Pullover oder einem Hemd befindet, lädt negative Kräfte ein, erneut dort Platz zu nehmen, denn sie kleben sich förmlich an unseren Schwachstellen fest. Die in der esoterischen Literatur gegebenen Empfehlungen, sich mit weißem Licht zu umgeben oder mit dieser Vorstellung zu duschen und so weiter, sind zwar sehr nett, bleiben aber aus meiner Erfahrung meist wirkungslos.

Ein südamerikanischer Magier, Don Helder, verriet mir ein wirksames Rezept, das er seinen Patienten »verschrieb«, um sich von dunklen Angriffen zu heilen. Als Erstes pflückt sich der Betroffene einen Strauß Brennnesseln, zerschnitten soll er eine Menge von etwa zwei Handvoll Kraut ergeben. Danach wird eine Zigarre in kleine, ein Zentimeter lange Stücke geschnitten und zusammen mit den Brennnesseln in einen großen Topf mit kochendem Wasser geworfen. Dazu gibt man eine weitere Handvoll grobes Natursalz und lässt das Ganze etwa fünfzehn Minuten kochen. Der dunkelbraune Sud bleibt so lange stehen, bis er sich auf eine lauwarme Temperatur abgekühlt hat, dann werden die Brennnesseln und die Zigarrenstücke abgeschöpft. Jetzt wird das Gefäß ins Badezimmer getragen, der Patient wäscht sich mit Seife und Shampoo unter der Dusche. Wichtig ist dabei, sich vor allem auch die Haare gründlich einzuseifen, weil sich besonders an den Haarspitzen negative Energien festsetzen können. Nach der Dusche gießt er sich langsam und bewusst den heilsamen Sud über Kopf, Haare und Körper. Tatsächlich hilft diese Prozedur augenblicklich und wirkt sofort befreiend. Man kann sie jeden dritten Tag wiederholen, so lange, bis man sich vollkommen befreit fühlt.

Nebenbei bemerkt ist es gut, einige Veränderungen in seiner Wohnung vorzunehmen, besonders wenn der Angreifer die Räumlichkeiten kennt. Denn es gibt Verwünschungen, die an tägliche Handlungen gebunden sind und dadurch aktiviert werden, zum Beispiel immer wenn man sich in einen bestimmten Sessel setzt oder immer wenn man ins Bett geht. Kleine Veränderungen stellen die Weichen anders und lassen die negativen Kräfte vom Gewohnten abweichen und schwächen so deren Dynamik.

Falls die betroffene Person weiß, wer sie da mit negativen Energien beschießt, gibt es ein paar einfache Maßnahmen, die dennoch sehr wirksam sind. Es ist gut, alle Gegenstände, die von dem mutmaßlichen Verursacher stammen, erst einmal beiseitezuräumen. Am besten in den Keller oder, noch besser, in die Garage. Mit Alufolie bedeckt wird ihre Ausstrahlung merklich abgemildert.

Und noch ein Rat: Briefe und andere Gegenstände wie Fotografien dieser Personen gehören nicht ins Feuer! Verzweifelte, von Magie Betroffene beginnen häufig hektisch alles, was mit dem vermuteten Täter zu tun hat, aus ihrer Umgebung zu entfernen und zu verbrennen. Das ist nun wirklich ein Fehler, denn im Rauch verteilen sich diese Energien ungehindert im Äther und können so noch mehr belasten und sogar eingeatmet werden. Falls Briefe und Fotos nicht als Dokumente aufgehoben werden müssen, wirft man sie am besten geschreddert oder zerrissen in die Mülltonne. Es gibt auch einen Ort im Haus, an dem diese Sachen buchstäblich auf Eis gelegt werden können: die Tiefkühltruhe oder das Gefrierfach im Kühlschrank! Briefe und Fotos werden erst in Alufolie, dann in einen Tiefkühlbeutel gehüllt und dort hineingelegt. Bei üblen Angriffen einer bekannten Person hilft es, eine Fotografie von ihr mit dem Gesicht auf einen kleinen Taschenspiegel zu legen und das Ganze in einem Plastikbeutel einzufrieren. Das bringt nun wirklich Ruhe ins Geschehen und lähmt die schädliche Energie, und genau darum geht es.

Therapeutische Hilfe

Erst wenn eine gewisse Beruhigung bei einem Betroffenen eingetreten ist, kann erfolgreich schamanisch gearbeitet werden. Zuvor flirrt und flattert das Nervensystem des Patienten so sehr, dass keine energetische Behandlung bei ihm ankommt. Sei es nun eine Akupunktur, seien es homöopathische Medikamente oder andere feinstoffliche Therapien: Nichts davon kann das völlig irritierte Körpersystem aufnehmen; auch eine schamanische Behandlung verpufft förmlich, ohne ihr Ziel zu erreichen. Genau das ist ja die Tücke dieser negativen Kräfte: Sie schwächen zuerst das Vegetativum, das für alle Funktionen des menschlichen Körpers zuständig ist, die wir nicht willentlich steuern können. So kann zum Beispiel kein Mensch mit Erfolg bestimmen: »So, jetzt schwitze ich mal.« Denn das wird vom vegetativen Nervensystem geregelt, wie viele andere vitale Funktionen des Körpers, Atmung, Verdauung und die Vielfalt des gesamten Stoffwechsels. Da die Sekretion der endokrinen Drüsen ebenfalls unter seine Herrschaft fällt, werden auch die menschlichen Emotionen und Empfindungen betroffen. Man kann sich vorstellen, wie fatal sich diese Schädigung auf einen Menschen auswirkt. Er fühlt buchstäblich, dass er nicht mehr Herr seiner selbst ist.

Ähnlich wie bei der Traumatherapie ist es nun wichtig, dem Betroffenen erst einmal das Gefühl von Sicherheit zu geben und ihn körperlich so weit zu kräftigen, dass zu einem späteren Zeitpunkt eine (schamanische) Behandlung durchgeführt werden kann. In solch schweren Fällen bin ich ein großer Verfechter bestimmter Psychopharmaka, die als Nothilfe gedacht sind und nur vorübergehend für eine kurze Zeitspanne eingesetzt werden. Daher bitte ich meine Patienten inständig, sich von ihrem Arzt oder Psychiater diese Hilfe zukommen zu lassen. Aber niemand wehrt sich leider mehr gegen eine solche nötige Verschreibung als die Menschen, die sie am dringendsten brauchen.

Ein anderer Rat besteht darin, sich in heilenden Räumen aufzuhalten. Das können zum Beispiel bestimmte Orte in der Natur sein, Bäume, Wasserfälle, Quellen oder Höhlen, die eine aufbauende Energie verströmen. Aber Achtung: Auch in der Natur gibt es nicht nur positive Plätze, denn hier herrscht ein natürlicher Wechsel im Miteinander von Yin und Yang. Neben einem Platz mit aufladenden Kräften befindet sich einer mit ableitender Kraft. Zu den schützenden Räumen gehören auch Kirchen. Auch hier haben durchaus nicht alle einen heilenden Charakter. Daher rate ich, besonders die alten romanischen oder gotischen Kirchen aufzusuchen, denn in ihren Kirchenschiffen sind durch die Kunst der frühen Baumeister Plätze verteilt, die schädliche Energie abziehen und positive Energien zuführen.

Hilfreiche Musik

Musik, die dunkle Magie vertreibt, ist eine wirksame Hilfe, um wieder ins Lot zu kommen. Sie klingt meist archaisch und manchmal überirdisch schön, denn diese Klänge müssen eine starke Kraft haben, um dunkle Energien zu vertreiben. Ich bevorzuge die alten byzantinischen Hymnen, die uns aufgrund ihrer Neumen mit einem zunächst ungewohnten Klangmuster umweben. Sich zwanzig Minuten lang mit diesen Klängen zu umgeben, wirkt durch und durch heilend, denn sie sind auf die Energiezentren des menschlichen Körpers abgestimmt. Da die Melodien und Texte mehrere Hundert Jahre alt sind, sind sie mit großer Energie und Kraft aufgeladen, die sie dann auf den Hörer abstrahlen. Letztlich ist Musik eine ganz persönliche Angelegenheit, sie muss gefallen, innerlich berühren und uns befreien. Da wird ein jeder andere Klänge zur Unterstützung seiner Heilung bevorzugen.

Eine ganz besondere Stellung nimmt ein Brauch an, mit dem man sich in Süditalien vor Angriffen schützt: die Tarantella! Tarantella ist ein sehr schneller Tanz, der vor den Bissen der schwarzen Tarantel, einer Spinnenart, die in dieser Region vorkommt, schützen soll. Der giftige Biss der schwarzen Spinne führt dazu, dass ihre Opfer besessen werden und sich aufführen wie Wahnsinnige. Medizinisch wird der Biss der Tarantel zwar als harmlos eingestuft. Mit den Augen eines Schamanen betrachtet ergibt sich aber ein anderes Bild: Ein Arachnoide, ein Tier des Bösen, kann energetisch gesehen einen Menschen sehr wohl angreifen, verletzen und ihm schaden, was letztlich zu psychotischen Episoden oder schweren Erkrankungen führen kann.

Der alte Brauch des Tarantellatanzes, der bis zum heutigen Tag praktiziert wird, wurde schon 1610 von dem Künstler und Priester Matteo Zaccolini beschrieben, 1630 vermutete der Universalgelehrte und Jesuit Athanasius Kircher, dass sich diese Tradition aus dem Dionysoskult herleitete. Beide Männer waren vielseitig gebildet. Besonders Letzterer machte sich einen Namen in den verschiedensten Wissenschaften wie Medizin, Mathematik, Geologie und Astronomie, um nur einige zu nennen. Umso interessanter erscheint es, dass sich beide mit dem Phänomen des Tarantismus auseinandersetzten.

Die Tarantella macht sich mehrere Elemente, die dunkle Energien abschütteln können, zunutze: die Musik, die schnellen Bewegungen und die reinigende Erschütterung der Aura. In Apulien, dem Land der Tarantel, tanzen Menschen, die von negativen Energien und Gefühlen besessen sind, ganze Nächte durch zu den rasanten Klängen der Tarantella oder Pizzica. Die Tanzbewegungen folgen dem schnellen Takt der Musik, die Betroffenen tanzen bis zur Erschöpfung. Danach sind sie von ihren Besetzungen befreit. Während des Tanzens imitieren sie die schnellen, spitzen Bewegungen einer Spinne und überblenden dadurch das angreifende Tier des Bösen so lange, bis es von ihnen abfällt. Sie vollführen geradezu eine Homöopathie der Bewegung, mit der Gleiches durch Gleiches aufgehoben und schließlich geheilt wird.

Wie immer gibt es auch bezüglich der negativen Kräfte verschiedene Wege zur Befreiung. Gut zu sich selbst zu sein und seinem Körper und seiner Seele Dinge zuzuführen, die sie entlasten und aufbauen, sind in jedem Fall die ersten Schritte zur Genesung von solchen Übergriffen und Belästigungen.

Helfen, ohne zu vernichten

Böse Charaktere sind nicht immer an ihrem Aussehen oder Benehmen zu erkennen, auch wenn das einige Filme und Romane vermuten lassen. Es gibt genügend Personen, die jahrelang auf der positiven Seite zu sein schienen und sich dann ganz plötzlich auf die dunkle Seite geschlagen haben. Das sind Menschen, die für längere Zeit ihr wahres Gesicht und ihre wahre Gesinnung mehr oder weniger geschickt verbergen konnten. Einen gern vermuteten Wandel von Gut zu Böse gibt es nicht, denn es kommt immer nur das an die Oberfläche, was schon zuvor in einem Herzen geschlummert hat. Im Schamanismus werden Taten, die andere Menschen absichtlich schädigen, ganz selbstverständlich auch als schlecht bezeichnet. Anders als der verständnisvolle Psychologe, der in einem solchen Fall die schwierige Kindheit und problematische Familienverhältnisse als Entschuldigung anführt, nimmt der Schamane hier eine eindeutige Stellung ein.

Dennoch ist es niemals seine Aufgabe, anderen – und seien sie noch so böse – zu schaden. Außerdem wird kein vernünftiger Schamane den Verursacher schädlicher Magie direkt bekämpfen und vernichten wollen. Es ist nicht in unserem Interesse, einen kräftezehrenden Krieg der Zauberer heraufzubeschwören. Die vielfältigen Maßnahmen, die Schamanen in diesen Fällen zu Verfügung haben, dienen alle dazu, die Arbeit der negativen Macht zu verhindern und zu neutralisieren. Der Möglichkeiten dazu gibt es viele. Die meisten davon werden notwendigerweise geheim gehalten.

Sind sie von dunklen Energien befallen, haben die Betroffenen häufig nicht genügend seelische und körperliche Kraft, um überhaupt reagieren zu können. Daher ist es eine wichtige Aufgabe des Schamanen, sie wieder in ihre ursprüngliche Kraft hineinzubringen. Erst dann haben sie genügend Eigenenergie, um Angriffe abwehren zu können. Bei all diesen Maßnahmen zum Schutz oder zur Abwehr von schädlichen Kräften darf man eines nicht vergessen: Sie wird niemals *gegen* eine Person gerichtet, um ihr zu schaden. In einigen Fällen darf das Gesetz der Notwehr angewandt werden, um sich zu befreien. Dies sollte jedoch mit Vorsicht geschehen, denn man muss dazu den Angreifer ganz genau kennen, sonst wird womöglich ein Unschuldiger betroffen.

Ein balinesischer Geist

Es ist ein Unterschied, ob die Magie von lebenden Personen oder Geistwesen ausgeht. Eine amüsante Geschichte erlebte ich diesbezüglich mit einem jungen Anthropologen, der wegen kleinerer körperlicher Beschwerden mehrmals zur Behandlung in meine Praxis kam. Ein-, zweimal nahm er an meinen schamanischen Lehrgängen teil, deren Inhalt ihn beruflich interessierte. Eines Tages rief er an, dass er für drei Monate verreist sei, weil er an einer anthropologischen Feldforschung in Bali teilnehmen dürfe. Nach einigen Wochen traf eine Postkarte von ihm ein, das Foto darauf war so bezaubernd, dass ich es an meinen Küchenschrank klemmte. Es zeigte einen balinesischen Mann, der einen rot gemusterten Sarong trug, seinen Kopf zierte ein turbanartiges Gebilde, er stand auf einem schmalen Weg in einem tropischen Wald. Von rechts oben fiel ein Sonnenstrahl durch das Blattwerk auf sein Gesicht – und er lächelte.

Nach einigen Monaten meldete sich mein junger Bekannter wieder und bat um eine schamanische Behandlung. Jetzt habe er zum ersten Mal das Gefühl, eine solche Sitzung zu brauchen, es ginge ihm nämlich ganz schlecht, das alles habe schon auf Bali angefangen, sagte er am Telefon. Als ich ihn dann persönlich sah, konnte ich beim ersten Augenschein nur eine gewisse Erschöpfung und ein Gefühl von nervlichem Verschleiß an ihm wahrnehmen, was nach einer so anstrengenden Reise nichts Ungewöhnliches sein musste. Er bestand aber darauf, dass ich in ihn hineinsehen sollte. Als ich das tat, fiel ich von einem Staunen in das andere: Ich sah, wie er durch einen Dschungel wanderte und schließlich an einen kleinen, einsamen See kam. Er zog sich aus, sprang hinein und planschte vergnügt schwimmend, singend und eine Menge Lärm verbreitend im smaragdgrünen Wasser herum. Während er das kühle Wasser genoss, trat ein Balinese aus dem Dschungel ans Ufer. Er malte Zeichen in die Luft und murmelte in einem leisen Singsang vor sich hin. Es war der Mann auf der Postkarte! Als ich ihn während meiner Trancereise fragte, was er hier täte, antwortete er, auf diesem See würde ein Tabu liegen, kein Mensch dürfe darin baden, sonst würden die darin wohnenden Wassergeister gestört und ihn strafen. Er selbst käme aus dem nahe gelegenen Tempel und würde die Geister ab und zu besuchen und nach dem Rechten sehen. Ich bat ihn um Entschuldigung und darum, das belastende Tabu von meinem Bekannten zu nehmen. Das sei möglich, gab er zur Antwort, aber nur, wenn derjenige, der das Tabu gebrochen hatte, ein gewisses Ritual zur Wiedergutmachung seines Frevels und zur Besänftigung der Geister ausführen würde. Ich merkte mir genau, was zu tun sei, bedankte mich bei ihm und machte mich auf den Rückweg von dieser exotischen Reise.

Nun erzählte ich meinem Bekannten, was ich auf dieser schamanischen Reise gesehen und getan hatte und fragte natürlich, ob er sich an ein Bad in einem kleinen See erinnerte. Er erinnerte sich genau – gar nicht gut bekommen sei ihm das. Zuerst war er froh, auf seinem Spaziergang durch die Schwüle des Dschungels auf den einsamen See gestoßen zu sein. Doch noch während des

Schwimmens sei er von einem ganz unheimlichen Gefühl überfallen worden. Ich berichtete ihm von dem Gespräch mit dem Balinesen am Ufer und sagte: »Er sah genau so aus, wie der Mann auf der Postkarte, die Sie mir gesandt haben!« Da blickte er mich erstaunt an: »Ich habe Ihnen keine Karte mit einem Mann geschickt, es war nur ein Bild vom Dschungel darauf!« Das haben wir gleich, dachte ich und sprang auf, um die Karte aus der Küche zu holen. Als ich sie vom Schrank ablöste, zog sich mein Magen zusammen, denn auf der Karte war keine Person zu sehen, sie zeigte einen einsamen Pfad im Dschungel, auf den von rechts oben ein Lichtstrahl durch das Blätterdach fiel, mehr nicht.

Nach der schamanischen Behandlung fühlte sich der junge Anthropologe erleichtert, aber erst nachdem er das kleine Ritual als Entschuldigung für seinen Tabubruch vollzogen hatte, ging es ihm genauso gut wie früher.

Dämonische Kräfte

Erst kürzlich kam eine junge und sehr forsche Frau in meine Praxis, die an merkwürdigen Ängsten litt. Sie selbst sagte sich jeden Tag, was für ein Unsinn das doch sei, das würde gar nicht zu ihr passen, derartige irrationale Ängste zu haben, denn dafür bestünde keinerlei Anlass in ihrem Leben. Doch sie waren da. Während der schamanischen Reise sah ich augenblicklich einen asiatischen Dämon, der sie in einer panischen und feurigen Aureole umflatterte und ihr von Zeit zu Zeit gefährlich nahe kam.

Mit Dämonen umzugehen ist keine einfache Sache. Ich benötigte daher eine gewisse Zeitspanne, um erst einmal herauszufinden, was der Dämon brauchte, und ihm dann genau die emotionale Eigenschaft zu geben, mit der er sich auflösen konnte. Nach dem Gesetz der Energieerhaltung kann eine bestehende Energie nicht vernichtet oder gleichsam ausradiert werden. Die einzigen Möglichkeiten zu einer spürbaren Veränderung sind eine Umwandlung oder Umlenkung dieser Kräfte. Bei Dämonen geht der Schamanismus davon aus, dass sie nicht aus sich selbst heraus existieren können, es handelt sich bei ihnen um eine von Menschen geschaffene, negative Energie. Von Menschen geschaffen bedeutet hier: Dämonen bestehen aus einem Konglomerat, also einer Zusammenballung starker menschlicher Gefühle wie Angst, Neid, Machtgier, Unzufriedenheit und so weiter. Daher haben sie auch eine menschenähnliche Gestalt. Wenn sie jemanden befallen, können sie ihren Wirt belasten, indem sie in ihm diese negativen Emotionen verstärken.

Dämonen werden meistens von den Personen angelockt, die eben diese Gefühle haben. Es ist aber auch möglich, sie an bestimmten Orten aufzufangen, an denen sie sich bevorzugt aufhalten. Das können alte Orakelstätten sein, mystische Tempel oder kurz gesagt alle Plätze, an denen man sich intensiv mit negativer Magie befasst hat. Ich hielt mich einmal aus beruflichen Gründen auf der Insel Kalimantan, früher Borneo, auf. Eines Morgens ging ich am Strand entlang, schon seit einigen Tagen hatte mich ein winziges Eiland interessiert, das etwa einen Kilometer entfernt vom Ufer lag und das auf mich einen seltsamen Sog ausübte. Gern wäre ich hinübergeschwommen, aber das Wasser war trübe und von gefährlich spitzen Mangrovenwurzeln durchsetzt. Deshalb habe ich die Ebbe abgewartet, um hinüber zu dem Inselchen gehen zu können. Etwa dreißig Meter vor meinem Ziel erkannte ich, dass dieses kahle Eiland anscheinend eine Art Friedhof war, einige der Gräber befanden sich schon in Auflösung und rutschten ins Meer hinab. Neugierig ging ich weiter und wurde bald von einer entsetzlichen Angst ergriffen, die wie ein körperloses Wesen über mich herfiel. ›Was soll das?‹, dachte ich und hielt auf die Insel zu. Da legte sich eine Energie wie eine feuchtkühle Hand auf meinen Nacken und ich schauderte. Den Dämonen, die diesen Ort des Tabus bewachten, wollte ich mich dann doch nicht aussetzen und trat den Rückweg an. Nach den ersten Schritten zurück konnte ich bereits spüren, wie der Dämon von mir abließ und mit ihm auch die Angst. Was wäre wohl geschehen, wenn ich seiner Warnung nicht gefolgt wäre?

Das konnte ich an einem meiner Patienten sehen, einem nüchternen Juristen, der während seiner Hochzeitsreise nach Mexiko auch der berühmten Sonnenpyramide von Teotihuacan einen Besuch abstattete. Anstatt sich an die Führung zu halten, kletterte er allein auf der Pyramide herum und fand schließlich einen Gang, der zu einer Höhle unterhalb des Bauwerks führte. Neugierig betrat er die Höhle und wurde dort unmittelbar von einer dämonischen Kraft befallen. In der Archäologie wird vermutet, dass dieser unterirdische Raum der Bestattung der alten Aztekenkönige diente. Der Wächterdämon dieses Ortes besetzte den Eindringling und überschattete von nun an sein Leben, von der Hochzeitsreise ganz abgesehen, mit den unangenehmsten Emotionen, die ihn an den Rand der Verzweiflung trieben. Auch ihm half eine schamanische Befreiung von dieser alten Energie.

Befreiung von Dämonen

Nirgendwo anders sind Dämonen so deutlich als Personen dargestellt wie im tibetischen Buddhismus, der aus dem früheren schamanischen Bön-Glauben hervorging und noch heute damit vermischt ist. Auf alten Thangkas, den asiatischen Rollbildern, kann man diese drastischen Darstellungen bewundern. Ebenso imponierend sind die südamerikanischen Zeugnisse, die zum Beispiel das Volk der Mayas von Dämonen hinterließ. Auch in den Plastiken der Romanik und Gotik wird man diese Wesenheiten wiedererkennen. Anscheinend wurde in den frühen Hochkulturen die Anwesenheit dämonischer Kräfte anerkannt. Die Menschen dieser Zeit waren auch in der Lage, diese Gestalten tatsächlich zu sehen und wahrzunehmen.

Indem man sie vertreibt oder in die Flucht schlägt, wie es so manche Schamanen tun, erreicht man nichts. Das Verscheuchen dieser Wesenheiten, wie es in magischen Büchern häufig beschrieben wird, ist eine zwecklose Angelegenheit, denn diese Energien nehmen nach einer solchen Aktion nur einen gewissen Abstand zu ihrem Opfer ein. Ich kenne einige esoterische Heiler, deren Taktik darin besteht, voller Stolz und im Gefühl der eigenen Macht dämonische Kräfte zu verjagen und zu verletzen. Das ist zwar möglich, aber nützen tut es gar nichts, der Patient findet eventuell für eine kurze Zeit etwas Erleichterung, doch dann kehrt diese Energie wieder zurück. Wenn nicht zu derselben Person, dann zu einer anderen. Das uralte physikalische Gesetz von der Erhaltung der Energie bewahrheitet sich auch hier. Denn die Kraft bleibt erhalten, auch wenn sie an einen anderen Ort vertrieben wird, und kehrt nach kurzer Zeit wieder zu einem

Menschen zurück, der sie mit seinen negativen Gefühlen ernährt.

Ein Dämon braucht dringend eine seinen Gefühlszustand auflösende Emotion, die ihm der Schamane zuführen muss. Erst dann, wenn der Dämon gleichsam satt von diesem guten Gefühl ist, wird er erlöst und kann sich in einem besseren Gefühlszustand wandeln. Denn ein Dämon ist nichts anderes als geballte negative, emotionale Energie, die sich zu einer Wesenheit verdichtet hat. Um einer solchen Besetzung Herr zu werden, muss man mit großer Akzeptanz vorgehen, denn schließlich ist der Dämon ein Wesen, das danach hungert, erlöst zu werden. Er ist sozusagen hungrig nach guten Gefühlen, die er allerdings bei keinem seiner Wirte bekommt. Zunächst einmal sollte der Schamane herausfinden, welches negative Gefühl dieser Dämon in sich trägt. Ist es Angst, Verlassenheit, falscher Ehrgeiz? Erst wenn er entdeckt hat, aus welcher emotionalen Substanz diese Wesenheit besteht, hat er auch die Chance, sie aufzulösen.

Es nimmt einige Zeit in Anspruch, eine positive Gegenemotion zu finden, die den Dämon auflösen kann. Das bedeutet auch, dass jeder Dämon eine spezielle Behandlung braucht, und mit einer jeweils auf ihn zugeschnittenen Gefühlsqualität erlöst werden kann. Die Schwierigkeit dabei ist, erstens die passende Emotion zu finden, und zweitens, viel schwieriger, in der Trance diese positive Emotion so lange aufrechtzuerhalten, bis sich beide Energien vollständig überlagern und damit aufgelöst haben.

Ich erinnere mich an einen Patienten, der sich einige Zeit in einem tibetischen Kloster aufgehalten hatte. Er war dort von einem Dämon besetzt worden, der seine

Gedankenwelt negativ überschattete. Das bedeutete, dass er gewisse unangenehme Gedanken nicht mehr abschalten konnte und sich ihnen wie ausgeliefert fühlte. Diese spezielle Wesenheit brauchte eine emotionale Ausstrahlung von Macht und Würde, um erlöst zu werden. Das war eine ziemlich anstrengende Angelegenheit, aber es funktionierte schließlich gut. Gott sei Dank kommt es in der Praxis nicht so häufig vor, dass von dämonischen Kräften belästigte Menschen zu mir kommen.

12 Schamanismus und Schulmedizin

Wertvolle Zusammenarbeit

Es ist mir eine große Freude, dass sich einige klassisch ausgebildete Ärzte bereit erklärt haben, über ihre Einschätzung der schamanischen Behandlung zu schreiben und teilweise auch ihre persönlichen Erfahrungen beizufügen. Seit vielen Jahren habe ich mich während meiner Lehrtätigkeit auf Medizinerkongressen bemüht, Ärzten das schamanische Behandlungskonzept zu erläutern. Meine Vorträge und Demonstrationen fielen auf überraschend fruchtbaren Boden. Anders wahrscheinlich, als die wachsende Zahl unprofessioneller »Wunderheiler« je zugeben würde, hat jeder ausgebildete Mediziner ein gewisses Potenzial an Erfahrung mit Patienten, bei denen keine seiner Therapien anschlägt. Daher besteht ein hohes Interesse an der alten und ungewöhnlichen Heilweise des Schamanischen. Infolge meiner Tätigkeit wurde und werde ich daher von Schulmedizinern in ihre Praxen eingeladen, um dort Patienten schamanisch zu behandeln, deren Genesung blockiert ist. Diese Arbeit unter den wachsamen Augen der Ärzte hat mich sehr bereichert, denn nichts gibt mehr Sicherheit für jemanden, der in einem »esoterischen«

Bereich arbeitet, als sich einer nüchternen Kontrolle zu unterziehen.

Für ihr Engagement und ihren Mut, einmal etwas ganz anderes auszuprobieren, möchte ich mich bei ihnen allen bedanken, ebenso für die Bereitschaft, mir die nachfolgenden Berichte zur Verfügung gestellt zu haben. Alle Personen, deren Berichte hier veröffentlicht wurden, sind mir persönlich bekannt. Sie haben entweder meine Lehrgänge über schamanische Medizin besucht, sich selbst behandeln lassen und/oder Patienten an mich überwiesen. Daher können sie aus erster Hand beurteilen, wie die Wirkungen einer schamanischer Behandlung einzuschätzen sind.

Berichte von Medizinern

Über den Schamanismus

In unserer heutigen modernen Zeit wird die uns umgebende Welt und Wirklichkeit zumeist im naturwissenschaftlichen Kontext erklärt und erlebbar. Seit Isaac Newton hielt eine lineare, monokausale Betrachtungsweise der Welt Einzug. Alles ist erforscht und alles muss wissenschaftlich begründbar sein, sonst hat es keine Daseinsberechtigung beziehungsweise wird als unwissenschaftlich, als ohne nachweisbare Grundlage, als eine irrationale esoterische Fantasie betrachtet. So ist es auch der heutigen Medizin (Schulmedizin) ergangen. Mit der Renaissance begann der Mensch sich eine mehr und mehr wissenschaftliche Betrachtungsweise in der Medizin anzueignen. Dies war sicher für den Erkenntnisgewinn ein ungeheurer Vorteil und trieb die moderne Medizin in weiten Teilen voran. Allerdings ging in diesem Prozess der Kontakt zu den eigentlichen Wurzeln der Heilkunst verloren. Dies verstärkte sich bis in die heutige Zeit mit der Überbetonung der unbedingten Wissenschaftlichkeit in der Medizin. Alles wird an Stofflichkeit und Materialität erklärt, eine auch irgendwie geartete energetische Seite im menschlichen Wesen wird verneint und belächelt. Die Frage nach einer menschlichen Seele berührt allenfalls Philosophen, Theologen und Geisteswissenschaftler, nie einen Schulmediziner. Die Befassung mit dieser Thematik macht Angst vor dem Unbegreiflichen. In der Lehre der Schulmedizin gebührt allenfalls der Psyche und ihren Erkrankungen ein unverstandener Platz und Ansatz in der Therapie.

Und doch gibt es eine unsichtbare Seite hinter dem Sichtbaren des menschlichen Daseins. Eine Negierung durch die Wissenschaft macht sie nicht weniger wahr. Sie ist auch ohne die

Anerkennung durch die Schulmedizin immerfort existent gewesen und wird es immer sein. Zu einem Körper gehört untrennbar die ihm innewohnende Seele. Erst diese Einheit macht den Menschen ganz. Wie ein materieller Körper Schäden und Krankheiten hat, kann auch die Seele Schaden nehmen und im weitesten Sinne erkranken. Wenn bei Ersterem ein gut ausgebildeter Arzt Hilfe geben kann, kann bei der Seele der Schamane helfen. Immer dann, wenn bei bester wissenschaftlicher medizinischer Behandlung keine Erfolge zu erreichen sind, muss man sich der anderen, energetischen Seite des menschlichen Wesens zuwenden.

Ein Schamane hat die Fähigkeit zum willentlichen Wechsel in Bewusstseinzustände und Welten, kann sich einbinden in das lebendige, sich ständig verändernde Netz des Lebens und aller Informationen, unabhängig von den existierenden Raum- und Zeitvorstellungen. Dabei braucht es in unserem Kulturkreis keine Fellmütze und keine rituellen Bemalungen. Wir haben eine alte keltisch und christlich-abendländisch geprägte schamanische Tradition mit uralten Wurzeln, die unserem Seelenleben und -erleben besser gerecht wird als zum Beispiel die südamerikanische Schamanentradition. Die angewandten Techniken unterscheiden sich marginal. Ein Schamane hat die Fähigkeit zum eidetischen Sehen. Dies hilft dem schamanischen Therapeuten, Störungen im Bereich der Seele des Patienten zu erfassen und zu behandeln. Aus dem eigenen Erleben kann ich berichten, dass dieser Umstand sowohl bei eigener Bedürftigkeit als auch bei von mir behandelten Patienten überraschende Erfolge erzielt hat. So konnte ich bei Patienten schon erfolgreich Schlafstörungen und Schmerzen unterschiedlicher Art behandeln. Auch konnte ich durch schamanische Behandlungen Patienten bei der Weiterentwicklung der eigenen Persönlichkeit gut helfen, indem durch schamanische Techniken die Seele geheilt werden konnte und die Patienten dadurch wieder besseren Zugang zum eigenen Potenzial und zur Kraftentfaltung gefunden haben. Ich bin dankbar dafür, dass ich diese Dinge habe lernen dürfen, um mit dem Wissen unserer Ahnen besser heilend tätig sein zu können.

Dr. med. Ronald Langner, Facharzt für Allgemeinmedizin; Chirotherapie, Naturheilverfahren

Wie ich als Ärztin den Schamanismus empfinde

Trotz ehemaliger DDR-Sozialisation bin ich in der glücklichen Situation, durch Monnica Hackl Einblicke in den Schamanismus bekommen zu haben. Ich durfte dadurch sehr bereichernde, befreiende Heilerfahrungen erleben und konnte emotionale Krisen überwinden. Ich habe sehen dürfen, wie bei von Monnica Hackl behandelten Patienten negative Emotionen wie zum Beispiel Hass und Kindheitsängste verschwanden, wie emotionale Grundbedürfnisse wiedergefunden wurden und innere Stabilität auf einmal wieder zur Verfügung stand, die teilweise Jahrzehnte verschüttet war.

Ich durfte erfahren, wie intellektuelle, rationale, nüchterne Menschen Wandlungen erfuhren und eine Aufgeschlossenheit dafür fanden, dass es mehr gibt zwischen Himmel und Erde, als der nackte kleine menschliche Verstand erfassen kann. Dass es offensichtlich Menschen mit besonderen Fähigkeiten beziehungsweise Begabungen gibt, die bei anderen entweder nicht angelegt sind oder – vermutlich – durch unsere heutige Lebensweise wie zugeschüttet sind. Dass es tatsächlich Hellsichtigkeit gibt. Wenn all dies in einer den Menschen zugewandten Weise angewendet wird, verbunden mit fundiertem psychologischem Wissen, dann stehen uns durch die schamanischen Heiler ganz besondere, nur durch Selbsterfahrung nachvollziehbare Kräfte und Heilweisen zur Verfügung, die tiefste psychische Wunden wieder genesen lassen können, und das sogar rasch und ohne schädliche Nebenwirkungen.

Gabriele Hart, Fachärztin für Anästhesiologie

Der Wert schamanischer Heilungen

Schamanische Heilungen stehen für mich an der Schwelle zwischen Bewusstem / Körperlichem / Intellektuellem und Unbewusstem / Psychischem / Seelischem. Während die Schulmedizin sich intensiv um alle Bereiche des Körpers und deren unterschiedliche Erkrankungen kümmert, mobilisiert die Heilung durch einen Schamanen bei den Patienten uralte archaische Kräfte. Diese Kräfte vermögen über die normalen und von uns verstandenen Heilungsprozesse hinauszugehen und dort anzusetzen, wo der Mensch noch wirklich mit sich und der Welt eins war. Die schamanische Heilung kann lebensverändernde Wirkung haben, die sofort ohne die übliche medizinische Verzögerungszeit einsetzt, oder aber in kleinen Bereichen eine Tür und ein Verständnis öffnen, das über den Intellekt nur sehr mühsam zu finden ist.

Um Einheit wiederherzustellen, vermag der Schamane in dramatischen Situationen verloren gegangene Seelenanteile zurückzuholen und den Betroffenen so aus einer Erschöpfung herauszuhelfen, die sich in körperlichen Krankheiten und Depressionen zeigen und bis hin zu Siechtum und Tod auswirken kann. Aber auch weniger spektakuläre, jedoch nicht minder prägende Ereignisse können durch einen Schamanen aufgelöst werden. Kindheitserinnerungen, die eine vollständige Entwicklung aller in einer Person erreichbaren Möglichkeiten verhindern, können in helles Licht umgewandelt werden. Der Mensch hat nun die Chance einer »Nachentwicklung«, die häufig katapultartig verläuft.

Auch der Tod eines geliebten Menschen bewirkt vielfach, dass der Patient sich in einer Schockstarre befindet. Die Seele des Verstorbenen löst sich häufig aus Mitleid mit der zurückgebliebenen Person nur teilweise von dieser Welt. In einer schamanischen Behandlung wird sowohl der Hinterbliebene als auch der Verstorbene befreit: Die Seele kann ins Licht gehen und der Hinterbliebene findet Trost in der Gewissheit der erlösten verstorbenen Seele.

Solche Momente, die auf einen ganz bestimmten Punkt zurückführen, finden ihre Resonanz in der ganzen behandelten Person. Im Moment vor dem erlösenden Eingriff befindet sich der Mensch ganz und gar in den Emotionen dieser Zeit. Häufig sind dies traurige, dunkle und angsterfüllte Momente, die auf seiner Seele lasten. Doch nach der Auflösung ist der Mensch von jetzt auf gleich unfassbar erleichtert und überrascht, wie plötzlich die Energien in seinem Körper wieder fließen dürfen. Der Erschöpfungszustand, der nach dieser für den Patienten großen »Operation« eintritt, ist ähnlich dem, der im Allgemeinen eine Regeneration einleitet.

In der Arbeit von Monnica Hackl finden sich alle liebevollen, unterstützenden Energien und offenen Räume, die es einem Patienten ermöglichen, sich in den speziellen Moment fallen zu lassen. Sie fordert keine Entwicklung, die nicht im Rhythmus eines Patienten liegt. Ungesunde Bindungen und mögliche Abhängigkeiten werden so ausgeschlossen. Aufgrund ihrer zahlreichen universitären Studien in Theologie und Soziologie sowie die große Palette der ganzheitlichen medizinischen Ausbildungen über Akupunktur bis hin zur Homöopathie ist sie sowohl fachlich wie auch menschlich bestens auf Menschenführung, besonders im schamanischen Sinne, vorbereitet und geeignet.

Immer mehr Menschen finden Zugang zu einer durch unsere technisierte und intellektualisierte Welt verloren gegangene ganzheitliche Sicht auf die Welt. Die Sehnsucht nach »Ganzheit« wird wieder wach und die Suche nach der prägenden unbewussten Hälfte des Seins beginnt.

Dr. Bettina Abb, Zahnärztin, Heilpraktikerin und Osteopathin

Schamanisch heilen, eine Ärztin für Allgemeinmedizin berichtet

In der Allgemeinpraxis gibt es Problemfälle, die auf beste medizinische Behandlung nicht ansprechen. Es gibt zum Beispiel posttraumatische Beschwerden, die statistisch gesehen nach einer gewissen Zeit ausgeheilt sein müssten, es aber nicht sind. Hier möchte ich eine persönliche Erfahrung beschreiben: Wir hatten einen Autounfall auf der Autobahn, bei dem unser Wagen durch einen plötzlichen Aufprall von hinten zu Schrott gefahren wurde. Ich litt sehr unter starken Schleudertraumabeschwerden und war lange Zeit arbeitsunfähig. Danach hatte ich jahrelang massive Angst vor dem Autofahren und vor anderen Verkehrsteilnehmern, insbesondere vor Lastkraftwagen auf der Autobahn. Ich verkraftete außerdem keinen Beifahrer. Eine Kollegin empfahl mir Monnica Hackl. Schweißgebadet, voller Angst, durchfuhr ich die Autobahnstrecke auf meinem Weg zu ihr. Nach der schamanischen Behandlung, etwa zwei Stunden später, fuhr ich den gleichen Weg zurück. Ich war völlig verwandelt. Während meiner Rückfahrt im Cabrio war ich so froh, dass ich am liebsten den Brummifahrern zugewinkt hätte. Es gab keine Angst mehr – bis heute.

Monnica Hackl hat mich durch ihre schamanische Behandlung so überwältigend beeindruckt, dass ich an einem schamanischen Ausbildungsseminar bei ihr teilgenommen, dabei aber festgestellt habe, dass das energetisch für mich zu schwierig war. Frau Hackl half mir und einigen meiner Patienten später noch mehrmals. »Spezielle« Probleme konnten dadurch gelöst werden. Ich finde es wundervoll, dass man diesen Anteil des Krankheitsgeschehens mit schamanischen Behandlungen beenden kann. Gott sei Dank kenne ich dafür Monnica Hackl. Irgendeinem der vielen Heiler, die sich Schamanen nennen, sollte man allerdings nicht automatisch vertrauen. Ohne begnadete Begabung und gründliche Ausbildung kann auch Unheil entstehen.

Dr. med. Heidrun Malze, Fachärztin für Allgemeinmedizin; Naturheilverfahren

Erstaunlich gute Resultate

Ich möchte hier zwei Fälle aus meinem Erfahrungsbereich schildern. Zunächst den eines achtundvierzigjährigen Mannes, der auf die in der Luft liegenden personellen Umgestaltungen in seinem Unternehmen verunsichert mit zahlreichen somatischen Beschwerden wie Rückenschmerzen, Schwindel, Tinnitus und so weiter reagierte. Nach einer Reha hatte sich nichts gebessert und es wurde von der Klinik angeraten, ein Rentenverfahren einzuleiten. Zur Behandlung der depressiven Episode waren SSRI angeraten worden, aber von Psychopharmaka wollte der Patient nichts wissen. Nach reiflicher Überlegung und nach Ermutigung durch Monnica Hackl, es einmal mit einer schamanischen Behandlung zu versuchen, habe ich dem Patienten von meiner diesbezüglichen Ausbildung erzählt und einen Therapieversuch angeboten. Er stimmte sofort zu. Zunächst suchte ich ihm in der ersten Sitzung sein Krafttier, was ihn zwar etwas stabilisierte, mich aber noch nicht zufrieden stellt. In der nächsten Sitzung führte ich eine Seelenrückholung durch. Der Patient sah sich als zehn- oder elfjähriger Junge im schicken Anzug zur Beerdigung seines Großvaters am Grab stehen. Bei diesem hatte er alle seine Zeit verbracht, da seine Eltern beide viel gearbeitet hatten und meist nicht für ihn da sein konnten. Der Junge stand wie erstarrt, er konnte nicht mal weinen. Dabei gab er dem Großvater unbewusst einen Teil seiner Seele. Bei der Reise hatte ich den Eindruck, dass der Großvater schon gewartet hatte, dass jemand dem Jungen diesen Seelenteil wieder zurückgibt. Nach dem Einblasen des Seelenteiles weinte der Patient, verließ danach aber sehr energisch und zuversichtlich die Praxis. Nach den vereinbarten zwei Wochen erschien er wieder und war wie verwandelt. Alle Arbeiten, die er in den letzten Jahren nicht gewagt hatte, zu beginnen, waren fast erledigt, und er war voller Tatendrang. Seitdem war er nicht mehr krank und ich habe ihn nur noch einmal zur Grippeschutzimpfung gesehen.

Der zweite Fall ist langwieriger und auch noch nicht abgeschlossen. Es handelt sich um eine achtundfünfzigjährige Frau, die in großer Verzweiflung und mit diversen Ängsten in die Praxis kam. Bald musste ich feststellen, dass in ihrem Fall meine psychotherapeutischen Fähigkeiten nicht ausreichten. Ich schlug ihr also schamanische Therapiesitzungen vor, womit sie einverstanden war. Wir suchten im Laufe von drei Jahren Krafttiere und führten eine Seelenrückholung durch – mit erstaunlicher Wirkung. Erstmals konnte sie sich wieder zur Ruhe kommen, das innere Zittern hatte sich gelöst und sie konnte die allgemeine Anspannung loslassen. Das machte mir Mut, doch irgendwann musste ich feststellen, dass die Patientin wieder auf der Stelle trat. Und so machte ich eine Reise in die Obere Welt, um einen Konflikt mit der verstorbenen Schwester der Patientin zu bearbeiten. Auch dies war sehr wirkungsvoll: Sie nahm daraufhin wieder aktiv am Dorfleben teil, begann eine Gruppe zu leiten und viel Sport zu treiben. Vor zwei Wochen kam sie allerdings wieder zitternd und verängstigt zu mir. Es gelang mir nicht, ihr zu helfen. Was sind das wohl für Therapiehindernisse? Insgesamt haben wir aber viel erreicht. Sie kann lachen, hat sich sogar um Arbeit bemüht, sich bei Firmen vorgestellt und sich durch Absagen nicht entmutigen lassen.

Dr. med. Kheida, Internist

Schamanismus in der Allgemeinmedizin

… bei so einem Arbeitstitel bleibt einem »normalen« Arzt erst mal die Luft weg. Keine Sorge, ich selbst betreibe »so was« nicht in meiner Praxis, komme aber gelegentlich intensiv damit in Kontakt. Und staune immer wieder, was eine gute Schamanin leisten kann.

Vor einigen Jahren hörte ich als Teilnehmerin auf dem Akupunkturkongress für Ärzte in Timmendorf (Europäischen Akademie für Akupunktur, EAA, München) Vorträge von Monnica Hackl über verschiedene Aspekte ihrer Arbeit, unter anderem sprach sie über Schamanismus. Da sie für meinen hochverehrten Lehrer, Professor Frank Bahr, dort oben auf der Bühne stand, war das für mich Empfehlung genug, mich (wie es einige andere Ärzte auch taten) einmal auf eine schamanische Sitzung einzulassen. Ich brachte auch ein Anliegen mit: Es gab da einen stechenden Schmerz zwischen meinen Schulterblättern, der seit Monaten bestand und der sich durch keine Maßnahme lindern ließ.

Ich war als Rednerin auf der Tagung eingeladen, kam Montag morgens bester Laune an, betrat den Saal und setzte mich zu mir bekannten Kollegen. Mittags, die Sonne schien, wollte ich die Pause nutzen, um ein wenig schwimmen zu gehen. Im Wasser merkte ich, dass es mir gar nicht gut ging, mir war kalt, es schüttelte mich. Ich glaubte an einen plötzlichen Infekt mit Fieber. Es wurde immer schlimmer, mein Kopf dröhnte und ich schleppte mich aus dem Wasser. Die Nachmittagsvorlesung konnte ich mir nicht mehr anhören. Allerdings wollte ich den Termin bei Frau Hackl am frühen Abend trotz meines schlechten Zustands nicht ausfallen lassen, schließlich war sie über die ganze restliche Woche ausgebucht.

Zwei Kolleginnen baten, bei der Sitzung dabei sein zu dürfen, ich hatte nichts dagegen. Dies nur zur Erwähnung, dass alles, was ich jetzt erzähle, unter Zeugen geschehen ist. Ich saß auf einem Sessel, und Monnica Hackl ging um mich herum. (Ich kann mich nicht mehr an alles erinnern, denn ich fühlte mich sterbenskrank.) Ehe ich meine Beschwerden äußern konnte, wegen denen ich gekommen war, sagte sie zu mir: »Ich sehe einen schwarzen Schatten auf Ihren Schultern. Da gibt es eine Frau, die Ihnen Ihre rhetorischen Fähigkeiten neidet.« Ich konnte nur schwach nicken, begriff wenig.

Sie meinte ganz schlicht, sie würde diesen Schatten jetzt wegnehmen. Nach weniger als einer Minute (!) war mein Kopf klar, meine Grippesymptome waren völlig verschwunden! Und plötzlich sah ich vor mir die Frau, um die es sich handeln musste (sie war an dem besagten Vormittag im Kursraum anwesend gewesen). Ich fragte nach, wer diese Frau sei. Monnica Hackl meinte, dass sie sie nicht kenne, beschrieb sie aber genauso, wie ich sie vor mir sah. Mir blieb gar keine Zeit zu staunen, so sehr freute ich mich, dass es mir wieder so gut ging.

Die eigentliche Beschwerde, die »Mistgabel« zwischen den

Schulterblättern, war ein Neidangriff einer anderen Frau. (Warum müssen Frauen sich das eigentlich antun?) Frau Hackl nahm in ihrer schlichten Art die »Mistgabel« aus meinem Rücken und gab mir einen Schutz, wie sie es nannte. Ich habe seitdem diesen Schmerz nie wieder gespürt – und bin mir seit diesem Zeitpunkt im Klaren darüber, dass Neid eine gefährliche Waffe ist.

Ich habe außerdem begriffen, wie gefährlich es für uns Ärzte sein kann, bei Sterbenden zu stehen oder als Notarzt an die Unfallstelle zu kommen – die Seele des Verstorbenen »irrt« sich manchmal und geht nicht dahin, wo sie eigentlich hingehört, sondern zieht schon mal in einen fremden Körper ein, der gerade in der Nähe und offen für sie ist. Offen sind wir, wenn wir emotional berührt sind von etwas, wenn wir schockiert sind (das betrifft dann natürlich auch Polizisten und Notfallpsychologen sowie anwesende Angehörige), auch wenn wir große Schmerzen haben. Ich habe selbst vor einigen Jahren erlebt, wie mein Zahnarzt nach einem wirklich grauenhaften Eingriff Weihrauch um mich herum verteilte. Ein Backenzahn musste gezogen werden und ließ sich nicht betäuben. Er musste mir den Zahn bei vollem Bewusstsein zerteilen, und ich brüllte vor Schmerz die Praxis zusammen. Nach der Weihrauchprozedur (die er mit dem Schutz vor anwesenden herrenlosen Seelen begründete) brauchte ich zu meinem eigenen Erstaunen kein einziges Schmerzmittel! Die Heilung geschah rasch und ohne Komplikationen.

Mit Monnica Hackl war ich nach der ersten Begegnung über Patienten immer mal wieder locker in Kontakt. Ich freue mich riesig auf dieses Buch, denn es kommt von einer Fachfrau, die keine Theorien aufschreibt, sondern mit beiden Beinen in der Praxis steht. Einer Frau, die ihre Techniken und ihre Kunst mit Liebe und großem Respekt vor den Menschen anwendet. Und ich finde es wunderbar, dass sie uns an ihrem Wissen teilnehmen lässt!

Dr. med. Beate Strittmatter, Fachärztin für Allgemeinmedizin; Akupunktur, Naturheilverfahren, Sportmedizin, Ganzheitliche Schmerztherapie, Störherddiagnostik und -therapie

Ungeheuer starke Heilkraft

Meine Erlebnisse sind eher persönlicher als therapeutisch aktiver Art, ich arbeite selbst nicht schamanisch. Im Kurs zu schamanischer Heilung (gefühlt letzte Woche, aber wohl etwa dreißig Jahre her) bin ich damals nach dem Teil über die Untere Welt ausgestiegen, weil ich eine (nur für mich) unüberhörbare Warnung wahrgenommen hatte. Damals war ich darüber etwas traurig. Macht aber nichts, denn es gibt ja sehr gute SchamanInnen – wie ich erleben durfte. Das allereindrucksvollste Erlebnis in Bezug auf schamanisches Heilen war die Rettung meiner Frau. Sie lag auf der Intensivstation und es kam es zu einer infausten Situation mit einer fortschreitenden Lähmung des Atemzentrums. Schulmedizinisch gab es keine Therapie. Da ich schon einmal erstaunliche Wirkungen schamanischen Heilens an mir selbst erlebt hatte, wandte ich mich notfallmäßig nachts um zehn an »meine« Schamanin. In ihrer Reise erkannte sie, dass die Seele meiner Frau und der Mutter unserer damals dreijährigen Tochter bereits nicht mehr in ihrer Ganzheit unter uns Menschen weilte.

In einer unglaublich anstrengenden Sitzungsarbeit während mehrerer Stunden gelang es ihr, die Seele meiner Frau wieder ins Leben zurückzuholen. Nach Stunden atmete sie auf und wusste, dass meine Frau zum großen Teil wieder im Diesseits angekommen war. Ich hatte mich darauf beschränkt, ein goldenes, schützendes Licht für die Schamanin zu imaginieren und meiner Frau liebevolle Schwingungen zu schicken. Im Vergleich zu dieser waren andere, frühere und spätere »kleinere« Heilsitzungen ebenfalls eindrucksvoll und oft auch wunderbar sowie immer hilfreich, aber die geradezu ungeheure Macht des schamanischen Heilens habe ich vor allem damals erleben dürfen.

Dr. med. Peter Lackner, Gynäkologe/Klassische Homöopathie

Gedanken zum Schamanismus in der heutigen Zeit

Nach meinem Einstieg als Facharzt für Orthopädie, Sportmedizin und Physikalische Therapie kam ich über Naturheilverfahren, Akupunktur, Energetische Medizin, Hypnose, Body Talk und Ähnlichem zu meiner jetzigen holistischen Praxis für Ganzheitsmedizin. Dabei ließ mich die Neugierde auf die schamanische Sicht der Erkrankungen, deren Diagnose und die nachfolgende Behandlung eine Ausbildung zum Schamanen beginnen und erkennen, welche unglaublichen Möglichkeiten mit dieser Behandlungsart gegeben sind. Ein Beispiel: Bei einer Ausbildungsteilnehmerin wurde ein »bösartiges Zeichen« in der Brust gesehen, das Tage später schulmedizinisch als Malignom diagnostiziert wurde.

Wenn ich aber sehe, wie in letzter Zeit »Schamanen« und »Geistheiler« wie Pilze aus dem Boden beziehungsweise aus der »Unterwelt« schießen, dann habe ich die begründete Befürchtung, dass diese wirkungsvolle, in der heutigen Zeit geradezu notwendige Erweiterung des Spektrums der Heilkunde in Misskredit gebracht wird. Denn ich kann mir nicht vorstellen, dass all diese »neuen Schamanen« die notwendige Ausbildung durchlaufen haben, die ich von seriösen Schamanen erwarte, nämlich: die Befähigung zum Schamanismus, eine gute solide

Ausstattung mit Grundkenntnissen in der Anatomie und dem Zusammenspiel von Physis und Psyche, praktische und theoretische Erfahrung sowohl in der schamanischen Bewältigung der jeweils geklagten Probleme als auch Erfahrung in der Behandlung der möglichen ungewollt mit ausgelösten Nebenwirkungen und – ganz wichtig – das Erkennen der eigenen Grenzen und der damit verbundenen Notwendigkeit, Behandlungen auch einmal abzulehnen. Schamanen zu finden, die diese Voraussetzungen erfüllen, ist sicherlich nicht leicht. Ich habe das Glück, Monnica Hackl zu kennen.

Dr. med. Henning Malze, Facharzt für Orthopädie; Naturheilverfahren, Ganzheitsmedizin, Physikalische Therapie, Sportmedizin

Meine Erfahrungen mit schamanischen Heilmethoden

Im Folgenden möchte ich zwei Fälle schildern, bei denen ich die von Monnica Hackl erlernten schamanischen Heilmethoden erfolgreich und mit erstaunlichen Ergebnissen anwenden konnte:

1. Fall: Eine Patientin mit chronischen Oberbauchbeschwerden, Angstattacken und Immunschwäche.

Behandlung: Sie erhielt drei Seelenteile zurück (die Auslöser für den Seelenverlust waren der frühe Tod der Mutter, eine massive Demütigung durch eine Vermieterin, der Verlust des Vaters durch dessen neue Ehe sowie eine starke Kränkung durch den Vater – das alles lag einige Jahre zurück). Es erfolgte eine Stammbaumheilung (Verabschiedung der Mutter, Konfliktlösung mit der Vermieterin und dem Vater).

Resultat der Behandlung: Die Patientin gibt eine Besserung der oben genannten Beschwerden an, die ungefähr nach acht Wochen eintrat. Sie kann jetzt bei dem Gedanken an den Vater und die Vermieterin vollkommen in Ruhe bleiben, hat keine Angstattacken mehr, die Oberbauchbeschwerden blieben konsequent weg. Der Sohn der Patientin bekam vier Monate nach der Behandlung seiner Mutter selbst eine Sitzung. Der eher unselbstständige und unter starkem Selbstwertverlust leidende junge Mann kam danach in seine Energie, er ging selbstständig mehrere Bewerbungen an und suchte sich erfolgreich einen Arbeitsplatz, auch alle anderen Lebensbereiche bereiteten ihm viel mehr Freude und er löste von da an seine Probleme selbstständig.

2. Fall: Eine siebenundsechzig Jahre alte Patientin leidet seit 2003 an einem Mamma-Carzinom links, 2009 Rezidiv und 2011 Lebermetastasen, sie leidet unter Schmerzen, zunehmender Schlaflosigkeit und Panikattacken. Teilweise ist sie tief traurig und hat den Lebensmut verloren. Sie unterzog sich schulmedizinischer Therapien und war zuletzt in einer Klinik für biologische Tumortherapie.

Behandlung: Rückgabe eines Seelenteils, den sie bei der Todgeburt ihres zweiten Kindes im sechsten Monat verloren hat. (Das liegt vierzig Jahre zurück.) Wir unternahmen zudem eine Stammbaumheilung (Todgeburt des Kindes, Verabschiedung und Lösung von ihrem Kind).

Resultat der Behandlung: Die Patientin ist sofort nach der Therapie sehr glücklich, die anfänglichen Tränen wurden schnell durch ein inneres Lächeln ersetzt. Die erste Nacht nach der Therapie war für sie ein tiefes Erlebnis von innerer Ruhe und dem Wunsch zum Weiterleben, sie empfindet ihr Leben in tiefer Dankbarkeit. Die Schmerzen wurden reduziert, der Schlaf blieb positiv tief und erholsam.

Karin Haun, Reiki-Meisterin/-Lehrerin, Therapeutin für schamanische Heilmethoden in der *Klinik Im LEBEN* (Greiz/Vogtland)

Eine Seele wird wieder vollständig

Am Ende meiner ärztlichen Laufbahn schaue ich zurück auf Jahrzehnte in Kommunikation mit kranken Menschen jeden Alters. Schon bald in meinem Berufsleben als Schulmedizinerin war ich offen für die verschiedenen Heilsrichtungen unserer Welt und habe den Patienten, die andere Heilmethoden erfahren haben, mit offenem Ohr zugehört.

Ein Schicksal beschreibe ich hier gern näher, weil ich es lange verfolgen konnte: Ein jetzt erwachsener junger Mann wurde von seinen Eltern im Säuglingsalter adoptiert. Er war eine für die damalige Zeit extreme Frühgeburt und litt an einer zerebralen Bewegungsstörung sowie erheblichen Wahrnehmungsstörungen, sodass er die ersten zwölf Jahre seines Lebens in Dauertherapie mit Krankengymnastik, Bobath, sensorischer Integrationsbehandlung und Musiktherapie gewesen ist und sich darunter erstaunlich gut entwickelt hatte.

Mit zweiundzwanzig Jahren erkrankte er akut und lebensbedrohlich an einem psychotischen Schub, welcher im Nachhinein als Beginn einer Schizophrenie interpretiert wurde. Er litt trotz regelmäßiger Medikation immer wieder an depressiver Stimmung, vor allem aber an Angstzuständen mit großer innerer Unruhe. Seine Eltern hatten ihn neben der psychiatrischen Behandlung auch regelmäßig homöopathisch behandeln lassen.

Eines Tages entschloss sich die Familie, eine schamanische Behandlung durchführen zu lassen. In den neun Monaten danach konnten die Eltern eine deutliche Zunahme der Belastbarkeit des jungen Mannes bei den Alltagsaufgaben feststellen. Seine Selbstständigkeit bei der Erledigung eigener Angelegenheiten nahm zu, aber vor allem kam es gar nicht mehr zu depressiven Stimmungseinbrüchen, und Angstzustände sind in dieser Zeit auch nicht mehr aufgetreten.

Nach diesen erfreulichen neun Monaten verschlechterte sich die Situation des jungen Mannes wieder, sodass die nächste schamanische Sitzung zum weiteren Abbau frühkindlicher Belastungen eingeleitet wurde. Die Beobachtung der Entwicklung dieses jungen Mannes hat mich persönlich darin bestärkt, als Schulmedizinerin meine Patienten und andere um Rat Bittende keinesfalls davon abzuhalten, auch andere Heilweisen in Kombination mit der notwendigen ärztlichen Behandlung für sich auszuprobieren.

V. Krüger, Fachärztin für Innere Krankheiten

Erfahrungen mit schamanischer Behandlung in der Allgemeinmedizin

In Kontakt mit dem Schamanismus kam ich eher widerwillig anlässlich einer Weiterbildung für Akupunkturärzte. Eigentlich lehnte ich das Thema ab, ich wollte schon den Saal verlassen, als Monnica Hackl anfing, ihre Therapiemethode zu erklären. Ich fragte meinen Tischnachbarn – einen gestandenen Kollegen aus Hamburg –, was er denn von der Sache hielte. Er meinte, er sei schon zur Behandlung gewesen und es habe ihm sehr geholfen. Das hatte ich nun gar nicht erwartet! Also hörte ich mir den Vortrag an. Als ich dann auch noch erlebte, wie eine Kursteilnehmerin, die ich zuerst als sehr nervend empfand, nach einer schamanischen Behandlung plötzlich aufgeschlossen, nett und zuvorkommend war, öffnete ich mich für das bislang Ungekannte. Seitdem arbeitet Frau Hackl in Abständen immer wieder mal ein paar Tage in meiner Praxis – mit sehr gutem Erfolg. Ein Patient fragte mich kürzlich, wann denn die Schamanin wiederkäme – er müsse sich mal wieder »seine Festplatte reinigen lassen«.

Ich glaube, dass eine Lösung von unbekannten Blockaden

auf schamanischem Weg möglich ist, gerade wenn sie sich einer psychotherapeutischen Behandlung völlig entziehen, da der Betroffene sich der Ursache nicht bewusst sein kann. Mein Patient mit der »verunreinigten Festplatte« weist zudem auf die Psychohygiene hin, die man mit der schamanischen Behandlung betreiben kann. Heute kann ich sagen: Schamanismus ist in der Hand eines erfahrenen Therapeuten eine sehr gute therapeutische Ergänzung.

Dr. med. Z.

Rückholung meiner Seelenanteile

Das für mich eindrucksvollste und mein Leben am stärksten verändernde Erlebnis war, als ich meine verlorenen Seelenanteile zurückbekam. Erst als ich meine Seele wieder komplett hatte, wurde mir bewusst, auf welch niedriger Stufe ich die letzten fünfundzwanzig Jahre gelebt hatte.

Während meines achtzehnten Lebensjahres ereigneten sich viele Dinge in kurzem Abstand hintereinander, sodass ich keine Zeit hatte, mich davon zu erholen. Bis zu meinem achtzehnten Lebensjahr war ich noch ganz in meiner Mitte, hatte einen großen Freundes- und Bekanntenkreis und war voller Lebensfreude und Selbstbewusstsein. Ab da ging es kontinuierlich bergab: Meine Eltern trennten sich, und ich landete zwischen den Fronten eines langen Scheidungskriegs. Ich bekam Schwierigkeiten in der Schule und trat freiwillig ein Jahr zurück – verbunden mit einem Schulwechsel. Mein damaliger Freund trennte sich von mir und zog ins Ausland. Ich floh regelrecht ins Internat, kam aber mit der dortigen Sozialstruktur nur sehr schwer zurecht. Meine Großmutter, die wie eine Freundin und ein letzter Halt für mich war, starb an Krebs, mein Vater ging eine neue Beziehung mit einer Frau ein, die ich nicht mochte, und somit wurde auch unser Verhältnis sehr frostig.

Vielleicht um wieder eine Art »Zuhause« zu haben, geriet ich in eine sich unglücklich entwickelnde Ehe, und für viele Jahre muss ich im Nachhinein mein Dasein als eine Art Nicht-Leben bezeichnen. Doch dann wendete sich mein Schicksal allmählich. Ich zog bei meinem Mann aus, eröffnete meine eigene Praxis und kam über diesen Weg zu alternativen Therapien und zu der glücklichen Fügung, von mehreren Seiten von Monnica Hackl zu hören. 2002 fand ich den Weg zu ihr – nichts verstand ich bisher von Schamanismus, vertraute ihr jedoch vollkommen. Sie heilte viele Narben in meiner Seele und gab mir die verloren gegangenen Seelenanteile zurück.

Gleich darauf, es war ein sonniger Tag im Mai oder Juni, fühlte ich mich wie neu geboren. Die Sonne schien heller, die Blumen waren bunter und ich war wieder eins mit mir – richtig »rund«. Seither erkenne ich auch eher, wer Seelenanteile verloren hat oder von irgendetwas »besetzt« ist. Wer solche Dinge nicht selbst erlebt hat, wird mich oder andere, die Derartiges berichten, für verrückt halten. Auch ich musste diese Dinge selbst erfahren, um sie zu verstehen und zu akzeptieren. Umso schwieriger, weil ich »gelernte Schulmedizinerin« bin. Tausend Dank immer wieder an Frau Hackl, die mir mein selbstbestimmtes Leben zurückgab.

Dr. med. Claudia M., Fachärztin für Innere Medizin

Dürfen wir Hilfe vorenthalten?

Schon in der Bibel können wir in der Entstehungsgeschichte des Menschen lesen, dass ihm der Lebensodem eingehaucht wurde. In der Religion nennen wir diesen Odem Seele, diese macht den gesamten Menschen und vor allem den Teilaspekt der Göttlichkeit in jedem aus. Sie ist der unsterbliche Anteil eines jeden Menschen, was immer auch das bedeuten mag. Auch die moderne Genforschung vermittelt uns, dass in den Anlagen des Menschen viele noch unentschlüsselte Informationen enthalten sind.

Wenn wir aber kranken Menschen gegenübersitzen, dann beschränken wir unsere Therapie komplett auf die messbaren und sichtbaren Funktionen und zumeist auch auf das Jetzt und Heute. Wir verkennen völlig, dass die Krankheit nicht nur das Vorhandensein von Symptomen oder Abweichungen von der normalen Funktion darstellt, ebenso wird meist ignoriert, dass jede Krankheit eine lange Geschichte hat, wenn wir einmal von den sogenannten akuten Krankheiten absehen.

Wer selbst schon einmal krank war, weiß von sich selbst, dass die ganze Person, das Fühlen, das Wollen und auch das Verhalten der Umwelt gegenüber beeinflusst sind. Und viele kennen sicherlich das Gefühl, das man zum Teil schon Tage oder Stunden zuvor hat, dass man die Krankheit kommen fühlt – dies ist selbst bei den akuten Krankheiten so. Ein kranker Mensch, der normalerweise in einer fröhlichen Runde den Unterhalter mimt, wird dies dann nicht mehr tun. Aber ist seine Krankheit dafür verantwortlich und lassen sich diese Begleitumstände mit Medikamenten oder anderen Therapien beheben?

In der Medizin sind wir so arrogant, dass es reicht, die sichtbaren Symptome zu beseitigen und die normalen Funktionen wiederherzustellen. Sollte dies in angemessener Zeit nicht möglich sein, dann können wir den Grund für die fehlende Genesung dem Patienten selbst wieder zurückgeben. Wer hat nicht schon Sätze wie »Ihre Wirbelsäule ist abgenutzt, damit müssen Sie leben«, »Sie haben ein bestimmtes Alter, da ist das halt so« gehört? Besteht der Mensch aber wirklich nur aus Analysierbarem und Messbarem, oder gibt es da doch noch mehr, worum wir uns kümmern müssten, zumal mit den derzeit bekannten Methoden eigentlich nur rund ein Drittel der Krankheiten behandelt werden kann? Was war und ist mit all den Heilern in Afrika, bei den Indianern und anderen Naturvölkern? Waren das alles nur Scharlatane, oder steckte in ihrer Art zu heilen, indem sie die Natur, die Naturgeister, die Ahnen und weiteres für uns Unfassbares zur Heilung anwandten, nicht doch ein Kern von Wahrheit? In unserer Arroganz, alles besser zu können, können wir da alle Krankheiten mit unseren Methoden heilen? Sodass wir es uns leisten können, alle Alternativen zu ignorieren oder gar zu verlachen und zu verspotten, oft ohne sie zu kennen?

Wenn es um Erziehung geht, schwören viele auf Märchen und halten die Geschichten für sehr gute Parabeln, aus denen man für das Leben lernen kann. Warum gilt diese Aussage nicht für die Verwünschungen, Verhexungen und so weiter, von denen wir dort meist auch sehr ausführlich lesen können? Wäre es in Bezug auf die Heilungsmöglichkeiten unserer Patienten nicht wichtig, sich auch um solche Phänomene zu kümmern? Statt sie zu belächeln und abzulehnen und damit vielleicht vielen Patienten die Chance auf Heilung vorzuenthalten. Warum akzeptieren wir in der Psychologie als Behandlungsform eine Familienaufstellung, lehnen aber gleichzeitig den Einfluss von Erfahrungen, die ein Mensch selbst in einem früheren Leben gemacht hat, oder eine Erfahrung, die eine Familie über Jahrtausende gemacht hat, ab?

Lassen Sie mich zu etwas ganz Einfachem zurückkommen. Wenn wir einen Kuchen backen, brauchen wir eine größere Menge von Zutaten; sicherlich würde sich kein vernünftiger Mensch einfallen lassen, dass man einen Kuchen nur mit Mehl backen kann. Wenn es sich um Profis handelt, gelten sogar die kleinsten Details als Geheimnis, und nur wenn die Eier auf eine bestimmte Art geschlagen werden, gibt es am Ende das vollendete und köstlich schmeckende Kunstwerk. Sollten wir in der Hektik aber nur einen kleinen Teil bei den Zutaten vergessen haben, wird uns das Ergebnis schmerzlich darauf hinweisen. In der Medizin und speziell bei der Behandlung von kranken Menschen bilden wir uns ein, einen therapeutischen Kuchen nur aus Mehl backen zu können. Meinen wir nicht in der Mehrzahl der Fälle, dass Tabletten ausreichend sind, um den Behandlungserfolg zu erreichen?

Wenn wir die Akupunktur, Homöopathie und Bachblütentherapie betrachten, sind auch dies nur Therapien, die Teilaspekte abdecken und nicht den ganzen therapeutischen Blumenstrauß oder Kuchen darstellen. Haben wir denn nicht von der Schmerztherapie gelernt, dass nur ein interdisziplinärer Ansatz hier vorwärtskommen kann? Warum aber hat ein Schmerzpatient das Anrecht auf den gesamten therapeutischen Kuchen, der normal chronisch kranke Mensch muss sich aber in sein Schicksal ergeben und damit leben?

Lassen Sie mich mit meiner eigenen Geschichte schließen. Ich bin in Oberschwaben geboren und habe lange Zeit dort gelebt. In dieser Region sind »Gesundbeten« und »Warzenabbeten« der normale Alltag. Wenn man in dieser Umgebung aufwächst, ist es daher nicht schwer, sich mit Phänomenen auseinanderzusetzen, die es »nicht gibt« oder »nicht geben kann«. Sie sind aber Realität. Ich lebte mein Leben immer auf der Sonnenseite, bis plötzlich ganz unerwartete Dinge geschahen. Ich war normalerweise immer vorsichtig, aber innerhalb kürzester Zeit hatte ich eine Reihe von Beinaheunfällen, die sicherlich nicht glimpflich ausgegangen wären, wenn mich nicht mein siebter Sinn (den wir so weit akzeptieren, dass es in meiner Jugend sogar im Fernsehen eine gleichnamige Sendung gab) oder Instinkt doch noch in letzter Minute gewarnt hätte. Ich möchte Sie hier an dieser Stelle vor der Diskussion bewahren, was wissenschaftlich hinter diesem Phänomen steckt. Nur so viel: Es ist interessant, dass wir solche Warnungen akzeptieren, die logischerweise dahinter stehenden Dinge und die aus diesem siebten Sinn resultierende Logik aber ablehnen. Eine dieser Begebenheiten war, dass ich wirklich nach rechts und links geschaut hatte, nicht in Hektik war und doch fast auf dem Zebrastreifen angefahren worden wäre. Obwohl ich kein Auto sah, sagte mir eine innere Stimme: Geh nicht weiter. Hätte ich mich auf meine Augen verlassen, hätte ich diesen Tag wahrscheinlich nicht überlebt. Ich war sehr froh und hatte die Angelegenheit schon fast vergessen, als es eine Woche später auf einer vierspurigen Autobahn wieder zu einem unglaublichen Erlebnis kam: Ich fuhr auf der zweiten Spur, als wieder eine innere Stimmte riet, nach rechts zu fahren und scharf zu bremsen. In Erinnerung an den Vorfall am Fußgängerüberweg tat ich dies sofort. Hätte ich es nicht getan, hätte mich ein LKW, der für mich wieder aus dem Nichts kam, gerammt. Der Ausgang auch in diesem Fall wäre wahrscheinlich klar gewesen. Nach diesem Vorfall rief ich einen »Gesundbeter« an, den ich seit vielen Jahren kannte. Er meinte, dass mir jemand etwas Böses wolle und ich dagegen etwas unternehmen sollte. Diesem Rat folgend suchte ich Hilfe in einer schamanischen Sitzung und habe bis zum heutigen Tag kein solches Erlebnis mehr gehabt. In der Therapie wurde der Fluch eines Menschen gelöscht. Viele von Ihnen mögen jetzt sagen: Das war Zufall. Dann möchte ich aber mit der Frage enden: Gibt es Zufälle? Und anders gefragt: Erlaubt es unser mangelndes Vertrauen in bestimmte Dinge und nicht erklärbare Wahrheiten, kranken Menschen eine Hilfe vorzuenthalten?

Dr. med. Markus Schier, Facharzt für Anästhesie und Painmanagement

Zwei persönliche Erfahrungen mit schamanischer Heilung

Zehn Jahre lang hatte ich mit einem für mich sehr belastenden und schmerzlichen Ereignis, das sich mit einer früheren Partnerin ereignet hatte, zu kämpfen. Die ganzen zehn Jahre machte ich mir immer wieder Vorwürfe, damals nichts unternommen zu haben, um dieses Ereignis abzuwenden – es ließ mich einfach nicht los. In einer schamanischen Behandlung konnte Monnica Hackl dann einen fremden Seelenteil, der sich mir damals angehaftet und mich diese zehn Jahre »begleitet« hatte, entfernen. Diese Behandlung hat mir endlich wieder meinen Frieden gegeben und ich fühle mich seitdem frei von jeglichen Vorwürfen, wie ich sie mir jahrelang gemacht hatte.

Ein anderes Erlebnis ergab sich im beruflichen Kontext. Damals wusste ich, dass einige Monate später eine Dienstreise anstand, die für mich eine große und vor allem sehr unangenehme Herausforderung darstellte. Mich davor zu drücken, kam für mich aber trotzdem nicht infrage. Und so entwickelte sich aus der Abneigung, je näher die Reise rückte, immer stärkere Angst. In meiner damaligen schamanischen Unerfahrenheit war ich dann natürlich dankbar für Monnica Hackls Hinweis, dieses Problem »auf dem Fluss der Zeit« zu bearbeiten. Ich tat, wie sie mir geraten hatte, war allerdings recht skeptisch, ob ich damit mein Problem wirklich lindern oder gar lösen könne. Als dann der Termin der Reise vor der Tür stand, stellte ich zu meinem großen Erstaunen und gänzlich entgegen meiner ursprünglichen Erwartung fest, dass ich weder ein Gefühl der Angst noch zumindest der Abneigung verspürte, sondern mich inzwischen sogar auf diese Reise freute. Und sie wurde für mich dann auch sehr angenehm und erfolgreich.

E. F., Diplom-Psychologe

Erfahrungsbericht zu ethnomedizinischen Methoden bei chronisch Kranken und Krebspatienten

Als Schulmediziner hatte ich erstmals 1991 Kontakt mit Verfahren aus traditionellen Heilweisen, die ethnomedizinisch im Rahmen schamanischer Techniken eingesetzt wurden. Die völlig andere Herangehensweise im Vergleich zu standardmedizinischen Sichtweisen war völliges Neuland und grundsätzlich verschieden von den in der klassischen Medizin und Psychologie geläufigen Ansichten. Die in meiner Ausbildung zur Orthopädie und Unfallchirurgie erlernten Kenntnisse waren in diesem Bereich nicht einsetzbar. Im Rahmen der Leitung einer Schmerzambulanz an einer Universitätsklinik wurden zunehmend Techniken der Reflexmedizin und der Traditionellen Chinesischen Medizin wie Akupunktur und Neuraltherapie erprobt und eingeführt. Auch psychosomatische Grundbetreuung mit Suggestivtechniken wie autogenes Training und Hypnose waren in der Schmerztherapie in der Erforschung und Anwendung. Schamanische Techniken waren nicht bekannt. Die Herangehensweise erfolgte philosophisch und psychologisch aus der Sicht der empirisch zu erfassenden Einzelfallbetrachtung und der im Verlauf intraindividuell zu erfassenden Veränderungen. In diesen Untersuchungen konnte festgestellt werden, dass auch traditionell eingesetzte Therapieverfahren günstige Einflüsse auf Schmerzpatienten hatten.

Im Rahmen der Strukturierung der *Klinik im LEBEN/Praxis im LEBEN* seit Ende der 1990er-Jahre war es eine Bereicherung für uns, eine Therapeutin in ethnomedizinischen Techniken bei Monnica Hackl ausbilden, sie entsprechend in unserem Haus arbeiten zu lassen und die Techniken bei chronischen Krankheiten und Krebspatienten mit einzusetzen. Aus den Berichten von Patienten im Rahmen der weiteren empirischen Beobachtung von Verläufen nach schamanischen Behandlungen waren einige Aspekte besonders auffällig. Die Patienten gaben Verbesserungen in folgenden Bereichen an: Energieniveau, subjektives Befinden, Schmerzreduktion, Regulation, emotionales Befinden. Zudem sprachen viele von einer spürbaren Leichtigkeit, als wäre ihnen ein Ballast genommen.

Ein Beispiel für einen interessanten Verlauf bei einer chronischen Schmerzpatientin: Eine achtunddreißigjährige Frau hatte Schmerzen in der Brust- und Halswirbelsäule, die in beide Arme ausstrahlten. Die schulmedizinische Standardtherapie blieb ohne Effekt. Eine Behandlung mit Reflexmedizin (Akupunktur, Neuraltherapie, Manueller Medizin) erbrachte mäßige Linderung. Sie klagte aber weiter über anhaltende Schmerzen. In drei schamanischen Sitzungen wurden nun visuelle Effekte hervorgerufen, sodass in der Vorstellung der Patientin in der »Unteren Welt« ein weißer Wolf sichtbar wurde, der ihr dann als »Krafttier« zur Seite stand. Auch die visuelle Gestalt eines Gesundheitsberaters war erschienen und hatte nonverbale Empfehlungen für die Reduktion des Schmerzes gegeben: das Tragen eines blau-violetten Tuches am Hals beispielsweise. Im Verlauf der Sitzungen verbesserten sich das Energieniveau und das subjektive Befinden, und es kam zu einer deutlichen Schmerzreduktion und später sogar zu völliger Schmerzfreiheit.

Inwieweit suggestive Verfahren und Visualisationen vergleichbar sind, kann aus meiner Sicht nicht beurteilt werden. Auch welche genauen physiologischen und psychologischen Abläufe bei diesen Techniken erfolgen, ist schwer zu umschreiben. Es kann jedoch konstatiert werden, dass ethnomedizinische und hier speziell schamanische Techniken eine Bereicherung in der Behandlung von chronischen Schmerzen und auch bei Krebspatienten darstellen können.

Dr. med. Uwe Reuter, Ärztl. Direktor/Ltd. Chefarzt der
Klinik im LEBEN/Praxis im LEBEN, Greiz/Vogtland

Schamanisches Heilen aus ärztlicher Sicht

Als ich im Jahr 2004 die Kursreihe »Schamanische Medizin in unserer Zeit« bei Monnica Hackl absolvierte, war mir als Fachärztin für Allgemeinmedizin, Akupunktur, TCM und Homöopathie noch nicht bewusst, wie intensiv diese Erfahrungen Einzug in meinen schulmedizinischen Alltag finden sollten. Bezüglich der Ursache von Krankheiten und Traumen kannte ich bislang nur die schulmedizinische Seite, war aber – geprägt durch die Traditionelle Chinesische Medizin und die Akupunktur – bereits auf der Suche nach den Hintergründen. Denn es gab Erkrankungen, die man klassisch medizinisch lindern, aber nicht heilen konnte.

Mit der schamanischen Medizin ist mir ein Handwerkszeug gegeben worden, um an die Wurzeln von Krankheiten und Traumen zu kommen. Dieses Wissen in Kombination mit der klassischen Schulmedizin prägt seitdem mein Handeln in Diagnostik und Therapie. Für diese ganzheitliche Methode möchte ich gern einige Beispiele erläutern: So lag eines Tages eine Patientin mit einem Geschwür der Hornhaut des Auges auf meiner Akupunkturliege, nachdem sie zuvor nach allen schulmedizinischen Standards behandelt worden war und noch immer unter heftigsten Schmerzen litt. Ich behandelte die Patientin mit Ohrakupunktur und schloss das Geschwür schamanisch mit einer energetischen Hülle. Noch während der Behandlung kam es zu absoluter Schmerzfreiheit, die auch anhaltend war. Damit konnte dieser Patientin auch eine Kortisonbehandlung über mehrere Wochen erspart werden. Bei einer anderen Patientin behandelte ich ein zerrissenes Seitenband im Sprunggelenk. Nach einem schamanischen Bodycheck stellte sich ein gezackter Riss dar. Ich legte beide Enden übereinander und vernähte sie energetisch. Nach zehn Tagen war der Fuß wieder voll belastbar, was eine erheblich schnellere Gesundung brachte.

Bei Traumen gestaltet sich nach meiner Erfahrung die Heilung etwas langfristiger. Schließlich sind Traumen zum größten Teil im menschlichen Unterbewusstsein abgespeichert und damit dem Bewusstsein nicht frei zugänglich. Ich möchte diesbezüglich über eine achtundzwanzigjährige Patientin berichten, die nach jahrelanger Kortisontherapie ihrer Neurodermitis an den Ellenbeugen und im Gesicht »therapiemüde« zu mir kam. Bereits in der ersten Sitzung konnten als Ursache der frühe Krebstod des Vaters und dessen langes Leiden zuvor benannt werden, als die Patientin fünf Jahre alt war. Nach weiteren drei Therapiesitzungen war die Haut symptomfrei abgeheilt, was auch noch nach Jahren anhält und die ehemalige Studentin in einen Beruf mit viel Publikumsverkehr brachte, was sie sich vorher nie zugetraut hätte.

Ein ähnlich gelagerter Fall ist dieser: Eine vierunddreißigjährige Patientin mit einem hochrot schuppigen Hautbild im Gesicht, am Hals und im Dekolletébereich suchte mich auf, weil trotz starker Kortisonsalben seit früher Kindheit keine Heilung eintrat. Auch die Geburt zweier Kinder brachte nicht die versprochene Besserung des Hautbildes. Nach fünf schamanischen Behandlungen war die Patientin dann so weit, um über den einmaligen sexuellen Missbrauch im siebten Lebensjahr zu sprechen, den ich als Ursache für ihre Neurodermitis gefunden hatte. Inzwischen ist diese Patientin sehr glücklich über eine pfirsichgleiche Gesichtshaut und die damit verbundene soziale Integration.

Abschließend würde ich mir wünschen, dass die schamanische Heilung von Krankheiten und Traumen noch tiefer Einzug in die klassische Schulmedizin finden würde.

Dipl.-Med. Marion Hübner, Fachärztin für Allgemeinmedizin; Akupunktur, Traditionelle Chinesische Medizin

Über die Begegnung einer Schulmedizinerin mit dem Schamanismus

Ich habe eine standardmäßige schulmedizinische Ausbildung zur Allgemeinmedizinerin absolviert und bin mittlerweile seit acht Jahren in meiner eigenen hausärztlichen Praxis tätig. Während meiner Berufsjahre habe ich erfahren, dass man Patienten in Gruppen einteilen kann. Da ist eine Gruppe, die in unserem schulmedizinischen System die Prozeduren der Diagnostik und Therapie durchläuft und mit einem einigermaßen zufriedenstellenden Ergebnis herauskommt, und es gibt eine weitere Gruppe, die ebenso wie Erstere die Prozeduren des Systems durchläuft, allerdings mit unbefriedigendem Ergebnis, subjektiv wie objektiv.

Um darzustellen, welche Defizite in der Behandlung auftauchen können, möchte ich das Beispiel von erhöhtem Blutdruck (Hypertonie) wählen. In etwa neunzig Prozent der Fälle findet man keine direkte medizinische Ursache für den erhöhten Blutdruck, man spricht dann von »essenzieller Hypertonie«. Man behandelt in diesen Fällen, um Folgeschäden an Blutgefäßen und Organen zu verhindern, das Symptom Hypertonie und verabreicht chemische Medikamente. Wenn alles gut geht, fühlt sich der so behandelte Mensch wieder wohl. In vielen Fällen ist dies aber nicht so. Dann verträgt der Patient zum Beispiel ein Medikament nicht und leidet an den Nebenwirkungen, oder die Beschwerden wie Kopfschmerzen oder Schwindel bestehen trotz Behandlung weiter fort. Dann passiert es oft, dass eine Arztmüdigkeit entsteht und der Patient auf eigene Faust handelt. Er verzichtet auf seine Medikamente, ist dann aber nicht mehr medizinisch betreut und weiß nicht, dass er sich einem hohen Risiko aussetzt, einen Schlaganfall oder Herzinfarkt zu bekommen. Ein anderes Problem kann sich durch extreme Schwankungen des Blutdrucks ergeben. Mit chemischen Medikamenten ist dann eine gute Blutdruckeinstellung teilweise nicht zu bewerkstelligen. Auch hier braucht es Alternativen.

Man muss daher als Arzt versuchen, mit dem Patienten einen für beide Seiten vertretbaren Weg zu gehen. Dazu muss man auf Nebenwirkungen und Gefühle des Patienten, wie zum Beispiel das Gefühl der »chemischen Zwangsjacke« bei der Einnahme von Betablockern, eingehen. Um sich die Compliance des Patienten zu erhalten, braucht es andere Wege. Es gibt eine breite Palette an solchen Alternativen: So kann zum Beispiel eine Psychotherapie sinnvoll sein, eine Maßnahme aus der Naturheilkunde oder aus der Traditionellen Chinesischen Medizin oder Ähnliches. Es kann aber dennoch vorkommen, dass keine einzige Maßnahme fruchtet. Dann muss man mit einem tiefer liegenden Problem rechnen.

Die Werkzeuge, um effizient mit tiefen seelischen Problemen zu arbeiten, bietet uns der Schamanismus. Dazu ein Beispiel: Einer meiner Problemfälle, eine dreiundsechzigjährige Patientin, hatte extreme Blutdruckschwankungen. Der Blutdruck stieg irgendwann so hoch und sie fühlte sich so krank, dass eine Behandlung im Krankenhaus notwendig wurde. Dort bekam sie blutdrucksenkende Mittel, welche sie weiterhin regelmäßig einzunehmen hatte. Kurze Zeit später kam sie mit starkem Schwindel in meine Sprechstunde. Der Blutdruck war jetzt viel zu niedrig, und ich setzte die Blutdruckmedikamente wieder ab. Das Spiel hätte sich unendlich oft wiederholen lassen, und die Frau wäre zur sogenannten Drehtürpatientin geworden. Als ihre Hausärztin, die die Patientin gut kennt, vermutete ich ungelöste seelische Konflikte, die zeitweise zu massivem innerlichem Druck und in der Folge zu hohem Blutdruck führten. Also schickte ich die Patientin zu einer Schamanin, die mit ihr schamanische Reisen durchführte. Hierbei wurden die seelischen

Probleme effektiv enttarnt, und die Patientin lernte, einen gesunden Umgang mit ihrer Seele zu leben. Sie führt jetzt ein deutlich entspannteres Leben und braucht keine Medikamente mehr einzunehmen. Und nicht nur der Blutdruck ist wieder normal, das gesamte Wohlbefinden ist wiederhergestellt, auch Verdauung und Schlaf haben deutlich an Qualität gewonnen.

Wenn die Seele in Harmonie lebt, dann ist der Mensch gesund. Es ist für mich sehr schön zu sehen, wenn jemand von der Wurzel her gesund ist, dann kann ich ihn nur noch auf einem guten Weg begleiten. Schulmedizin ist dann wichtig, wenn jemand unwiderruflich krank ist. Doch so weit sollte es am besten gar nicht erst kommen. Ich bin sehr dankbar, dass ich den Schamanismus bei Monnica Hackl kennenlernen durfte, denn er birgt ungeheure Schätze und verdient, wieder gelebt zu werden.

Claudia Zettelmeier, Fachärztin für Allgemeinmedizin; Naturheilverfahren, Akupunktur, Notfallmedizin

13 Schamanismus im christlichen Abendland

Ein ganz besonderes Anliegen ist mir dieses Thema. Warum wohl? Weil ich hier meine Heimat habe, in diesem unglaublich vielfältigen Haus der christlich-abendländischen Kultur, in dem es unzählige Wohnungen gibt. Das bedeutet jedoch nicht, dass ich nicht intensive Erfahrungen in anderen Kulturen machte, wie in einer neunjährigen Schulung im japanischen Zen-Buddhismus und über zwanzig Jahren im Schmelztiegel der südostasiatischen Kulturen und Religionen. All diese Erfahrungen wiesen mich letztlich darauf hin, wo meine Seele zu Hause ist. Durch die Erlebnisse im Schamanismus schoben sich die Bilder zu einem Ganzen zusammen und Seite um Seite eines geheimnisvollen Buches tat sich auf. Wir haben hier wirklich alles ganz harmonisch beisammen. Unsere Kultur ist in einem Maße von schamanischem Wissen durchdrungen, wie es die meisten kaum ahnen. Leider verblasste es im Laufe der Jahrhunderte und geriet seit der Aufklärung und mit dem Verschwinden des religiösen Interesses in Vergessenheit.

Es ist richtiggehend ein Abenteuer zu entdecken, welche schamanischen Elemente in den Kunstwerken und Riten der christlichen Kirchen als Spuren zu finden sind oder gar bis heute weiterleben. Wenn wir sie auf uns wirken lassen, tun wir nichts anderes, als unsere Neuronen neu zu programmieren, sodass heilsame Informationen zu unseren Nervenzellen fließen und dort ihre restrukturierende Arbeit tun können. Ich hoffe sehr, dass dieses Wissen, das durch Tausende von Jahren tradiert wurde und nur für die wenigen Kundigen ganz offensichtlich ist, seinen Eingang in die Herzen vieler Menschen findet. Wer es wiederentdeckt, erhält einen Grundstock an Glück und Kraft, den ich auch Ihnen wünsche. Und es liegt gewissermaßen direkt vor unserer Haustür. Dabei geht es nicht um ein Schwelgen in der Vergangenheit, sondern darum, praktikable Methoden in die Gegenwart und Zukunft hineinzutragen. Eine Sicht der Dinge, der die modernen Physiker oftmals näher stehen als so mancher Geisteswissenschaftler.

Erstaunliche Übereinstimmungen

Da der Schamanismus die älteste Form ist, in der die Menschheit mit dem Transzendenten, dem Göttlichen, Kontakt aufnimmt, haben sich auch im christlichen Brauchtum zahlreiche damit zusammenhängende Symbole bis in unsere Zeit hinein lebendig gehalten. Wer sich ernsthaft mit diesem Teil der vergleichenden Religions- und Kunstgeschichte beschäftigt, ist nicht mehr sonderlich darüber erstaunt, wie viele Ansichten und Praktiken dieser Urreligion noch bei uns angewandt werden, ohne dass der moderne Mensch sich darüber Gedanken macht. Das haben aber einige Theologen getan, die aufgrund ihrer Forschungen feststellten: Ja, wir im christlichen Abendland sind mehr von diesen uralten Riten und

Glaubensformen durchdrungen, als wir ahnen. Auf den schamanischen Gehalt christlicher Riten möchte ich hier nicht genauer eingehen, das haben berufenere Theologen schon getan.

Verständlicher, weil bildhafter, sind die Zeugnisse in der Kunst. Allein das Betreten einer romanischen, gotischen oder barocken Kirche zeigt, dass dem Christentum die Vorstellung der drei Welten des Schamanismus überhaupt nicht fremd ist, ganz im Gegenteil. So kann man auf den Altargemälden genau das sehen: eine dominante Szene in unserer Mittleren Welt, die sich tatsächlich einmal abgespielt hat; zum Beispiel die Legende aus der Vita eines Heiligen oder eine Begebenheit, von der die Bibel berichtet. Unter diesem Bildabschnitt tut sich die Untere Welt auf. Sie ist bevölkert von Verstorbenen und meist in der rechten unteren Ecke von Dämonen und Teufeln, die die Seelen, die Unrecht getan haben, in den Höllenrachen treiben. Über allem öffnet sich der strahlende Himmel der Oberen Welt, es erscheinen Engel, Heilige und Selige, nicht selten auch Gottvater selbst, die von oben die Geschicke der Menschen betrachten und segnen. Jeder aufmerksame Beobachter müsste hier innehalten und sich fragen, welche Idee hinter solchen Bildern an prominenter Stelle steht. Es ist das Konzept der drei Welten, das in unserem kollektiven Unbewussten viel fester verankert ist, als wir gemeinhin für möglich halten.

So kann man mit wachem Auge in den christlichen Kirchen noch viele andere Darstellungen und Geschichten entdecken, die aus schamanischen Vorstellungen entstanden sind. Wer wundert sich dann noch darüber, dass dort Menschen mit Tieren abgebildet sind, die es gar nicht gibt? Ein Mann, der von einem geflügelten Löwen begleitet wird, einem anderen folgt ein geflügelter Stier, dem dritten ein Adler, beim vierten steht eine Menschengestalt oder ein Engel. Der Eingeweihte erkennt, dass es sich um die vier Evangelisten handelt, die Männer, die vor 2000 Jahren das Leben und die Worte von Jesus Christus aufgeschrieben haben. Sie sind von den Tieren der Oberen Welt begleitet, die der Prophet Ezechiel etwa 600 v. Chr. in seinen Schriften beschrieben hat: Tiere der Kraft!

Auch vielen der Heiligenfiguren, die unseren Ahnen entsprechen, sind Tiere beigesellt: Korbinian und Gallus ein Bär, Martin eine Gans, Gertrud eine Ratte, Hieronymus ein Löwe, Meinrad und Oswald ein Rabe, Benno und Ulrich ein Fisch, Petrus ein Hahn, Hubertus, Ägidius und Eustachius ein Hirsch. Franziskus ist von Vögeln umgeben, denen er von Gott erzählt, und manchmal hat er den einst wilden Wolf von Gubbio zur Seite, den er zähmte, indem er mit ihm sprach. Und dann, das mächtigste aller Tiere, der Drache: Georg und Michael kämpfen mit ihm und Margarete führt ihn an ihrem Strumpfband spazieren, während die Heilige Jungfrau in ihrem Garten sitzt und sich ein Einhorn an ihre Knie schmiegt. Und rechts oben ist oftmals ein junger, bärtiger Mann dargestellt, der in einem Fluss steht, während ihm ein wilder Zausel im Fellkleid Wasser über den Kopf gießt. In den Wellen des Flusses sind deutlich die Wasserdämonen zu sehen, die offensichtlich voll Entsetzen die Flucht ergreifen, wenn Jesus von Johannes getauft wird und die Dämonen aus dem Jordan fliehen lässt. Was für eine wunderbare Welt, in der all das seinen Platz hat! Und das in einer christlichen Kirche, in der die Menschen des 21. Jahrhunderts Gottesdienste feiern, ohne zu ahnen, von welchen Wesenheiten sie umgeben sind.

Der moderne Mensch hat keinen Blick mehr dafür. Er begibt sich auf Schamanenseminare, um sein Krafttier zu entdecken, bleibt aber dabei blind für ihre Darstellungen in der abendländisch christlichen Kultur. So werden ihre uralten Schätze kaum noch beachtet. Man bemerkt auch nicht, dass es besonders in Gebieten mit einer frühen keltischen Besiedlung weitere, geradezu absonderliche Zeugnisse schamanischer Spuren gibt. Gerade bei den alten Kirchen ist es kein Zufall, an welchem Platz sie erbaut wurden. Ein besonders eindrucksvolles Beispiel dafür ist die Basilika San Clemente in Rom. Man betritt eine prächtige Kirche des 12. Jahrhunderts und steigt dann Stufe für Stufe hinab in die Vergangenheit. Denn im Keller des obersten Gebäudes befindet sich unter der Erdoberfläche eine byzantinische Kirche, die um das Jahr 380 erbaut wurde. Begibt man sich noch ein Stockwerk tiefer in die Erde hinein, landet man in einem viel älteren Heiligtum, einem unterirdischen Mithräum, das dem Gott Mithra geweiht war.

Das ist kein Einzelfall, unter mehreren katholischen Kirchen wurden Mithräen gefunden. Der alte Mithraskult war eine sehr erfolgreiche Religion, die sich von Kleinasien her kommend ins Römische Reich hinein verbreitete, zu dem auch Germanien und Gallien gehörten. Der Kult löste sich erst etwa 600 nach Christus langsam auf. Über seine Inhalte weiß man bis heute nichts, da seine Mitglieder der völligen Geheimhaltung unterworfen waren und es keine schriftlichen Zeugnisse über die Riten gibt. Die Heiligtümer waren immer unter der Erde in einer Art Höhle oder Gruft angelegt. Die Frontseite des Heiligtums zierte eine Darstellung des Gottes Mithras. Er ritt auf einem sich aufbäumenden Stier, dem er ein Messer in den Hals stieß. Der Mantel des Gottes blähte sich weit in das Bild hinein.

Weshalb erwähne ich das? Im alten Kirchlein von Thomathal im Lungau, Österreich, das sich auf einem ehemaligen Mithräum befindet, ziert ein lebhaftes Gemälde den Hauptaltar: Auf einem sich aufbäumenden Pferd mit zurückgeworfenem Kopf sitzt ein Reiter mit Lanze, dessen sich blähender roter Mantel einen großen Teil der Tafel einnimmt. Aber hier handelt es sich um einen christlichen Heiligen, den Ritter Georg. Wie sich die Bilder gleichen, das mag erstaunen. Auch eine Darstellung des Heiligen Martins, der ebenfalls auf einem Pferd reitet und einen wehenden roten Mantel trägt, hätte hier seinen Platz finden können. Die Anhänger der Mithra-Religion hätten sich unter einem solchen Kultbild wohl zu Hause gefühlt. Während einige Kritiker daraus schließen, das Christentum hätte die alten Religionen vernichtet, folge ich eher der Ansicht des indianischen Schamanen Hyemeyohst Storm. Er ist der Überzeugung, dass es genau umgekehrt ist: Das Christentum hat diese heiligen Stätten, die sich im Laufe der Zeit überlebt hatten, gewürdigt und sie bis in unsere Zeit hinein erhalten, indem es seine eigenen Kirchen darauf baute. Ich weiß, dass es gegenteilige Auffassungen gibt, und mir ist bewusst, dass es in vielen Fällen nicht so friedlich verlief, wie das hier klingen mag. Darauf werde ich noch zu sprechen kommen.

Heilige Quellen

Für diese These gibt es nun zahlreiche interessante Zeugnisse, und zwar in den nicht reformierten Gebieten Europas. Dieses Thema ergäbe reichlich Material für eine umfangreiche Forschungsarbeit, deshalb beschränke ich mich hier auf wenige Zeugnisse unserer abendländischen, schamanischen Vergangenheit. Das Christentum hat tatsächlich diese alten Kulte, die dem Untergang geweiht waren, durch die Zeiten hindurch gerettet und dadurch ihre Würde und Bedeutung erhalten. Allein im nächsten Umkreis meines Wohnortes gibt es mehrere Kirchen, die auf alten keltischen Quellheiligtümern worden errichtet sind. Und nicht nur das, die Quellen sprudeln direkt im Raum der Kirche hervor. Eine der bedeutendsten ist St. Wolfgang am Burghölzl. Die heilige Quelle befindet sich direkt unter dem Altar, ein hölzerner Deckel verschließt sie. Hebt man ihn hoch, so findet sich eine Schöpfkelle, mit der man das heilige Wasser abfüllen oder zum Augenauswaschen schöpfen kann.

Sehr eindrucksvoll in dieser Hinsicht ist auch die Kirche von Wemdingen. Schon beim Betreten fällt das leise Plätschern von Wasser auf, das von irgendwoher aus dem Raum zu kommen scheint. Folgt man dem Geräusch, so findet man direkt an der Rückwand des Altars eine marmorne Muschel, in die die Quelle hineinsprudelt. Trinkbecher und Kelle fordern die Gläubigen dazu auf, auch Gebrauch von dem heiligen Wasser zu machen. In zahlreichen anderen Kirchen befindet sich die Quelle zwar in oder unter dem Kirchenraum selbst, ist aber in der näheren Umgebung als Brunnen gefasst. So zum Beispiel in Bad St. Leonhard bei Sirnitz in Kärnten, St. Leonhard in Tamsweg und sehr beeindruckend die vierzehn gefassten

Quellen vor der Basilika in Einsiedeln in der Schweiz, um nur einige heilige Quellen zu nennen.

Ein besonders liebliches Beispiel ist die wunderschön gefasste warme Quelle, über die im 15. Jahrhundert die gotische Kirche St. Katharina in Bad Kleinkirchheim gebaut wurde. Das warme Wasser strömt direkt aus dem Felsen in den Raum der kleinen Kapelle und von dort in einem Bächlein den Hügel hinunter. Die ursprünglichen Bewohner und später auch die keltische Bevölkerung wussten nämlich, dass in jeder Quelle eine Wassernymphe wohnt, die sie verehrten und der sie Gaben brachten. Ganz im Sinne dieser und noch früherer Schamanen ist die Quelle der Heiligen Katharina immer mit Blüten, die im Wasser treiben, glitzernden Münzen und Kerzen geschmückt – und das mitten in Europa und mitten in unserer Zeit.

Auch die orthodoxen Christen der griechischen Kirche verehren ihre »schamanischen« Quellnymphen, obwohl sie sich sicher gegen diese Feststellung wehren würden. Noch dazu bezeichnet das aus dem Griechischen kommende Wort »Nymphe« eine Braut. Wer je im schamanischen Bewusstseinszustand eine solche Nymphe wahrgenommen hat, weiß, dass sie tatsächlich wie eine verschleierte Braut aussieht: Lange helle Haare umhüllen wie ein zarter Schleier ihren Körper.

In Istanbul, dem alten Byzanz, steht ein kleines Kloster, das der Zoodochi Pygi, der lebensspendenden Quelle – ein Beiname der Gottesmutter Maria – geweiht ist. Mitten in der Kirche schwimmen in einem marmornen Bassin muntere Goldkarpfen in der heiligen Quelle, aus der die Gläubigen trinken. Ein ähnliches Bild zeigt sich in der Blachernen Kirche in derselben Stadt: mitten in der Kirche eine Quelle. Wie arm mutet es dagegen doch an, dass der Schweizer Reformator Zwingli den Schwefelbrunnen vor der Wasserkirche in Zürich zuschütten ließ, in dessen heilkräftigem Wasser die Menschen ihre schmerzenden Glieder wuschen. Solche magischen Bräuche wurden damals als Aberglaube gebrandmarkt. Sicher, sie sangen lustige Lieder dabei, aber das ist nun einmal so, wie jeder Schamane weiß: Quellnymphen lieben Lieder, Musik und glänzende Gegenstände, daher ist es für sie das schönste Geschenk etwas vorgesungen und Münzen, Ringe, Spiegel dargebracht zu bekommen. Gerade ihre Vorlieben für glänzende Gegenstände zeigen auch die antiken Funde derartiger Weihegaben, wie sie zum Beispiel in den Quellen von Moritzing bei Bozen, Italien, gemacht wurden. Aber auch heute noch haben Menschen, in deren Bewusstsein sicherlich keine Feen oder Nymphen zu finden sind, einen unwiderstehlichen Drang, in einen Brunnen oder eine besondere Quelle ein paar glänzende Münzen zu werfen. Anscheinend hören sie ganz unbewusst die Bitte der Quellnymphen um ein glänzendes Geschenk. Das bekannteste Beispiel dafür ist sicherlich die Fontana di Trevi in Rom, in die die Touristen ganz selbstverständlich ihre Münzen werfen, um einen Wunsch erfüllt zu bekommen.

Steinheiligtümer

Wer jemals Israel und seine heiligen Stätten besucht hat, macht eine seltsame Entdeckung: Es ist wie kein anderes ein Land der heiligen Steine. Schon allein die Stadt Jerusalem ist ein einziges Steinheiligtum, und das schon seit langer, langer Zeit. Ein Blick auf das alte Kidrontal, das die Stadt mit dem Ölberg verbindet, zeigt eine Welt aus Steinen, Gräbern und Felsen, die einen magischen Sog auf den Betrachter ausüben. Selbst der unsensibelste Besucher spürt, dass sich ihm zwischen diesen Steinen eine uralte Energie und Kraft mitteilt, die wir nicht mehr zu deuten wissen. Und dennoch werden wir von ihr berührt. Die Schamanen sprechen davon, dass die Steine als Allererste auf dieser Welt waren und haben damit evolutionsgeschichtlich sicherlich recht. Steine haben alles miterlebt, was sich in Milliarden von Jahren im gesamten Kosmos abspielte, schon lange bevor andere Lebewesen und der Mensch die Erde betraten. Ich fand einmal einen Stein, auf dem ein Saurier vor Urzeiten den Abdruck seiner drei Zehen hinterlassen hat. Wenn ich ihn betrachte, denke ich, dass die Schamanen schon recht haben: Die Steine besitzen in der Tat das älteste Wissen der Welt! Sie kannten diese Urtiere, sie kannten die ersten Pflanzen und nach langer, langer Zeit erlebten sie, wie die ersten Menschen die Erde besiedelten.

Auf dem Tempelberg in Jerusalem befindet sich der große Felsendom, das älteste Bauwerk des Islams. Die gewaltige Moschee steht auf der Kuppe eines Felsen, genau an der Stelle, an der Abraham seinen Sohn Isaak auf einem Stein opfern wollte und von der aus, Jahrhunderte später, der Prophet Mohammed seine Himmelsreise antrat. In nächster Nähe des Felsendoms befindet sich die Klagemauer, die einzige Mauer, die von Salomos Tempel nach der Zerstörung von Jerusalem im Jahr 70 nach Christus übrig geblieben war. Der Platz vor der Mauer ist immer bevölkert, gläubige Juden drängen sich auf ihm, sie sind in ihre Gebete vertieft und stecken kleine Zettel mit ihren Anliegen in die Ritzen zwischen den Steinen.

Nie sah ich so viele Menschen Steine verehren wie in Israel. Die Juden finden an der Klagemauer einen intensiven Kontakt zu ihrem Gott, die Moslems im Felsendom. Und die Christen? Ihre beeindruckenden heiligen Stätten in diesem Land haben trotz aller Verschiedenheit eine Gemeinsamkeit: Mitten im Heiligtum wächst rohes Felsgestein aus dem Boden heraus und nimmt eine prominente Stelle in der Kirche ein. In der Grabeskirche ist der düstere Fels zu sehen, an dem das Kreuz stand, der rote Stein, auf dem Christi Leichnam gesalbt wurde, und die Höhle, in der er begraben wurde. Die Kirche wurde nämlich genau über diesen Stätten erbaut. Dort kann man orthodoxe Gläubige beobachten, die in archaische Rituale vertieft sind: Sie legen weiße Taschentücher oder Savanos (Laken, in die ein Leichnam gehüllt wird) auf die heiligen Steine, damit sich deren starke Energie auf die Stoffe überträgt. Diese werden dann mit nach Hause genommen, als Kraftobjekte bei sich getragen oder verschenkt. Auch in der zauberhaften Brotvermehrungskirche von Tabgha ist unter dem Altartisch der rohe Fels zu sehen. Im Garten Gethsemane auf dem Ölberg nimmt ein gewachsenes Felsplateau eine große Fläche der Kirche ein. Direkt am Ufer des Sees Genezareth liegt die kleine Petruskirche, und mitten durch das Kirchenschiff wächst eine natürliche Felserhebung aus dunklem Stein, der sich wie eine geschwollene Ader durch den Raum zieht. Da das griechische *petros* »Fels« bedeutet, ist das hier besonders stimmig. Das Felsenkliff zieht sich durch das Fundament in den See hinein, die Wellen des Sees plätschern an die Mauer der Kirche, und so sind hier zwei Elemente, Stein und Wasser, aufs Engste verbunden. Nicht zuletzt möchte ich den Lithostrathos erwähnen, den über zweitausend

Jahre alten riesigen rotbraunen Steinquader der Gerichts-
stelle, an der Jesus verurteilt wurde.

Die Energie der Steine

All diese Steinheiligtümer in Israel haben eine erstaunlich mächtige Ausstrahlung. Ich wundere mich nicht
darüber, dass Menschen weinen müssen, wenn sie mit
der Energie dieser starken Steine in Berührung kommen.
Teils weil sie von deren Ausstrahlung und der damit verbundenen Geschichte ergriffen sind und teils weil sie
Schönheit und ein Gefühl der Ehrfurcht spüren, wie es
alle mit besonderen Energien aufgeladenen, geheimnisvollen Steine vermitteln. Das zu spüren macht einfach
glücklich. Eine ganz kostbare und heilsame Kraft entsteht
vor allem dadurch, dass dort seit über zweitausend Jahren Menschen ununterbrochen in intensive Gebete und
hingebungsvolle Riten vertieft waren und sind. Nicht
nur, dass die Steinwesen wie gesagt das älteste Wissen der
Welt besitzen, hier kommen noch die Elemente einer besonderen geschichtlichen Erfahrung und die kontinuier-
liche Aufladung durch heilige Handlungen dazu.

Aber nicht nur in Israel sind uralte Steinheiligtümer
und auch sogenannte Schlupfsteine in christliche Kirchen integriert. Schlupfsteine sind große, künstlich bear-
beitete Steine, in deren Mitte ein rundes Loch geschlagen
ist. Aber auch natürlich gewachsene Felsformationen, die
eine Öffnung haben, gerade so breit, dass sich ein Mensch
hindurchzwängen kann, zählen dazu. Diese Steine stehen seit Jahrtausenden in vielen Gegenden aufrecht und
einsam in der Landschaft. Sehr beeindruckende Mono-
lithe kann man in der Bretagne oder in Cornwall, bei-

spielsweise den berühmten Men an Tol, oder in Klobenstein bei Kössen sehen. Das Alter des damit verbundenen speziellen Steinkultes wird auf etwa viertausend Jahre geschätzt. Kranke Menschen, Frauen mit einem unerfüllten Kinderwunsch oder kleine Kinder wurden durch die Öffnungen im Stein geschoben. Man glaubte, dass dadurch schädliche oder krank machende Anhaftungen gleichsam am Stein kleben bleiben und abgestreift würden oder dass die Fruchtbarkeit erhöht würde.

Um die alten Traditionen fortzuführen, wurden um kleinere Schlupfsteine herum Kirchen gebaut. In St. Wolfgang in Oberbayern befindet sich, ebenfalls mitten im heiligen Raum und deutlich sichtbar für alle, ein uralter Schlupfstein. Hier ist schön zu sehen, wie die Tradition der prähistorischen Schamanen durch christliche Kulte bewahrt wurde. Noch heute winden sich – allerdings nur sehr schlanke Menschen – durch diesen Stein. Es wird berichtet, dass nach dreimaligem Durchkriechen Schmerzen verschwinden würden. Allerdings, so könnte man spötteln, gelingt das sowieso nur Personen, die keine Schmerzen haben und sehr gelenkig sind. Im Rahmen des neuen Interesses an der Natur, an altem Wissen und der Sehnsucht nach Ritualen, werden diese Orte lebhaft besucht und »gebraucht«. St. Wolfgang bietet nicht nur einen heiligen Stein, denn auch im Eingangsbereich findet sich ein natürlich gewachsenes rötliches Felsband mit rundlichen Ausbuchtungen. Die Besucher platzieren ihre schmerzenden Gelenke an den Händen oder die Knie hinein und warten auf die ausströmende Kraft, die sie heilen soll.

In Klobenstein bei Kössen sind zwei gewaltige, meterhohe Felsen zu sehen, die einen engen Spalt freilassen, durch den die Menschen auch heute noch schlüpfen, um sich von Verwünschungen, Flüchen und körperlichen Beschwerden zu befreien. Wer die dazugehörige in den Fels gehauene Maria-Hilf-Kapelle betreten möchte, muss sich zuerst durch diesen engen Gang zwängen, um frei von Belastungen zu sein. Doch dieser besondere Platz ist noch in anderer Hinsicht, nämlich als vorgeschichtliche Kultstätte, bedeutsam. Drei Elemente treffen hier zusammen, die ein ungewöhnliches Heiligtum kennzeichnen: als Erstes das beeindruckende, natürliche Felsenmonument, dann die bedeutungsvollen drei Kapellen, die daneben errichtet wurden, und eine heilige Quelle, die hier entspringt und heute gefasst zu sehen ist. Wahrlich ein uralter heiliger Platz, den ursprünglich die prähistorische und heute die katholische Bevölkerung ununterbrochen verehrt.

Weniger beeindruckend durch ihre Form und daher sehr viel weniger auffällig sind die künstlich geschaffenen Schlupfsteine in christlichen Kirchen. Auch sie führen den traditionellen Glauben unserer Vorfahren fort, dass Krankheiten und negative Energien wie Verfluchungen und Verhexungen an Steinen mit besonderer Kraft abgestreift werden können. Solche Stätten befinden sich zum Beispiel im Kaiserdom zu Aachen, direkt unter dem marmornen Karlsthron, auf dem Michelsberg in Bamberg am Grab des Bischofs Otto oder in Gurk unter dem Grab der Äbtissin Hemma. Trotz ihrer baulich konstruierten Schlupfkammern zeigen sie dieselbe Wirkung wie ihre natürlich vorkommenden Gegenstücke und integrieren den uralten Glauben des Abstreifens von Schaden beim Durchgang durch heilige Steine mitten in christliche Kirchen hinein.

Diese Steine hatten oft eine so beeindruckende Größe, dass eine Überbauung und Integration in ein Gebäude nicht möglich war. Die Erbauer der Sacra di San Michele im Piemont fanden im 10. Jahrhundert einen sehr originellen Weg, einen unseren Ahnen heiligen Berg christlich zu ummanteln. Sie errichteten spiralförmig rund um die Kuppe des Berges herum eine unglaublich imposante Basilika. Die tatsächliche Spitze des höchsten Felsens durchbricht an einer Stelle den Marmorboden des Kirchenraums. Aus der Entfernung heraus nimmt sich das Bauwerk wie ein natürlicher Gipfel aus, der die gebirgige Eingangspforte in das Susatal bildet. Erst allmählich bemerkt der Pilger, dass er sich einer uralten, nun christianisierten Sakralstätte nähert.

Erdheiligtümer und Labyrinthe

Neben diesen Tempeln der Elemente gibt es Erdheiligtümer, die aufgrund von Legenden entstanden sind, in denen geweihte Opfergaben auf den Erdboden fielen. An dieser dadurch gesegneten Stelle wurden Kirchen oder Kapellen errichtet, die von solchen Vorgängen erzählen. Bei den meisten ist die heilige Stelle am Boden gekennzeichnet. Geomanten können dort tatsächlich eine ganz besondere energetische Kraftabstrahlung entdecken und messen. Zu den Erdheiligtümern, die in christliche Sakralbauten integriert wurden, gehören auch diejenigen mit den von Esoterikern so geschätzten Labyrinthen.

Das Labyrinth ist eines der ältesten Symbole der Welt, es findet sich schon auf Tonscherben und Steinen der Vorgeschichte in beinahe allen alten Kulturen. Es gibt kaum Menschen, die nicht von diesem rätselhaften Objekt fasziniert sind. Wenn man seinem Wegesystem folgt, wird man in kreisförmigen oder rechteckigen Linien auf einem verschlungenen Pfad ganz nah zur Mitte, dann weit nach außen geführt und von dort direkt in den Mittelpunkt hinein.

Nicht zu verwechseln ist es mit dem Irrgarten, dem englischen Maze. Ein Maze hat einen ganz anderen Charakter. Seine Irrpfade, die meist von dichten, exakt geschnittenen Buchenhecken umgeben sind, sind nicht auf einen Mittelpunkt ausgerichtet und wurden eher zu vergnüglichen Spielen genutzt. Sagenumwoben und geheimnisvoll sind dagegen die Geschichten der Labyrinthe, deren Anlagen bis heute in der ganzen Welt zu finden sind. Am bekanntesten ist das Labyrinth in Knossos auf der Insel Kreta. Die Sage des wilden Minotaurus, eines Mischwesens zwischen Stier und Mensch, das in diesem Labyrinth lebte, erzählt von grausamen Dingen. Alle neun Jahre erwartete das Ungeheuer als Opfergabe sieben Jünglinge und Jungfrauen, die es dann verspeiste. Um diesem grausamen Tribut ein Ende zu bereiten, wagte sich der Held Theseus in das Labyrinth von Knossos hinein. Die Königstochter Ariadne gab ihm einen roten Faden, mit dessen Hilfe er nach dem Sieg über das Ungeheuer den Rückweg aus dem Labyrinth finden konnte.

Berühmte Labyrinthe befinden sich auch in den großen Kathedralen Frankreichs, das bekannteste davon ist sicher in Chartres. Auch in der Mitte der Kathedrale von Amiens ist ein riesiges, sehr eindrucksvolles Labyrinth zu sehen. Besonders interessant ist, dass um dieses herum der ganze Kirchenboden mit Labyrinthen der verschiedensten Formen ausgelegt ist, was ein geradezu fantastisches Bild ergibt. Weitere Kirchen mit Bodenlabyrinthen sind San Vitale in Ravenna und St. Severin in Köln. Das große Labyrinth in Reims wurde, wie auch viele andere, in der Neuzeit herausgerissen: Die Domherren fühlten sich gestört, weil die Kinder darauf herumhüpften und Ball spielten. Dabei wird von San Vitale in Ravenna berichtet, dass selbst die Priester an bestimmten Festtagen während des Gottesdienstes auf dem Labyrinth tanzten und ein heiliges, symbolhaftes Ballspiel vollführten. Dieser geheimnisvoll anmutende Tanz auf dem Labyrinth imitierte zu allen Zeiten das Mysterium des menschlichen Lebens, seine Suche nach dem Sinn und schließlich seinen Übergang in die letzte Freiheit. Im Christentum kam eine neue Bedeutung hinzu: der Schritt in die Auferstehung, in die Erkenntnis Gottes und das ewige Leben hinein.

Auf die Menschen der Neuzeit übt das lange vergessene Geheimnis der Labyrinthe eine unwiderstehliche Anziehung aus. So wurde 2003 im österreichischen Kloster Gurk im Park des Anwesens ein traumhaft schönes Labyrinth vom gotischen Typ angelegt, das zur Selbsterkenntnis anregt und von den Besuchern meditativ begangen wird. Aber das ist kein Einzelfall. Wer sich die entsprechenden Seiten über Labyrinthe im Internet aufruft, wird erstaunt sein, welche Fülle an Neuschöpfungen es an weltlichen und geistlichen Stätten gibt. Selbst wenn manche Orte, wie zum Beispiel ein Parkplatz, dafür wenig geeignet scheinen, zeigt es doch, wie wichtig es dem modernen Menschen ist, sich symbolhaft auf die ewigen Geheimnisse einzulassen.

Diese Baulichkeiten, die ich hier kurz geschildert habe, haben eines gemeinsam: Sie nehmen urzeitliche oder keltische Kultstätten in ihre christlichen heiligen Räume auf und stellen sie damit unter kirchlichen Schutz. So konnte ihre Verehrung – unter dem Namen der christlichen Patrone und Heiligen – weitergeführt werden. Die neue Religion war sich nicht zu schade, sich durch diese alten Traditionen bereichern zu lassen. Das hing natürlich immer von auch von der jeweils herrschenden kirchlichen Obrigkeit ab.

Eine schwere Last

Denn die Geschichte des Christentums erzählt auch von gewissenlosen Verbrechern, von Fanatikern und Eiferern, die sich zwar Christen nannten, aber »contra novum testamentum«, also gegen das Neue Testament und damit diametral gegen die Lehre der Gottes- und Menschenliebe handelten. Während Papst Gregor der Große im 6. Jahrhundert noch empfahl, heidnische Heiligtümer zu erhalten, damit die Bevölkerung an vertraute Orte zurückkehren konnte, die in christliche Kultstätten umgewandelt waren, verhielt sich Kaiser Karl der Kahle ganz anders. Er erklärte zweihundert Jahre später zum Gesetz, nicht christliche Heiligtümer völlig zu zerstören, was einen unwiederbringlichen Verlust darstellte.

Letztlich – mit dem Blick auf die gesamte Weltgeschichte – wurden über Tausende von Jahren hinweg ganze Völker mit ihren Kulten und Göttern von jeweils Stärkeren überwältigt, in vielen Fällen auch ausgelöscht und vernichtet, alles im Namen der Religion des Siegers. Auch das gehört zum schwierigen Thema der menschlichen Entwicklung und Evolution. Erst in der neueren Zeit änderte sich das, aber noch längst nicht allerorten. Wir haben in Deutschland das große Glück, seit fast siebzig Jahren in Frieden zu leben. Das war früher eine paradiesische Vorstellung, denn man hatte über die Jahrtausende hinweg ein ganz anderes Bild von der Welt und dem Menschen. Will man korrekt sein, ist es auch nicht richtig, geschichtliche Epochen, die viele hundert Jahre zurückliegen, nach unserem heutigen Stand der Ethik oder der modernen Rechtsauffassung zu beurteilen. Dass ein Teil dieser weltweiten Zerstörung ausgerechnet von Christen, die der unabdingbaren Liebe zu Gott und den Menschen verpflichtet sind, geschah, ist eine bittere Last, die uns heute noch beschwert.

Schamanische Elemente im Christentum

Anlässlich eines Seminars, das ich in Kärnten über schamanische Themen hielt, machte ich mit den Teilnehmern eine Exkursion zum Kloster Gurk. Dort konnte ich ihnen eine dreifache Besonderheit zeigen. Der erste Teil passte gut zum Thema meines Kurses, es war das berühmte Samsonrelief aus der Zeit der frühen Romanik: Der Riese Samson bezwingt einen Löwen, seine Locken wehen um den Kopf des jungen Mannes, der dem Tier mit beiden Händen das Maul aufreißt. Zwei Tauben fliehen, befreit von den Zähnen des Ungeheuers. Diese Darstellung kennt auch noch eine andere Symbolik: Hier öffnet Christus den Höllenrachen und bezwingt damit das Untier; die Tauben stellen die befreiten gefangenen Seelen dar, die der Böse in seinem Maul gefangen hielt. Dieses Bild entspricht einer geläufigen Erfahrung, die der schamanisch Reisende macht. Verlorene Seelenanteile werden nämlich oft in der Gewalt einer unheimlichen Wesenheit wahrgenommen, die tierische oder menschliche Züge annehmen kann. Wenn sie menschliche Züge trägt, handelt es sich der schamanischen Tradition nach um eine konkrete Person in der näheren Umgebung des Patienten, die er sehr wohl kennt. Hat der Seelendieb eher eine tierische Gestalt, sind damit schädliche energetische Belastungen der Seele oder das Böse schlechthin gemeint. Daher sind auf vielen mittelalterlichen Gemälden oder Plastiken diese Kräfte in der Gestalt eines Tieres wie Löwe oder Drache oder eines riesigen Fisches mit offenem Rachen dargestellt.

Die Seminarteilnehmer zeigten sich sehr beeindruckt davon, wie wenig sich diese Handlungen, die im Jahre 1200 dargestellt wurden, von ihren eigenen schamanischen Erfahrungen, die sie gerade erst während des Seminars gemacht hatten, unterschieden. Ich bin überzeugt, dass die damaligen Künstler in genau dieselben Welten reisten, wie wir es heute noch tun können. Und nicht nur die Künstler, auch die Menschen dieser Zeit verstanden, was mit diesen Bildern gemeint war. Dieses Wissen muss so selbstverständlich gewesen sein, dass es mitten in den christlichen Kirchen dargestellt werden konnte, ohne dass jemand daran Anstoß nahm, denn es war tief im Bewusstsein der Menschen verankert. Sie waren an denselben Orten und trafen dieselben Wesenheiten, zu denen auch wir Zugang haben, wenn wir uns auf den Weg machen, in diese Wirklichkeiten einzudringen.

Die zweite Besonderheit in Gurk, die auf schamanische Wurzeln schließen lässt, befindet sich in der maurisch anmutenden Krypta mit den sechsundneunzig zierlichen Säulen direkt unter dem Grab der Erbauerin und Äbtissin Hemma. Der marmorne Sarkophag wird von drei archaischen Köpfen, denen einer Frau und zweier Männer, gestützt. Vor tausend Jahren krochen Frauen mit Kinderwunsch oder Menschen, die sich von Schmerzen befreien wollten, unter der Grabplatte durch, um schädliche und krank machende Energien an diesen heiligen Steinen gleichsam abzustreifen. Um 1721 schaffte der Bischof diesen alten Brauch ab, indem er den Sarkophag bis zum Boden hin mit Marmor verkleidete. Erst nach weiteren zweihundert Jahren wurde diese Verkleidung abgetragen, sodass Hemmas Grab wieder als archaischer Heilstein, ganz in der Tradition der Schlupfsteine benutzt werden kann. Allerdings ist der Boden heute so weit aufzementiert, dass nur sehr schmale und schlanke Personen oder Kinder das auch tatsächlich können.

Direkt neben dieser Attraktion steht ein anderes uraltes Steinobjekt, das aber nicht von jedem bemerkt wird: der sogenannte Hemmastein. Der Legende nach soll die Gräfin Hemma auf diesem sesselartig geformten Stein sitzend den Lohn an die Bauarbeiter ihres Klosters verteilt haben. Die Form des Steines entspricht der eines sehr grob behauenen Stuhles. Er steht ganz unauffällig in einer dunklen Ecke. Auch heute noch sieht man wissende Besucher dieses Ortes, die sich auf diesen Stein setzen. Meist sind ihre Augen dabei geschlossen und sie wirken völlig in sich gekehrt, denn ihre ganze Aufmerksamkeit ist vom Gedanken an einen Wunsch gefesselt. Man erzählt die Legende, dass jeder vernünftige oder fromme Wunsch auf diesem Stein erfüllt wird. So findet man in dieser vor über tausend Jahren entstandenen Kirche gleich drei Zeichen, die auf eine lebendige schamanische Tradition hinweisen.

Ein besonderes Erlebnis war für mich eine Darstellung,

die ich am Portal der Wallfahrtskirche Saint Martin im Dorf Candes-Saint-Martin an der Loire fand. Das Eingangsportal in der Vorhalle ist mit zahlreichen steinernen Figuren von Heiligen geschmückt, wie man sie von vielen romanischen oder gotischen Sakralbauten her kennt. Aber zu ihren Füßen liegt ein ganz besonderer Fries: Während rechts die Köpfe von rätselhaften Königen und Königinnen in einem ewigen, schweigenden Gespräch miteinander versunken scheinen, werden auf der linken Seite die Tiere des Bösen dargestellt. Gelbrandkäfer, Wanzen, Tausendfüßler und unnennbare dunkle Tierwesen, die alle von den Füßen der Heiligen in Schach gehalten werden, damit sie an dem ihnen zustehenden Platz, in der Unteren Welt bleiben und nicht nach oben aufsteigen können, um den Menschen zu schaden. Jeder, der je eine schamanische Heilarbeit für einen Patienten gemacht hat, der von Missgunst und Neid anderer Menschen angegriffen wurde, kennt derartige Seinsformen. Sie symbolisieren die negativen Energien, die mit voller Absicht auf andere Personen gerichtet werden, um ihnen zu schaden. Es kostet viel Zeit und Anstrengung, jemanden, der von derartigen Parasiten befallen ist, wieder in einen unbelasteten Seinszustand zu bringen. Die Tiere des Bösen werden aber noch aus einem anderen Grund an den Fassaden und Portalen der alten Kirchen dargestellt. Sie sollen nämlich genau diese Wesenheiten davon abhalten, in den heiligen Raum einzudringen, und präsentieren ihnen deshalb ihr scheußliches und abschreckendes Abbild wie in einem Spiegel. Wenn diese Tiere sich selbst in diesem Spiegel sehen, würden sie voller Entsetzen das Weite suchen, so hoffte man.

Drachen und andere Untiere

Unter den Tieren des Bösen nimmt der Drache eine ganz besondere Stellung in vielen alten Kirchen ein. Die Symbolik eines rätselhaften Kampfes mit dem Drachen ist vor allem in romanischen Sakralbauten zu sehen. Stellvertretend für alle möchte ich zu diesem Thema drei derartige Darstellungen aus Süddeutschland herausgreifen.

Im Dämmerlicht der Krypta des Doms zu Freising sind an der berühmten Bestiensäule sehr ungewöhnliche Szenen zu sehen, die eine Säule umwinden. Lange Zeit wurden die dargestellten Bilder und das unterirdische Bauwerk selbst missdeutet, so hielt man sie zunächst für die Tempelsäule eines heidnischen Heiligtums. Später glaubte man, in den Fabelwesen germanische Sagengestalten zu erkennen. In der neueren Zeit entdeckte man, dass dieses rätselhafte Kunstwerk von Westen nach Osten gelesen werden muss, denn die westliche Himmelsrichtung zeigt den Untergang der Sonne und die dunklen Welten, den Tod, das Finstere und Böse an: Auf dieser Seite der Säule verschlingen zwei geflügelte Krokodile mit gewundenen Schwänzen zwei Männer, die mit Schwertern und Schilden bewaffnet sind. Einer von beiden steckt schon halb im Rachen des Krokodils, ein dritter stößt dem Untier sein Schwert in den Rachen. Ein weiteres drachenähnliches Tier verschlingt einen Hund. Vereinfacht erzählt symbolisiert der westliche Teil der Säule die Tiere des Bösen, die dunklen Mächte, die die menschliche Seele vernichten wollen. Umrundet man die Säule nach Osten, in Richtung des aufgehenden Sonnenlichts, zeigt sich im Bereich des Himmels das archaische Brustbild einer Frau mit einer Blume, der die Ungeheuer nichts anhaben können. Auf ihrer Brust befindet sich ein pflanzliches Gebilde, das sowohl als Blüte als auch als Lebensbaum gedeutet werden kann. Sie lächelt und hat eine tröstliche Ausstrahlung. Wer sie im Osten erblickt, scheint gerettet. Die genaue Symbolik dieser himmlischen Frau kennt man nicht, sie könnte aber die Verbindung zur Oberen Welt, zu Gott darstellen. Unberührt von dem schrecklichen Geschehen unter ihr blickt sie in Richtung der aufgehenden Sonne und harrt auf die Erlösung. Auf Christus?

Dem Neiddrachen, dem Bösen im Menschen, begegnet ein Schamane während seiner Heilarbeit nicht selten. Im kollektiven Unbewussten der abendländischen Kultur scheint er eine Erscheinungsform abgründiger Gefühle zu sein. Wie er zu zähmen ist, erfuhr ich während einer schamanischen Reise zu meinem Lehrer in der Oberen Welt. Ich hatte eine drachenartige Gestalt an einem Patienten gesehen, der sich von einem Kollegen überaus bedrängt fühlte. Falls es stimmte, was er mir erzählte, wurde er in schlimmster Form entwürdigt und gemobbt. Da ich damals noch nicht wusste, wie ich mit dieser Energie umzugehen hatte, fragte ich nach. Mein Lehrer zeigte mir Folgendes: Ich solle während meiner schamanischen Reise mit dem Fuß auf den Kopf des Drachen treten und ihm einen Knoten in seinen Schwanz machen. Während der Arbeit für meinen Patienten war Ersteres ein Kinderspiel, der Knoten im Schwanz erwies sich als eine viel mühsamere Arbeit! Doch der Erfolg gab dieser seltsamen schamanischen Handlung im Nachhinein recht: Mein Patient fühlte sich nach der Sitzung wie befreit und sein aggressiver Kollege wurde im Lauf der nächsten Tage merklich freundlicher, sodass mein Patient seine Arbeitsstelle behalten konnte. Wie groß war mein Erstaunen, als ich einige Monate später das romanische Portal der großen Kirche zu Isen betrachtete: Mitten im Tympanon saß Christus, der einen Fuß auf den Kopf des Drachens gestellt und einen Knoten in seinen Schwanz gemacht hatte!

Auch in Straubing in Niederbayern findet sich eine ähnliche Darstellung an einem ganz verwunschenen und mystischen Ort, dem alten Petersfriedhof. Dort steht hoch über der Donau auf einem Hügel die romanische Basilika St. Peter. Das ganze Areal ist von einer Mauer umschlossen, die es von der Außenwelt, und wie es scheint auch der gegenwärtigen Zeit, abschließt und es schützt. Die verwitterten, mit Efeu überwucherten Grabsteine und die drei alten Kirchen, die sich in diesem Geviert befinden, strahlen eine geheimnisvolle Stimmung aus, der sich kaum jemand entziehen kann. Über dem westlichen Portal ist im Tympanon eine Szene zu sehen, die uns bekannt vorkommen wird: Ein Ritter in voller Rüstung kämpft mit einem drachenartigen Wesen, um einen anderen Mann zu retten. Das Ungeheuer hat seinen Gefährten schon fast verschlungen, nur sein Kopf ist noch im Rachen der Bestie zu sehen. Der Ritter hat sein Schwert erhoben, um den Drachen zu töten. So im Kampf erstarrt erzählt er uns seit Tausend Jahren dieselbe Geschichte wie die Bestiensäule in Freising. Im Westen, der Himmelsrichtung der Finsternis, versuchen die dunklen Mächte den Menschen zu überwältigen. Aber wie bei dem Samsonrelief in Gurk, auf dem die Seelen aus dem Rachen des Ungeheuers befreit werden, ist auch hier die Rettung nicht fern. Der Ritter, der wiederum Christus symbolisiert, hat sein Schwert schon erhoben, um den Drachen zu töten und sein Opfer zu befreien. Am Südportal der gleichen Basilika entdeckt man zwei andere Tierwesen, zur Linken versucht ein geflügelter Drache mit Fischschwanz einen Löwen anzugreifen und nach ihm zu schnappen. Der Löwe zur Rechten blickt souverän und ungerührt vom schleimigen Angriff auf den Betrachter herab. Er hat seine rechte Tatze erhoben und hält den Drachen in Schach. Auch hier verstanden die Menschen der Romanik die Zeichen: Es gibt eine Hoffnung bei allem Bösen in der Welt. Der Löwe, der König der Tiere, kann die dunklen Kräfte von uns fernhalten. Vielleicht waren die christlichen Kirchen den schamanischen Welten damals vertrauter und näher, als sie es heute sind und sein wollen.

Auf meinen Seminaren erlebe ich immer wieder, wie fasziniert die Teilnehmer sind, wenn ich ihnen solche Darstellungen im Hinblick auf die schamanische Sicht der Welten erkläre. So fremd und unbedeutend erscheinen uns heute diese Bilder, die damals mühelos verstanden wurden. Aber vielleicht glimmt irgendwo in unserem kollektiven Unbewussten noch ein kleiner Funke dieses Verstehens. Im Theaterstück »Undine« von Jean Anouilh weiß die Nixe Undine, dass sie die Erinnerung an die glückliche Zeit mit ihrem geliebten Mann Hans verlieren wird, wenn sie aus der Menschenwelt wieder in die Wasserwelt zurückkehren muss. Daher lehrt sie ihren Körper, die Zahl der Stufen zu ihrem Haus oder den Schlag der Glocke einzuspeichern, damit wenigstens ihr Körper etwas von dieser Zeit mit sich trägt. In ähnlichem Sinne hoffe ich, dass auch in unseren Gehirnen noch die Chiffren an dieses Verstehen eingespeichert sind, denn es ist eine große Bereicherung für unsere Seele, wenn wir Zugang zu diesen fernen Welten finden könnten.

Christliche Schamanen

Wie eigenartig es doch anmutet, von christlichen Schamanen zu sprechen! Mit dem Begriff »Schamane« sind viel zu sehr die Bilder der ethnischen Zauberer und Medizinmänner verbunden, als dass wir diese Bezeichnung mit der christlich abendländischen Kultur in Verbindung bringen würden. Und so ganz richtig passt dieser Titel auch nicht zu den Personen, über die ich hier schreiben möchte. Da gibt es ganz andere Begriffe wie Mystiker, Eremiten oder Propheten, die beim Leser auf weniger Widerstand stoßen. Und doch gibt es Menschen, auf die diese Bezeichnung zutreffen mag. So möchte ich mit dem Folgenden einfach weiter anregen, die entsprechenden Zusammenhänge zu überdenken.

Marguerite Porete

Vor über zwanzig Jahren bekam ich das Buch einer Französin in die Hände, das sich »Spiegel der einfachen Seelen« nannte. Als ich es las, war ich in vielerlei Hinsicht wie elektrisiert. Zum einen, weil die Autorin sich darin mit einer unglaublichen und zugleich heiteren Radikalität von allen Täuschungen, Werten und Vorurteilen befreite. Frei soll die Seele sein, den direkten Weg zu Gott einschlagen, um ihn ganz ohne jeden menschlichen Vermittler zu erfahren. Das war ein Text, der dem Zen-Buddhismus aus der Seele gesprochen hätte, wäre er damals schon bekannt gewesen!

Kein Wunder, dass diese Frau zur damaligen Zeit Probleme mit der kirchlichen Obrigkeit bekam. Die Autorin, Marguerite Porete, lebte zwischen 1260 und 1310 in

Frankreich und war eine ganz außergewöhnliche Persönlichkeit. In ihrem Buch beschreibt sie, wie sich die Seele von allen Abhängigkeiten lösen und befreien kann. Sie war ungewöhnlich gebildet, auch in theologischer Hinsicht, und hatte sich der Beginengemeinschaft angeschlossen. Das war ein zeitweiliger Verbund von meist jungen Frauen, die zwar ein religiöses Leben führten, deren Bildung aber weit über dem Durchschnitt der mittelalterlichen Frauen lag. Sie widmeten sich den Werken der Barmherzigkeit, dem Studium und der Lehrtätigkeit.

Was mich so faszinierte, war eine Textstelle, in der sie schilderte, wie sie während einer ihrer Visionen zu einer großen Zeder gelangte und vom Mark der Zeder aß. Als ich ihre Schilderung der Trancereise las, musste ich das Buch ergriffen aus der Hand legen: Einige Wochen zuvor hatte ich eine schamanische Reise zur Weltenzeder unternommen, deren Stamm von der Unteren Welt bis in die Himmelswelt hineinreichte. Als ich den mächtigen Stamm bewunderte, wurde ich von einem Greifvogel immer höher hinaufgetragen; da trat ein Wesen aus dem Stamm heraus und forderte mich auf, in das Innere der Zeder einzutreten. Dort gab es mir ein Stück vom Mark der Zeder zu essen, es schmeckte kräftig und süß. Ich erkannte, dass ich mit dieser Reise kein Neuland betreten hatte, den gleichen Ort hatte tausend Jahre vor meiner Zeit eine französische Begine aufgesucht. Der genaue Text von Marguerite Porete (aus Kapitel 22) lautet: »Denn diese Seele lässt sich mit einem Adler vergleichen, weil diese Seele hoch und immer noch höher fliegt, höher als alle anderen Vögel. Denn sie hat die Flügel der Edlen Liebe. Sie sieht die Schönheit der Sonne klarer, den Strahl der Sonne und des Strahles, und dieser Widerschein erlaubt ihr den Genuss des Marks, der hohen Zeder.«

Marguerite Porete blieb ihrer unbedingten Radikalität in beeindruckender Weise treu. Als der zuständige Bischof ihr Buch verbot, ließ sie sich nicht dazu bringen, ihr Werk zu widerrufen und kam dafür in den Kerker. Als man sie vor Gericht aufforderte, sich doch zu verteidigen, hielt sie das nicht für nötig. Man bot ihr an, zwischen lebenslanger Haft und dem Tod durch Verbrennen zu wählen – wenn sie ihre Ansichten zurückziehen würde. Sie antwortete nicht einmal darauf, denn wie sie selbst geschrieben hatte: »die Feinde erhalten keine Antwort von ihr, wenn eine freie Seele vor Gericht geladen wird«. So wurde diese kühne, gebildete Frau zusammen mit ihren Büchern 1310 auf dem Marktplatz von Paris verbrannt. Was für ein Leben und was für eine Haltung!

Ihr Buch galt jahrhundertelang als verschollen, bis die italienische Forscherin Romana Guarnieri 1946 im Kloster Monte Cassino eine lateinische Version des »Spiegels« entdeckte. Erst im Jahre 1965 wurde er von ihr übersetzt und veröffentlicht. Wie schön, dass Marguerite und ihr verbranntes Werk uns wieder zugänglich geworden sind. Denn es ist genau diese unmittelbare Erfahrung der Welten und die daraus entstehende Freiheit der Seele, die uns Marguerite Porete so anschaulich nahebringt, die einen Schamanen auszeichnet. Ich freue mich, dass ihr dadurch ein wenig ausgleichende Gerechtigkeit begegnet ist. Ihr selbst wäre das sicher egal, denn sie umschwebt auf ihren Flügeln vielleicht gerade einmal wieder die Weltenzeder und isst von ihrem Mark.

Hildegard von Bingen

Sie ist nun wirklich eine bekannte und viel zitierte Größe. Ihre Werke wurden aus dem Lateinischen ins Deutsche übersetzt und finden sich in der populären Ecke der Buchhandlungen unter der Rubrik Naturmedizin oder Esoterik. Sie lebte von 1098 bis 1179 als Nonne auf dem Disibodenberg bei Bingen am Rhein. Das Besondere an ihr ist ihre einzigartige visionäre Begabung. Indem sie ihre Visionen niederschrieb, entstanden verschiedene Werke über die Entstehung der Welt, über Pflanzen, Steine und deren Heilkraft, über den menschlichen Körper, seinen Stoffwechsel und die Entstehung von Krankheiten. Auch sie war eine mutige und überaus kluge Frau. So leuchtend war ihr Ruhm, dass sie nicht nur von Pilgern, sondern auch von vielen hochgestellten Persönlichkeiten dieser Zeit aufgesucht wurde, die sich ihren Rat holen wollten. Unglaublich: Bischöfe, Könige und selbst Päpste und Kaiser kamen zu ihr, um sich ihre Meinung anzuhören. Sie nahm kein Blatt vor den Mund, sondern las diesen mächtigen Menschen auch ungerührt die Leviten, wenn sie es für nötig hielt. Berühmt ist ihr Treffen mit dem Kaiser Barbarossa, den sie mutig mit heftigen Worten schalt und zurechtwies und schließlich dazu brachte, seinen Kampf gegen den Papst einzustellen. Neben dieser beratenden Tätigkeit widmete sie sich der Aufgabe, kranke Menschen in einen ganzheitlichen Heilprozess mithilfe der Kräfte von Pflanzen, Steinen und der Musik einzubinden.

In schamanischer Hinsicht ist sie aus folgenden Gründen interessant: In ihren Visionen ist sie tief in die Welt der Pflanzen- und Steinwesen eingetaucht. Von dort brachte sie ein einzigartiges Wissen mit in unsere Welt, das sie in ihren Büchern beschrieben hat. Die Erkenntnisse, die ihr dort geoffenbart wurden, finden sich in keiner anderen Literatur ihrer Zeit, die sich mit ähnlichen Themen wie der Phytotherapie beschäftigte, wieder. Sie hatte sie also tatsächlich aus einer Quelle, die nur ihr selbst zugänglich war. In der Textkritik der Hildegard-Schriften gilt es als ein Zeichen der Echtheit, wenn ein Rezept oder eine Verordnung nur bei Hildegard selbst und nirgendwo anders zu finden ist. Genauso geht es dem Schamanen auf seinen Reisen, auch er erhält von den Geistern der Pflanzen und Steine ganz einzigartige Rezepte und Anwendungen, die nirgendwo anders zu finden sind.

Der heilige Benedikt

Der Gründer des Benediktinerordens war in vielerlei Hinsicht eine bemerkenswerte Persönlichkeit. Er lebte vor tausendfünfhundert Jahren, als die Spätantike in das frühe Mittelalter überging. Eine Zeit lang weilte er als Einsiedler in einer Höhle, bevor er dann den nach ihm benannten Orden und das Kloster Montecassino gründete. Seine Ordensregeln sind auf den tatsächlichen Menschen zugeschnitten, sie verlangen von ihm keine strenge Askese oder erschöpfende Gebetspraktiken, wie sie bei einigen anderen Mönchsgemeinschaften üblich waren. Sein bekannter Spruch »Ora et labora« (»Bete und arbeite«) zeigt, dass es ihm wichtig war, seinen Mitbrüdern ein ausgeglichenes Leben zu bereiten, in dem sich Arbeit und Gebet abwechseln.

Besonders die berühmte Benediktusmedaille und ihre Entstehungsgeschichte sind auch aus schamanischem Blickwinkel für uns interessant. Allein eine Medaille an sich ist traditionell ein zauberischer Gegenstand mit besonderen Kräften und einem Segen, der ihren Träger schützt. Solche Talismane sind aus allen alten Kulturen bekannt, sogar in steinzeitlichen Gräbern fand man diese heiligen Gegenstände. Auf der einen Seite der Benediktusmedaille ist der Heilige selbst abgebildet, der einen Kelch oder ein Kreuz in der Hand hält. Dies ist durchaus keine fromme Darstellung, obwohl es so erscheinen mag. Sie geht vielmehr auf eine dramatische Episode in seinem Leben, nämlich einen Mordversuch, zurück. Einige Mönche waren mit seinem Führungsstil nicht einverstanden und mischten ihm Gift in sein Getränk. Benedikt bemerkte es und machte über dem Trinkglas ein Kreuzzeichen, dabei murmelte er einen Spruch – und der Becher zersprang vor aller Augen. Damit hatte er den Anschlag vereitelt, sein Leben gerettet und sich als weiser und stärker als seine Widersacher erwiesen. Und so gilt seine Medaille als mächtiger Zauber gegen Seuchen, Gifte und Hexereien.

Eine verwandte Geschichte von ihm wird ebenfalls berichtet, denn es wurde ihm noch ein zweites Mal nach dem Leben getrachtet: Da er ein charismatischer und berühmter Mensch war, blieben auch die Neider nicht fern. Ein weltlicher Geistlicher war so eifersüchtig und neidisch auf seinen Ruf geworden, dass er ihn heimtückisch zu ermorden versuchte: Er schickte ihm zusammen mit scheinheiligen Segenswünschen ein vergiftetes Brot. Wiederum bemerkte Benedikt, dass dieses Geschenk todbringend war. So befahl er einem zutraulichen Raben, das Brot weit wegzutragen und in einer unzugänglichen Gegend abzuwerfen. Als der Rabe nach Stunden zu ihm zurückkehrte, wurde er von Benedikt wie gewohnt gefüttert. Beide Geschichten wurden übrigens von Papst Gregor dem Großen nach dem Tod Benedikts bezeugt und niedergeschrieben, er erwähnt sogar den Namen des letzten versuchten Mörders. Diese Episoden zeigen, dass der Heilige, wie viele andere übrigens auch, einen telepathischen Kontakt zu einem Tier, dem Raben, hatte. Darüber hinaus muss er die Gabe besessen haben, in die Menschen hineinzusehen und ihre negativen Energien wahrzunehmen. Schon das zeichnet ihn als eine Person mit schamanischen Fähigkeiten aus.

Man sollte sich jedoch nicht täuschen lassen und die Medaille nur nach der Vorderseite, die das Bild des Heiligen trägt, beurteilen. Die noch wichtigere Seite ist nämlich ihre Rückseite mit den aufgeprägten Buchstabenkürzeln. Sie gehen auf die Bannsprüche zurück, mit denen Benedikt die dunklen und negativen Kräfte abwehrte, und machen sie zu einem starken Talisman für gläubige Menschen. Nur die Anfangsbuchstaben der lateinischen Worte sind, nach alter Tradition der Zaubersprüche, hier zu lesen:

C.S.S.M.L. Crux Sancta Sit Mihi Lux (»Das heilige Kreuz sei mein Licht.«)

N.D.S.M.D. Non Draco Sit Mihi Dux (»Der Drache sei mein Führer nicht.«)

V.R.S. Vade Retro Satan (»Weiche zurück, Satan!«)

S.M.Q.L. Sunt Mala Quae Libas (»Böse ist, was du ausgießest.«)

I.V.B. Ipse Venenum Bibas (»Trinke dein Gift selbst!«)

Diese Sprüche zeigen in klarer Sprache die verschiedenen Schritte an, mit denen ein Schamane damals wie heute

Angriffen begegnet. Zuerst stellt er sich unter den höheren Schutz der Oberen Welt: Benedikt lässt sich hier vom Licht des heiligen Kreuzes beschützen. Erst dann kann er den dunklen und gefährlichen Mächten gegenübertreten, und es folgt seine klare Absage: Er lehnt es ab, sich vom Drachen, dem Symbol des Bösen, leiten zu lassen, und fordert ihn auf zurückzuweichen. Als Nächstes zeigt er, dass er die verbrecherische Tat erkennt, und schickt die negative Energie zum Angreifer zurück: Trinke dein Gift selbst!

Diese Bannsprüche sind eine hochmagische Angelegenheit, der schamanischen Tradition nach sind sie kreisförmig angeordnet und nur in Kürzeln angegeben, denn das verstärkt ihre Kraft. Man kann sich vorstellen, wie überzeugend dieses Amulett auf die einfachen Menschen wirkte, die weder lesen noch schreiben konnten. Es erinnerte sie vielleicht an die magischen Zeichen der Runen oder die Abkürzungen antiker Inschriften. Der Benediktusmedaille wurden enorme Kräfte zugeschrieben, die keine anderen Gebete oder heilige Handlungen zur Verstärkung benötigten, sondern die sich nur dadurch entfalteten, dass man sie bei sich trug.

Don Bosco

Es war mir eine echte Überraschung, als ich in der Schweiz die romanische Krypta der Kirche von Schänis besuchte und ein hübsches Andachtsbildchen mit Blumen fand. Als ich den Text zu lesen begann, war ich wie elektrisiert: Dort wurden die abgebildeten Blumen in ihren Eigenschaften und als Wesenheiten genauso beschrieben, wie ein Schamane die Pflanzengeister in seiner Trance wahrnimmt. An einem aufgedruckten Hinweis erkannte ich, dass diese Passage einem Buch Don Boscos entnommen war. Don Bosco war ein italienischer Priester, der von 1815 bis 1888 in Turin lebte und eine ganz besondere Mission verfolgte. Er nahm sich der vielen verwahrlosten Jugendlichen an, die arm, ohne Ausbildung und Arbeit waren. Er baute Schulen und Wohnungen, in denen die Kinder unterrichtet und versorgt werden konnten. Um sie auszubilden, lernte er selbst mehrere handwerkliche Berufe wie Schneider, Schuster, Schreiner und Maurer. Seine Arbeit war nicht vergeblich, denn bis heute gibt es in der ganzen Welt solche Einrichtungen, die vom Salesianerorden, den er gegründet hatte, geführt werden. Sie bieten nach wie vor Jugendlichen Erziehung, Ausbildung und Unterkunft. Don Bosco war überaus beliebt und hatte eine faszinierende Begabung, mit Güte und Verständnis auch kriminell gewordene und schwierige Menschen auf einen guten Weg zu bringen.

Seine Lebensgeschichte kannte ich zwar, hätte ihn aber niemals auch nur entfernt mit schamanischen Erfahrungen in Zusammenhang gebracht. Aber da stand mir noch eine große Überraschung bevor! Sein Buch, aus dem das Zitat entnommen war, hieß »Träume«. Ich rief am Hauptsitz der Salesianer in Köln an und fragte, ob dieses Buch noch zu erwerben sei. Der freundliche Pater sagte mir, es sei vergriffen und der Orden hätte nur noch ein einziges Exemplar, das er nicht aus der Hand geben dürfe. Wir kamen ins Gespräch, ich erzählte ihm von meiner Arbeit und bat ihn schließlich inständig, mir doch dieses Exemplar gegen Rechnung zu kopieren. Einige Tage später kam nicht die Kopie, sondern das Buch selbst mit der Post an. Ich war überglücklich und vertiefte mich sogleich in diese unglaubliche Erzählung.

Was für ein Buch! Dass Don Bosco es »Träume« nannte, war für mich ein Zeichen, dass es sich um schamanische Reisen handeln musste. Diesen Begriff kannte man natürlich zu seiner Zeit nicht, und wie hätte er es anders nennen können? Andererseits greift er mit diesem Titel und den beschriebenen Träumen eine besondere Wahrheit auf, die Schamanen durchaus kennen: die Unterweisungen im Traum, die im Schamanismus eine hohe Tradition haben. Nicht selten berichten Schamanen darüber, in welcher Art und Weise ihre Schulung im Traum vor sich ging.

Neben vielen ergreifenden Episoden beeindruckte mich besonders die Schilderung seiner ersten Begegnung mit seinem Krafttier. Es war ein Rebhuhn, und Don Bosco lässt es sich nicht nur in vier, sondern sogar in sechs Aspekten zeigen und erklären. Das Tier erläutert ihm genau, welche Eigenschaften und Stärken es hat. Wie jeder Schamane ist er entzückt von der Schönheit seines Tieres, das er im Text natürlich nicht als Krafttier bezeichnet. Während einer anderen Vision beschreibt er ausführlich seine Begegnung mit den Tieren des Bösen, die jedem schamanisch Arbeitenden bekannt sind: »Der Karren war mit scheußlichen Tieren gefüllt: mit Raben, Schlangen, Skorpionen, Basilisken, Schnecken, Fledermäusen, Krokodilen, Salamandern. Ich konnte den Anblick nicht ertragen und wandte mich erschrocken ab. Dazu ging von den hässlichen Tieren ein solcher Gestank aus, dass es mich ekelte« (Seite 122).

Man kann sich nicht vorstellen, dass ein katholischer Geistlicher – noch dazu in einer solchen bigotten Zeitepoche – es wagte, seine inneren Erfahrungen so frei zu veröffentlichen. Er folgte vertrauensvoll den Weisungen, die er auf seinen Traumreisen erhielt. Ich habe die »Träume« schon mehrmals gelesen und bin noch jedes Mal überrascht über diese Texte. Wie auch für alle anderen zuvor geschilderten Persönlichkeiten gilt für Don Bosco, dass er durchaus kein Fantast oder abgehobener Schwärmer war, sondern ein überaus tatkräftiger, agiler Mann, der auf ein großartiges Lebenswerk zurückblicken konnte.

Pfarrer Emil Schmid

Den hochbetagten Pfarrer Emil Schmid lernte ich einige Jahre vor seinem Tod 1995 kennen. Ich bin sehr dankbar, dass ich ihm mehrmals begegnen durfte. In einer Schweizer Zeitung hatte ich einen Bericht gelesen, in dem es um die urzeitlichen Stätten im Kanton Wallis ging. Besonders interessierte mich ein kleines Museum mit prähistorischen Objekten in Brig, das von einem Pfarrer eingerichtet worden war. Auf meine Nachfrage erfuhr ich, dass die Ausstellung aus Funden des Pfarrers Emil Schmid bestand und im obersten Stockwerk des Krankenhauses zu Brig gezeigt würde. Allerdings nur denjenigen Personen, denen der Pfarrer sie öffnete. Nach einigem Hin und Her erreichte ich ihn und bekam einen Besuchstermin genannt. Da ich gerade mit einer Bekannten in der Schweiz unterwegs war, kamen wir zu zweit bei ihm an. Ein zierlicher und sehr zurückhaltender alter Herr öffnete uns die Tür und zeigte uns seine beeindruckende Sammlung prähistorischer Objekte. Und nicht nur das, er erklärte sie alle mit viel Wissen und Empathie.

Während er auf einer Leiter ein besonders wertvolles Fundstück aus den hohen Regalen suchte, stieß mich meine Bekannte in die Seite und flüsterte: »Sagen Sie ihm, dass Sie Schamanin sind!« Das wollte ich nun auf keinen Fall, aber sie hatte so laut gesprochen, dass es der Pfarrer doch gehört hatte und mehr wissen wollte. Als ich stockend mit dem Erzählen begann, drehte er sich erstaunt zu mir und stieg von der Leiter herab. »Gut, dass wir miteinander reden können«, sagte er.

Meine Bekannte verabschiedete sich, und bald war die Zeit vergessen und wir tauschten uns über unsere Erfahrungen mit der Anderswelt aus. Pfarrer Schmid erzählte mir, dass er jahrelang seine täglichen Gebete (Brevier) während eines Spaziergangs in der Nähe einer alten Kapelle verrichtete. Während er betete, habe er immer die Anwesenheit des kleinen, alten Volkes gespürt und sogar ihre Gespräche gehört. Auf diesem Weg habe er auch erfahren, dass er an diesem Ort etwas Wichtiges entdecken würde. Einige Zeit später fiel ihm neben einem nahe liegenden Wasserfall eine mit Sträuchern zugewucherte Höhle auf. Da der Wasserstand gerade niedrig war, watete er durch das Becken und kletterte zur Höhle hinauf. Dort fand er neben anderen Gegenständen mehrere mit schwarzer Farbe bemalte Statuetten von einer Bärenmutter mit ihren Jungen aus der Vorgeschichte. Bei einem nächsten Besuch dieser Stätte bemerkte er im klaren Wasser einen großen dunklen Stein, der ihm durch seine ausgeprägte Herzform auffiel. Auch diesmal zog er seine Schuhe aus und stieg in das Becken, um sich den Stein näher anzusehen. Doch plötzlich erkannte er, dass nicht nur eines dieser herzförmigen Objekte im Wasser lag, sondern der ganze Boden von vielen ähnlichen Steinen bedeckt war. Lauter steinerne Herzen, die alle künstlich bearbeitet worden waren, um diese Form zu erhalten. Er zeigte mir seine Sammlung und fragte dann, ob ich eine Vorstellung davon hätte, was sie darstellen könnten. Ich hatte nicht die geringste Ahnung.

Dann erklärte er mir seine wunderbare Entdeckung, wofür ich ihm heute noch dankbar bin. Er hatte nämlich erkannt, dass diese dunklen Herzen alle den weiblichen Schoß darstellten. Denjenigen Körperteil, der nach der Kenntnis der prähistorischen Menschen das Überleben eines Stammes sicherte, da die Kinder daraus geboren werden. Seiner Ansicht nach hätten die Frauen der Steinzeit in diesem Wasserfall diese Herzen geopfert, um ihre Fruchtbarkeit zu erhalten. Die künstlich bearbeiteten steinernen Herzen waren meist von einer natürlichen dunklen Färbung, wohingegen die Statuetten, die er gefunden hatte, mit schwarzer, lackähnlicher Farbe bemalt waren. Auch die Bärin mit ihren Jungen wies darauf hin, dass hier Mutterschaft und Familie verehrt wurden. Der Wasserfall, die Höhle und das Becken stellten also eine urzeitliche Kultstätte dar, die wahrscheinlich vor allem von Frauen aufgesucht wurde.

Dann holte Pfarrer Schmid weiter aus und klärte, dass die berühmten und rätselhaften Schwarzen Madonnen diese Tradition im Christentum weiterführten. Schwarz symbolisiere seit alters her Fruchtbarkeit und Leben, ebenso wie das Wasser. Nur wenige der Wallfahrtsstätten der Schwarzen Madonnen stünden nicht mit heiligen Quellen in Verbindung, wie zum Beispiel Montserrat in Spanien und Altötting in Bayern. Bei den meisten dieser Heiligtümer würde eine Quelle mit besonders hochwertigem, rechtsdrehendem Wasser entspringen, in Einsiedeln wären es sogar vierzehn. Auch der Wasserfall neben der Bärenhöhle gehöre zu den Quellen mit rechtsdrehendem Wasser, das man jahrelang aufbewahren könne und die ganze Zeit hindurch frisch bliebe. Er habe auch bemerkt, dass viele dieser Schwarzen Madonnen Kleider trügen, die mit spitzen, nach unten zeigenden Dreiecken, einem Symbol des weiblichen Geschlechts, oder mit Ähren als Symbol der Fruchtbarkeit bestickt seien. Ich war fasziniert von der Kontinuität, die er mir aufzeigte: Von der Steinzeit bis ins Heute lebten dieselben Symbole unter uns, nur wussten wir sie nicht mehr zu deuten.

Wir trafen uns noch mehrmals zu gemeinsamen Exkursionen. In besonderer Erinnerung ist mir ein Ausflug, auf dem er mir seinen Wasserfall und andere prähistorische Stätten und Entdeckungen zeigte, die er im Laufe seines Lebens gemacht hatte. So kletterten wir auf dem Felsen von Sion herum, um im Schatten der uralten Kathedrale Schalensteine und ein Lager von Ockerresten zur Körperbemalung zu finden. Als ich ihm einen Journalisten sandte, der ihn und seine Forschungen, die er in zwei Büchern niedergeschrieben hatte (siehe Literaturverzeichnis), bald in einer Fachzeitschrift würdigte, war er sehr glücklich. Zwei Jahre nach unserem ersten Treffen ist er verstorben. Für mich bleibt er ein ermutigendes Beispiel für einen Christen, der die schamanischen Traditionen schätzte und in sein Weltbild integrieren konnte.

Zum Abschluss

Zu einem fruchtbaren Miteinander von Christentum und Schamanismus äußerte sich der Schweizer Professor für Vergleichende Religionswissenschaften an der Universität Fribourg und Autor vieler Bücher, Richard Friedli, der mir freundlicherweise seinen Aufsatz »Schamanistische Gottesvorstellungen im Christentum Europas« zur Verfügung gestellt hat. Darin beschreibt er, dass schamanische Elemente, die sich teilweise mit biblischen Vorstellungen vermischen, die Europäer faszinieren. Und er fragt sich, ob nicht gerade der interkulturelle und interreligiöse Dialog eine Chance sein könnte: »Da aber eine Beziehung zwischen Glücksgefühl und Religiosität festgestellt werden kann, stellt sich die Frage, ob nicht die kommende Generation noch ›schamanistischer‹ erzogen sein wird ... Die Menschen aus der Dritten Kirche (gemeint sind die Missionen in Afrika, Lateinamerika und Asien. M.H.) haben ja Erfahrung mit schamanistischem Gedankengut und den entsprechenden Werten. In der gemeinsamen Verantwortung für das Heil-Werden jeder Person können sie uns Menschen aus der Ersten Kirche Erfahrungen im Umgang mit Lebenskraft vermitteln (Gesang, Rhythmus, Körpergefühl, Heilung von Kranken, wirkkräftiges Wort, gemeinschaftsbildende Räume usw.). Sie können uns Europäern theologische Wege zeigen, wie die biblischen Erfahrungen mit einem Gott, der sich persönlich um das Schicksal der Menschen kümmert, und das ›schamanistische‹ Lebensgefühl zu einer neuen, nuancenreichen Synthese im theoretischen und praktischen Umgang mit ›Gott‹ führen kann« (Seite 354–355).

Es ist also durchaus nicht abwegig, mit diesem offenen

Blick auf christliche Traditionen zu sehen, wenn es sich um ernsthafte neue Einflüsse handelt. Theologen und Religionswissenschaftler wie Friedli und Martin haben sich weitreichende Gedanken über die schamanischen Elemente im Christentum und in christlichen Ritualen gemacht. Da der Schamanismus die älteste dokumentierte Art spiritueller Praktiken ist, die einen direkten Zugang zum Göttlichen und zur Himmelswelt bieten, kann er auch heute noch zu einer unmittelbaren inneren Erfahrung führen. Schamanismus stellt per se nämlich keine eigene Religion dar, auch wenn das einige Neo-Schamanen so sehen wollen. Daher bietet er den Angehörigen jeder religiösen Richtung die Möglichkeit, in dieses Feld einzutreten und einen direkten Zugang zum Herzen der Schöpfung und zum Schöpfer zu finden. So wie es eben schon in der Apokalypse des Johannes (3,8) geschrieben steht: »Siehe, ich gab dir eine Tür, die immer offen steht und die niemand zu schließen vermag.« So gesehen ist der Schamanismus eine Bereicherung jeder Religion, auch des christlichen Glaubens.

Meine ganz persönlichen Literaturempfehlungen

Was können oder sollten Sie lesen, um den Schamanismus besser zu verstehen? Wer ernsthaft Schamanismus betreiben möchte, sollte zuerst Michael Harners »Der Weg des Schamanen« lesen, es ist ein grundsätzliches Werk für moderne Menschen, das eine gute und sehr brauchbare Einführung in die Praxis gibt. Danach bietet sich der Anthropologe Alfred Stolz an mit seinem Buch »Schamanen. Ekstase und Jenseitssymbolik«. Darin erfährt man, wie es im indigenen Schamanismus zugeht. Mircea Eliades »Schamanismus und archaische Ekstasetechniken« ist ebenfalls sehr aufschlussreich und gründlich, aber nur für jene geeignet, die tatsächlich ein tieferes Interesse haben, da es nicht leicht zu lesen ist. Schön und leicht zu lesen sind dagegen Sandra Ingermans »Auf der Suche nach der verlorenen Seele« und Gallegos »Indianisches Chakra-Heilen«.

Meine absoluten Lieblingsbücher zum Thema Schamanismus sind »Der Geist des Schamanismus« des Professors für Psychiatrie und Philosophie Roger Walsh, in dem wirklich alles steht, was man über schamanisches Wirken wissen muss, und das zauberhafte Buch »Wyrd. Der Weg eines Angelsächsischen Zauberers« des englischen Historikers und Psychologen Brian Bates.

Sehr viel über Trance, rituelle Handlungen, Initiation und die vielfältigen Reisen in Himmel und Hölle im Schamanismus erfährt man in dem großartigen Bildband der beiden Höhlenforscher Jean Clottes und David Lewis-Williams: »Schamanen. Trance und Magie in der Höhlenkunst der Steinzeit«. Ein Buch, das ich immer wieder mit Vergnügen zur Hand nehme und in dem ich jedes Mal etwas Neues entdecke.

Immer wieder erfreuen mich auch die beiden Bücher des Schweizer Pfarrers Emil Schmid, mit dem ich mehrmals persönlichen Kontakt hatte: »Steinkultur im Wallis, Abenteuer und Entdeckungen« und »Symbol der Taube. Das ewig Weibliche«. Er war ein echter und sehr bescheidener Reisender in Sachen Schamanismus, sein Steckenpferd waren die prähistorischen Zeitalter. Im Wallis, im oberen Rhonetal, machte er mehrere bedeutende Entdeckungen und Funde, worüber beide Bücher berichten.

Ein verblüffendes Leseerlebnis sind die schamanischen Reisen, die der italienische Arbeiterpriester Don Bosco aus Turin niedergeschrieben hat. In seinem Buch »Träume« schildert er die erstaunlichsten Erlebnisse. Dieses kostbare Buch gehört zu meinen Schätzen, die ich niemals verleihen würde.

Wer glaubt, bereit zu sein, sich den dunklen Seiten des Schamanismus und der Magie zu stellen, der kommt an Erich Fromms »Die Anatomie der menschlichen Destruktivität« und an der wunderbaren Johanna Wagner und ihrem »Das Geheimnis des Medizinmanns. Eine Frau lernt afrikanische Magie« nicht vorbei. Aus beiden kann man sehr viel darüber lernen, wie mit diesen dunklen Mächten umzugehen ist.

Erfahrene Trancereisende, die sich schon eine Zeit lang

in den Welten herumgetrieben und dort ernsthaft gearbeitet haben, können das Staunen lernen, wenn Sie das Buch Henoch in der Sammlung der Apokryphen lesen. Auch ich tue das von Zeit zu Zeit und stelle fassungslos fest, dass Henoch an vielen Orten der Oberen Welt gewesen ist, an die ich, einige tausend Jahre später, auch geführt wurde. Seine Schriften sind noch heute eine Offenbarung für Schamanen, die einen tieferen Einblick in die Geheimnisse und Rätsel der Welten haben möchten.

Wer die Bibel und den Koran im schamanischen Bewusstsein und unter dem Aspekt von Magie und Zauberkräften liest, wird aus allen frommen Wolken fallen: Zumindest das Alte und das Neue Testament sind voll von Schilderungen der praktizierten Techniken des Schamanismus. Ein echtes Vergnügen! Nicht umsonst gelten zum Beispiel einige Bücher Moses als Quellen für alle möglichen Zaubereien und werden daher in gewissen magischen Kreisen hochgeschätzt. Aber auch eine Reihe moderner Theologen hat ernsthaft daran gearbeitet, schamanische Elemente in den christlichen Riten zu entdecken. Deren Ideen sind gesammelt im Kapitel »Suchfeld Schamanismus« im Buch von Gerald M. Martin: »Was es heißt: Theologie treiben«. Es handelt sich um für viele sicher sehr überraschende Erkenntnisse, die zeigen, wie sehr unsere abendländische Kultur von schamanischem Denken beeinflusst ist.

Ganz Hartgesottene, die sich nicht scheuen, schwierige wissenschaftliche Arbeiten durchzugehen, können sich an Thomas Milanowski wagen: »Die magischen Körper-Geistübungen Chinas und deren Verbindung zum Schamanismus«. Ein sehr fachkundiges Buch, gegen das sich allerdings sogar Eliade liest wie die Tageszeitung.

Literatur

Archäologisches Landesmuseum Baden-Württemberg: »Eiszeit.
Kunst und Kultur«, Begleitband zur Großen Landes-
ausstellung Stuttgart, Stuttgart, 2010

Aristoteles: »Physik. Vorlesungen über die Natur«, 8 Bände,
Hrsg. Hans-Günter Zekl, Hamburg 1986

Bates, Brian: »Wyrd. Der Weg eines angelsächsischen
Zauberers«, Darmstadt 2004

Berkowitz, Belinda, und *Goodmann, Felicitas:* »Ecstatic
Trance. A Handbook of Ritual Body Postures«, Sante
Fe, ohne Jahresangabe

Buckland, Raymond: »Scottish Witchcraft. The History &
Magick Of The Picts«, St. Paul, Minnesota, 1993

ders.: »The Magick Of Chant-o-Matics«, West Nyack, New
York, 1978

Caberta, Ursula: »Schwarzbuch Esoterik«, Gütersloh, 2011

Candolini, Gernot: »Labyrinthe. Ein Praxisbuch. Bauen,
Tanzen, Spielen, Meditieren und Feiern«, Augsburg,
1999

Castaneda, Carlos: »Die Lehren des Don Juan. Ein Yaqui-
Weg des Wissens«, Frankfurt a. M., 1973

ders.: »Eine andere Wirklichkeit. Neue Gespräche mit Don
Juan«, Frankfurt a. M., 1975

ders.: »Reise nach Ixtlan. Die Lehre des Don Juan«, Frankfurt a. M., 1976

ders.: »Der Ring der Kraft. Don Juan in den Städten«,
Frankfurt a. M., 1978

Clausberg, Karl: »Kosmische Visionen. Mystische Weltbild
der von Hildegard von Bingen bis heute«, Köln, 1980

Clottes, Jean, und *Lewis-Williams, David:* »Schamanen.
Trance und Magie in der Höhlenkunst der Steinzeit,
Sigmaringen, 1997

»Der Löwenmensch. Tier und Mensch in der Kunst der
Eiszeit«, Ulmer Museum, 1994

Don Bosco: »Träume«, Bendorf/Rhein-Sayn, 1958

Eliade, Mircea: »Schamanismus und archaische Ekstase-
technik«, Frankfurt 1975

Friedli, Richard: »Schamanistische Gottesvorstellungen
im Christentum Europas« in »Lebendige Seelsorge.
Zeitschrift für alle Fragen der Seelsorge«, Au bei Freiburg, 1988

Fromm, Erich: »Die Anatomie der menschlichen Destruktivität«, Reinbek 1977

Gallegos, Eligio Stephen: »Indianisches Chakra-Heilen«,
München 1991

Gigerenzer, Gerd: »Bauchentscheidungen. Die Intelligenz
des Unbewussten und die Macht der Intuition«,
Gütersloh, 2008

Goodman, Felicitas: »Wo Geister auf den Winden reiten.
Trancereisen und ekstatische Erlebnisse«, Freiburg im
Breisgau, 1989

dies.: »Ekstatische Trance, der uralte Weg zu religiösem
Erleben. Rituelle Körperhaltungen und ekstatische
Erlebnisse«, Gütersloh, 1992

Goodman, Felicitas, und *Nauwald, Nana:* »Ekstatische
Trance. Das Arbeitsbuch. Neue rituelle Körperhaltungen«, Südergellersen, 1998

Hackl, Monnica: »Schamanische Schilde. Vom Umgang mit magischen Mustern«, München, 1996

dies.: »Deine Glückssymbole. 111 magische Schutz-schilde für Gesundheit, Familie, Karriere und Glück«, München, 2002

dies.: »Der Magische Haushalt. Uralte Zauberkräfte neu entdeckt«, München, 2004

dies.: »Time-Line. Die neue Therapie zur Heilung von Traumata und körperlichen Beschwerden«, Kreuz-lingen/München, 2003

dies.: »Magische Schilde für Schutz und Heilung«, München, 2012

Hamp, Vinzenz, Stenzel, Meinrad, und *Kürzinger, Josef* (Hrsg.): »Die Heilige Schrift des Alten und Neuen Testamentes«, Aschaffenburg 1973

Harner, Michael: »Der Weg des Schamanen«, Kreuzlingen/München, 1984

Hawking, Stephen, und *Mlodinow, Leonhard:* »Der große Entwurf. Eine neue Erklärung des Universums«, Hamburg, 2010

Hildegard von Bingen: »Causae et Curae«, Basel, 1980

dies.: »Scivias«, Brepols, 1978

Hofmann, Murad W., und *Henning, Max:* »Der Koran. Das heilige Buch des Islam«, München, 1999

Holder, Geoff: »The Guide to the Mysterious Iona and Staffa«, Stroud, Gloucestershire, 2007

Ignatius von Loyola: »Die Exercitien«, Aus der Reihe: Christliche Meister, Einsiedeln, 2010

ders.: »Geistliche Übungen«, Würzburg, 2008

ders.: »Bericht eines Pilgers«, Würzburg, 2002

Ingerman, Sandra: »Auf der Suche nach der verlorenen Seele. Der schamanische Weg zur inneren Ganzheit«, München, 2001

James, Tad: »Time-Coaching«, Paderborn, 1993

Jezler, Peter: »Himmel, Hölle, Fegefeuer. Das Jenseits im Mittelalter«, Katalog der gleichnamigen Ausstellung im Landesmuseum Zürich, Zürich, München, 1994

Johannes vom Kreuz: »Die dunkle Nacht. Die Gedichte«, übersetzt von Hans Urs von Balthasar, Einsiedeln, 2003

San Juan de la Cruz: »Dichos de Luz y Amor. Obras Completas«, 2. Ausgabe 1980, Madrid

Kern, Hermann: »Peruanische Erdzeichen. Peruvian Ground Drawings«, München, 1975

Kircher, Athanasius: »Epistolae«, Wolfenbüttel, 1744

ders.: »Athanasius Kircher e il suo teatro di natura ed arte«, Roma, 2009

König, Marie E. P.: »Am Anfang der Kultur. Die Zeichensprache des frühen Menschen«, Berlin, 1973

Leyen, Eugenie von der: »Meine Gespräche mit Armen Seelen«, Stein am Rhein, 1991

Leopold, J., Vierzig, A., und *Vierzig, S.:* »Feier des Lebens. Kult und Religion in der Steinzeit. Gravierte Höhlen im Pariser Becken«, Landesmuseum für Natur und Mensch, Oldenburg, 2001

Leskovar, Jutta, und *Zingerle, Maria-Christina* (Hrsg.): »Goldener Horizont. 4000 Jahre Nomaden der Ukraine«, Katalog zur gleichnamigen Sonderausstellung Linz und Hannover, 2000

Lipton, Bruce: »Intelligente Zellen. Wie Erfahrungen unsere Gene steuern«, Burgrain, 2010

Lüdtke, Karin: »The tarantula's dance. Music movement therapie in past and present Salento/Italy«, Marie Curie Fellowship Workshop; Max Planck Institut für Physik, München, 1999

Lukina, S. A.: »G. W. Steller über die Volksheilkunde Sibiriens« in: »Strany i narody Wostoka«, T. 24, M: Nauka, 1982. Seite 127–148 (Länder und Völker des Ostens) Bd. 24 »Wissenschaft« 1982

Martin, Gerhard Marcel: »Was es heißt: Theologie treiben«, besonders Kapitel: »Suchfeld Schamanismus«, Seite 63 ff., 2005, Stuttgart

Maurey, Eugene: »Exorcism. How To Clear At A Distance. A Spirit Possesed Person«, West Chester, Pennsylvania USA, 1988

Merz, Blanche: »Orte der Kraft in der Schweiz«, Aarau, 1998

Milanowski, Thomas: »Die magischen Körper-Geistübungen Chinas und deren Verbindung zum Schamanismus«, Uelzen, 2004

Nettesheim, Heinrich Cornelius Agrippa von: »Die magischen Werke«, Wien, 1997

Niederberger, Hanspeter, und *Hirtler, Christof:* »Geister, Bann und Herrgottswinkel«, Einsiedeln, Kriens, 2000

Norbekov, Mirsakarim: »Wie findet man ohne großen Aufwand eine Million Lösungen«, München, 2010

ders.: »Meine russische Energiedusche. Übungen zur Aktivierung der eigenen Heilkräfte«, München, 2011

Nuber, Ursula: »Resilienz. Immun gegen das Schicksal?« Pschychologie heute, 9/ 2005

dies.: »Depression, die verkannte Krankheit«, München, 2006

Porete, Margareta: »Der Spiegel der einfachen Seelen. Wege der Frauenmystik«, Zürich und München, 1987

Pseudo Dionysius Areopagita: »Über die himmlische Hierarchie«, Übersetzung und Anmerkungen von Günter Heil, Bibliothek der griechischen Literatur, Bd. 22, Patristik, Stuttgart, 1986

Rasmussen, Knut: »Grönlandsagen«, Berlin, 1922

Rosenberg, Alfons: »Christliche Bildmeditation«, München, 1975

Schmeer, Gisela: »Taranteltanz«, Schneekluth, 1980

Schmid, Emil: »Steinkultur im Wallis. Abenteuer und Entdeckungen«, Brig CH, 1986

ders.: »Symbol der Taube. Das ewig Weibliche«, Visp CH, 1975

Simma, Maria: »Meine Erlebnisse mit Armen Seelen«, Stein am Rhein/Salzburg, 1994

Some, Malidoma Patrice: »Die Weisheit Afrikas. Rituale, Natur und der Sinn des Lebens«, Kreuzlingen, München 1991

ders.: »Vom Geist Afrikas. Das Leben eines afrikanischen Schamanen«, Kreuzlingen, München, 2004

Stolz, Alfred: »Schamanen. Ekstase und Jenseitssymbolik«, Köln 1988

Storm, Hyemeyohst: »Sieben Pfeile«, Augsburg, 1990

ders.: »Lightning Bolt. Die Weisheit der Medizinmänner, Geschichte einer Einweihung«, München, 1997

ders.: »Die heiligen Medizinräder Europas. Ein offener Brief an die Europäerinnen und Europäer«, in: Tattva Viveka, 1996

Tan, Richard Teh-Fu, und *Warnke, Cheryl:* »Shower of Jewels. Feng Shui. An Amusing Yet Practical Guide to Ancient Principles of Placement an Geoenergy Manipulation«, San Diego, 1996

Thiele, Johannes (Hrsg.): »Mein Herz schmilzt wie Eis am Feuer. Die religiöse Frauenbewegung des Mittelalters in Portraits«, Stuttgart 1988

Too, Lilian: »Water Feng Shui for Wealth. An Advanced Manual on Water Feng Shui, based on the Water Dragon Classic«, Kuala Lumpur, Malaysia, 1995

Wagner, Johanna: »Anleitung zu afrikanischen Orakeltechniken«, Berlin, 1991

dies.: »Das Geheimnis des Medizinmanns. Eine Frau lernt afrikanische Magie«, Reinbek, 1996

dies.: »Ein Füllhorn göttlicher Kraft. Unter Schamanen, Gesundbetern und Wetterbeschwörern«, Berlin, 1992

dies.: »Die so aussehen wie jemand, aber möglicherweise etwas ganz anderes sind«, Berlin, 1992

Walsh, Roger N.: »Der Geist des Schamanismus«, Olten, 1992

Weidinger, Erich: »Die Apokryphen. Verborgene Bücher der Bibel«, Augsburg, ohne Jahresangabe

Weidinger, Hermann-Josef: »Kräuter für die Seele«, St. Pölten/Wien, 1995

ders.: »Mensch und Baum. Der Kräuterpfarrer und die Sinnsprache der Bäume«, Karlstein/Taya, 1997

Werner, E. Emmy, und *Smith, Ruth S.:* »Journeys from Child hood to Midlife. Risk, Resilience and Recovery«, Cornell, 2001

Werner, E. Emmy: »Trough the Eyes of Innocents. Children Witness World War II«, Basic Book 2001

Über die Autorin

Ursprünglich vom Studium der Theologie her kommend, entdeckte Monnica Hackl vor Jahren ihre schamanischen Fähigkeiten. Die Ärzteschaft wurde aufgrund ihrer zahlreichen fachlichen Veröffentlichungen bald aufmerksam auf ihre besondere Begabung. So kam es, dass sie in Arztpraxen und in Krankenhäusern unter der Überprüfung von Schulmedizinern schamanisch arbeiten konnte – mit erstaunlichen Erfolgen.

Monnica Hackl ist Heilpraktikerin und bietet in ihrer Privat-Praxis neben den klassischen Naturheilverfahren auch eine ganz spezielle Akupunktur an, die seelische Verletzungen heilt und harmonisierend auf den ganzen Körper und den Stoffwechsel wirkt. Bei traumatischen Belastungen arbeitet sie mit EMDR, einer Methode, bei der über eine bilaterale Stimulation gespeicherte Traumata neutralisiert werden können.

Ein besonderer Schwerpunkt liegt auf schamanischen Heilweisen, wie sie in diesem Buch beschrieben werden. Monnica Hackl setzt diese, dank ihrer seherischen Fähigkeiten, seit vielen Jahren erfolgreich bei den verschiedensten körperlichen und seelischen Problemen ein. Die schamanische Behandlung wird ganz individuell auf den einzelnen Menschen abgestimmt und befreit ihn von negativen Einflüssen, die Wirkung ist dauerhaft und stimmt das ganze Leben positiv um. Als sehr hilfreiche Heil- und Schutzmedizin verordnet sie die Extrakte aus magischen Zauberpflanzen, die Geist, Seele und Körper wieder harmonisieren.

Seit vielen Jahren hält Monnica Hackl Workshops und Seminare für Ärzte, Heilpraktiker, Therapeuten und Laien.

Homepage: www.praxis-monnica-hackl.de

Bücher von Monnica Hackl

Magische Schilde für Schutz und Heilung. München, Nymphenburger 2012.

Hui Chun Gong. Die Verjüngungsübungen der chinesischen Kaiser. München, Südwest Verlag 2009.

Lichtwellness. Gesund und schön mit Farben. München, Nymphenburger 2006.

Qi Gong. Heilende Übungen für jeden Tag. München, Irisiana 2005.

Der magische Haushalt. Uralte Zauberkräfte neu entdeckt. München, Herbig 2004.

Deine Glückssymbole. 111 magische Schutzschilde für Gesundheit, Familie, Wohlbefinden und Glück. München, Herbig 2002.

Time Line – die neue Therapie. Zur Heilung von Traumata und körperlichen Beschwerden. München, Irisiana 2000.

Farben-Chromotherapie nach Dinshah. Eigenverlag Monnica Hackl.